常用中药饮片质量鉴定

田瀚清题

刘霞 主编

CHANGYONG
ZHONGYAO YINPIAN
ZHILIANG JIANDING

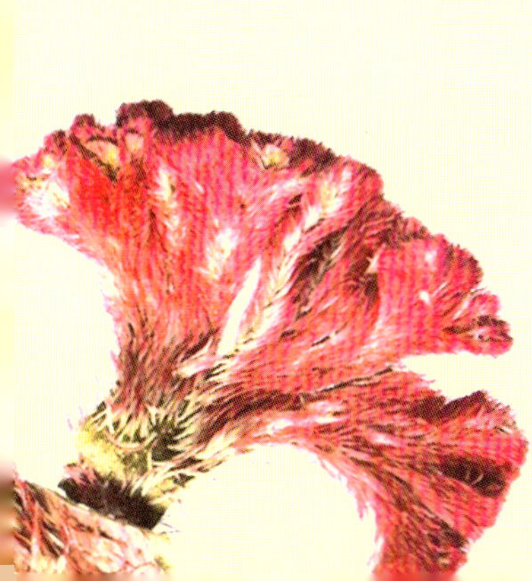

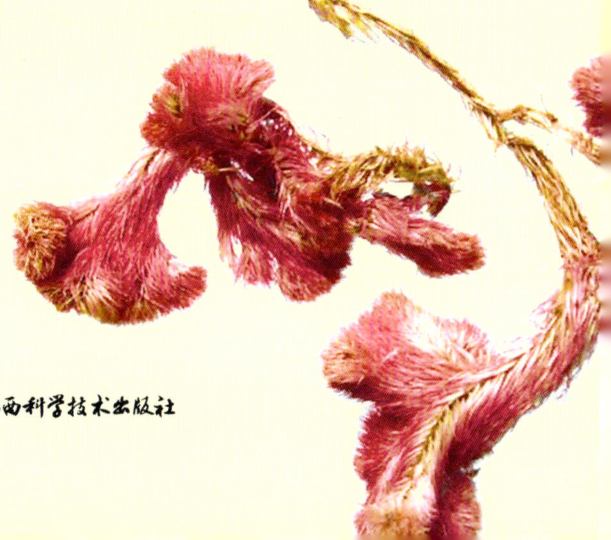

山西出版传媒集团 山西科学技术出版社

编委会名单

主　编：刘　霞

副主编：周秀梅　朱秀珍　王世伟　魏晓玲　席啸虎

编　委（按照姓氏首字母顺序排列）：

程春梅　冯玛莉　范丁辰　郭　燚　郭志毅　郭丁妮　高景华　郭林昌
霍永浩　韩　斌　郝旭亮　胡　茂　韩　东　贺爱玲　侯海清　贾宏伟
贾晓波　梁瑞敏　刘光珍　李未明　刘　霞　李志强　李　林　李　涛
李雪梅　吕运权　牛景霞　牛海松　牛志宏　倪　艳　倪海峰　史小刚
苏森旺　史素萍　申慧忠　苏创泽　苏成彬　仝立国　王　腾　王　爽
王　静　王国宏　王桂梅　王太芳　王世伟　王文革　吴晓海　魏晓玲
许二凤　谢雪虎　席啸虎　薛惠宇　杨文彬　周秀梅　赵海龙　赵晋红
朱婷婷　朱秀珍　朱艳辉　郑长珍　张小慧　张俊维　张美玲

主　审：王晞星

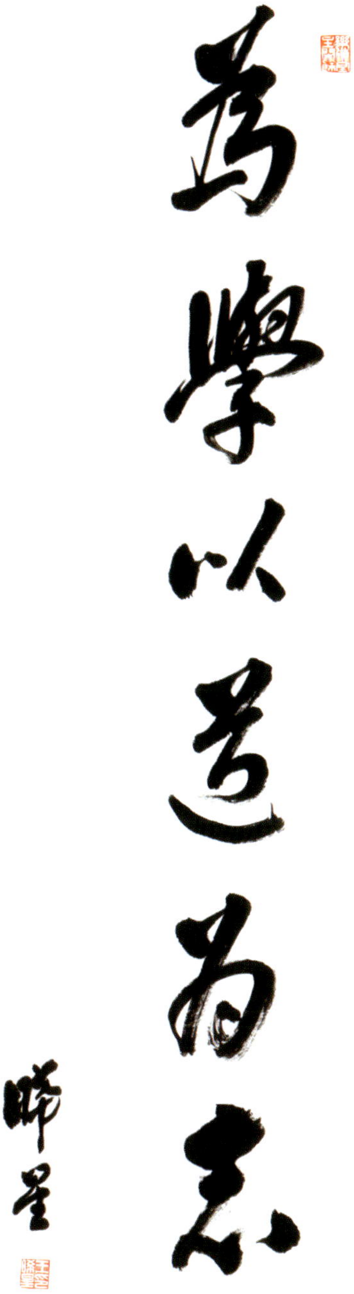

山西省中医院院长王晞星题字

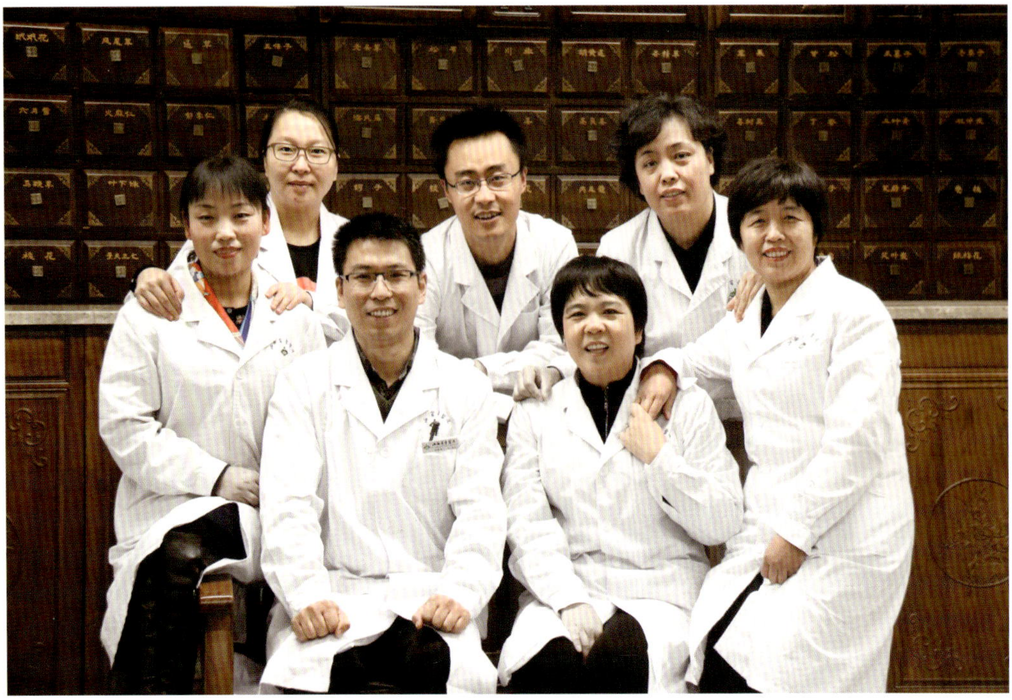

本书主要编写人员合影

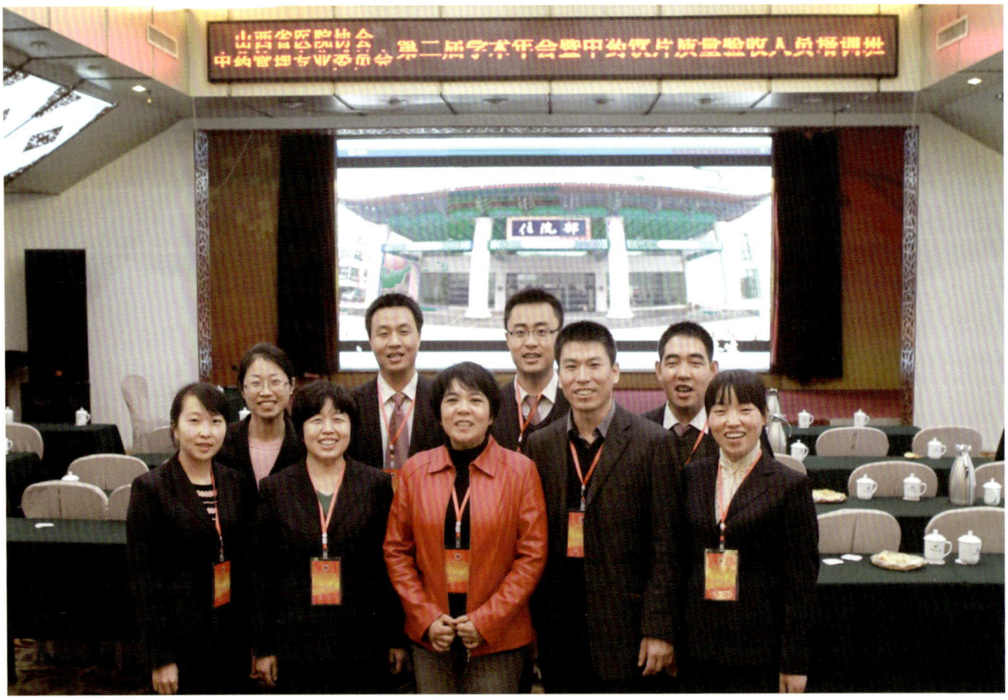

中药管理专业委员会第二次会议

前言

各位中药界同仁，如果您是中药饮片质量验收工作者，请问您有哪些困难？您验收的依据是什么？您有《中华人民共和国药典》吗？有部颁标准吗？有各省市的药材标准及炮制规范吗？有丰富的中药饮片质量验收经验吗？如果全没有或不全有，请参考我们整理编写的《常用中药饮片质量鉴定》一书。

本书收载常用中药饮片 246 种，按药用部位共分 10 类，其中根及根茎类 92 种、藤木类 11 种、皮类 12 种、全草类 28 种、花类 14 种、果实种子类 54 种、动物类 13 种、菌类 3 种、叶类 9 种、其他类 10 种。

本书是我们近十年中药饮片质量验收的经验积累。我们归纳总结 246 种常用中药饮片的性状鉴别办法，内容主要包括《中华人民共和国药典》标准、【饮片主要特征】、【老药工经验集锦】以及中药饮片验收过程中常见的不合格现象【验收警示】，多数以图片的形式呈现出来。内容详实、直观，是一线中药饮片质量验收人员实用的工具书。

在本书的编写过程中，非常感谢王满恩老师，无私分享拍摄中药饮片标本图片的经验，指导我们拍摄中药饮片图片的技巧，使本书能为大家呈现比较满意的图片。

由于本书编撰时间紧，我们收集到的标本有一定的局限性，不妥之处还希望朋友们指正。如果本书能对您的中药饮片验收有所帮助，将是我们最大的欣慰。至少也希望能起到抛砖引玉的作用，为您的工作助一臂之力。

凡　例

本书收载常用中药饮片246种，按药用部位共分10类，其中根及根茎类92种、藤木类11种、皮类12种、全草类28种、花类14种、果实种子类54种、动物类13种、菌类3种、叶类9种、其他类10种。

1.每味中药饮片内容主要有：

【来源与采制】依据2015版《中华人民共和国药典》各药材项下内容。

【炮制】依据2015版《中华人民共和国药典》通则0213中药炮制通则。

【饮片主要特征】是指2015版《中华人民共和国药典》及部标准药材收载品种的特征。

【老药工经验集锦】是指具有多年饮片验收经验的老药工对饮片特征的概括性总结。

【验收警示】是指饮片验收时应重点注意的特征及容易忽略的饮片质量问题。另外，对于部分容易掺入的伪品、提取过或变质的饮片也进行了对比说明。

2.图片所使用的计量单位，最小刻度为1mm。

3.《中华人民共和国药典》文中简称《中国药典》。

目　录

根及根茎类

藤木类

皮　类

草　类

花　类

果实种子类

动物类

菌　类

根及根茎类

巴戟天（盐）

【来源与采制】本品为茜草科植物巴戟天的干燥根。全年均可采挖，洗净，除去须根，晒至六七成干，轻轻捶扁，晒干。

【炮制】取净巴戟天，按照2015版《中国药典》盐蒸法（通则0213）蒸透，趁热去木心，切段，干燥。

【性味与归经】甘、咸、微涩。归肾、肝经。

【功能与主治】补肝肾，强筋骨，祛风湿。用于阳痿遗精，宫冷不孕，月经不调，少腹冷痛，风湿痹痛，筋骨痿软。

【用法与用量】3~10g。

【中国药典标准】本品为扁圆柱形，略弯曲，长短不等，直径0.5~2cm。表面灰黄色或暗灰色，具纵纹和横裂纹，有的皮部横向断离露出木部。质韧，断面皮部厚，紫色或淡紫色，易与木部剥离。木部坚硬，黄棕色或黄白色，直径1~5mm。气微，味甘而微涩。

【饮片主要特征】扁圆柱形，直径0.5~2cm。断面紫色或淡紫色。气微，味甘而微涩。

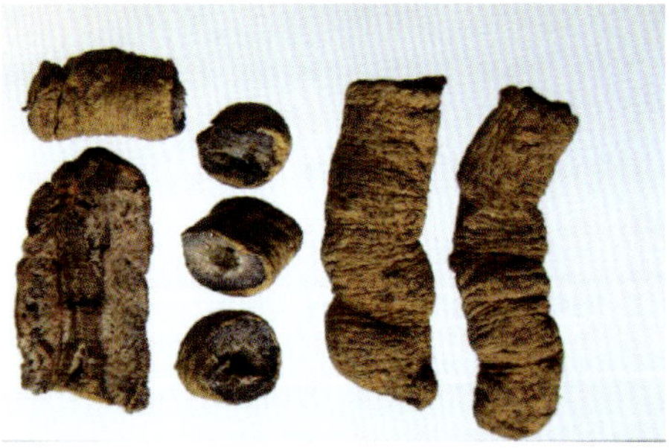

巴戟天（盐制）

【老药工经验集锦】

切面皮部厚，紫色或淡紫色，中空。

【验收警示】

中心部位易发霉。

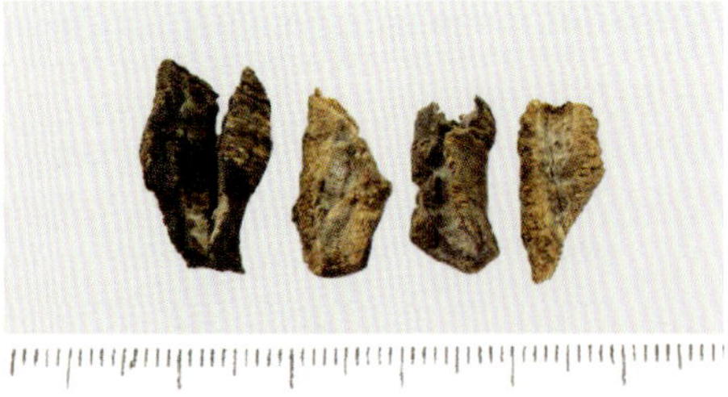

巴戟天（发霉）

【建议】

用盐制巴戟天以助补肾之功，同时用切厚片的饮片不易发霉。

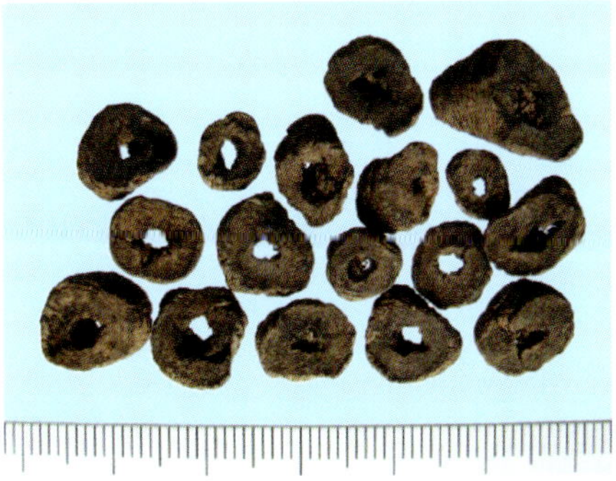

巴戟天（切厚片）

百部

【来源与采制】本品为百部科植物直立百部、蔓生百部或对叶百部的干燥块根。春、秋二季采挖，除去须根，洗净，置沸水中略烫或蒸至无白心，取出，晒干。

【炮制】除去杂质，洗净，润透，切厚片，干燥。

【性味与归经】甘、苦，微温。归肺经。

【功能与主治】润肺下气止咳，杀虫灭虱。用于新久咳嗽，肺痨咳嗽，顿咳；外用于头虱，体虱，蛲虫病，阴痒。蜜百部润肺止咳。用于阴虚劳嗽。

【用法与用量】3~9g。外用适量，水煎或酒浸。

【中国药典标准】直立百部　呈纺锤形，上端较细长，皱缩弯曲，长5~12cm，直径0.5~1cm。表面黄白色或淡棕黄色，有不规则深纵沟，间或有横皱纹。质脆，易折断，断面平坦，角质样，淡黄棕色或黄白色，皮部较宽，中柱扁缩。气微，味甘、苦。

蔓生百部　两端稍狭细，表面多不规则皱褶和横皱纹。

对叶百部　呈长纺锤形或长条形，长8~24cm，直径0.8~2cm。表面浅黄棕色至灰棕色，具浅纵皱纹或不规则纵槽。质坚实，断面黄白色至暗棕色，中柱较大，髓部类白色。

【饮片主要特征】本品呈不规则厚片或不规则条形斜片，直径0.5~1cm。表面灰白色、棕黄色，有深纵皱纹。切面灰白色、淡黄棕色或黄白色，角质样；皮部较厚，中柱扁缩。质韧软。气微、味甘、苦。

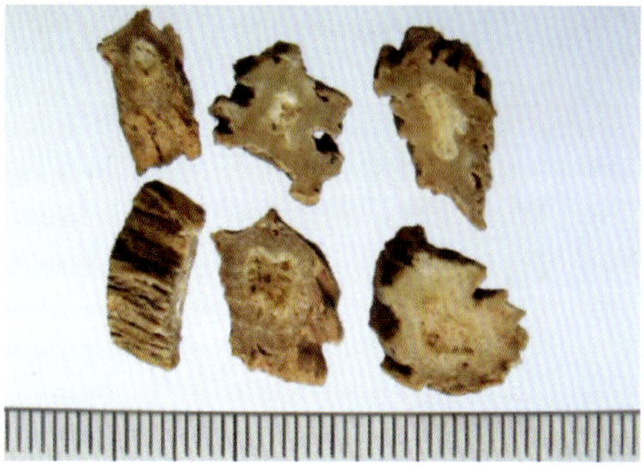

百部

【老药工经验集锦】

表面灰白色、棕黄色，表面有深纵皱纹。切面角质样。质韧软。

【验收警示】

1. 直径不能小于0.5cm。

2. 注意与牛蒡根区别：牛蒡根皮部黑褐色，没有深纵皱纹，切面不是角质样。

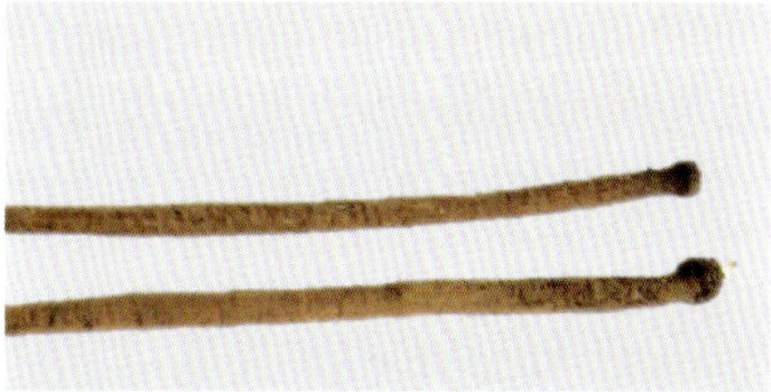

牛蒡根

白附子（制）

【来源与采制】本品为天南星科植物独角莲的干燥块茎。秋季采挖，除去须根和外皮，晒干。

【炮制】**生白附子** 除去杂质。

制白附子 取净白附子，分开大小个，浸泡，每日换水2~3次，数日后如起黏沫，换水后加白矾（每100kg白附子，用白矾2kg），泡1日后再进行换水，至口尝微有麻舌感为度，取出。将生姜片、白矾粉置锅内加适量水，煮沸后，倒入白附子共煮至无白心，捞出，除去生姜片，晾至六七成干，切厚片，干燥。

每100kg白附子，用生姜、白矾各12.5kg。

【性味与归经】 辛，温；有毒。归胃、肝经。

【功能与主治】 祛风痰，定惊搐，解毒散结，止痛。用于中风痰壅，口眼㖞斜，语言謇涩，惊风癫痫，破伤风，痰厥头痛，偏正头痛，瘰疬痰核，毒蛇咬伤。

【用法与用量】 3~6g。一般炮制后用，外用生品适量捣烂，熬膏或研末以酒调敷患处。

【中国药典标准】 本品呈椭圆形或卵圆形，长2~5cm，直径1~3cm。表面白色或黄白色，略粗糙，有环纹及须根痕，顶端有茎痕或芽痕。质坚硬，断面白色，粉性。气微，味淡、麻辣刺舌。

【饮片主要特征】 制白附子为类圆形或椭圆形厚片，外表皮淡棕色，切面黄色，角质。味淡，微有麻舌感。

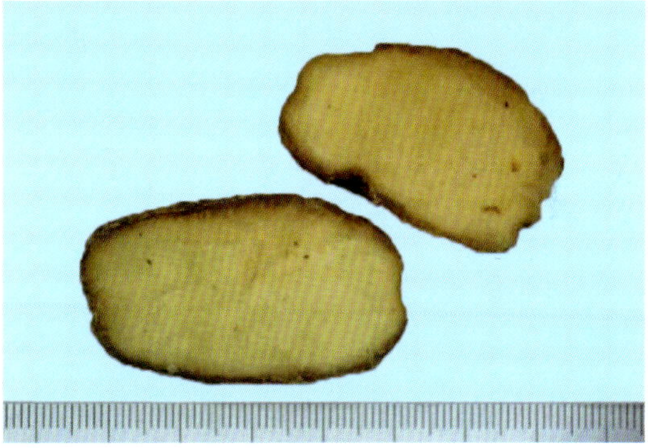

白附子

> **【验收警示】**
> 注意与天南星区别。天南星块茎周边有小扁球状侧芽。

百 合

【来源与采制】 本品为百合科植物卷丹、百合或细叶百合的干燥肉质鳞叶。秋季采挖，洗净，剥取鳞叶，置沸水中略烫，干燥。

【炮制】 除去杂质。

【性味与归经】 甘，寒。归心、肺经。

【功能与主治】养阴润肺，清心安神。用于阴虚燥咳，劳嗽咯血，虚烦惊悸，失眠多梦，精神恍惚。

【用法与用量】6~12g。

【中国药典标准】本品呈长椭圆形，长2~5cm，宽1~2cm，中部厚1.3~4mm。表面类白色、淡棕黄色或微带紫色，有数条纵直平行的白色维管束。顶端稍尖，基部较宽，边缘薄，微波状，略向内弯曲。质硬而脆，断面较平坦，角质样。气微，味微苦。

【饮片主要特征】同上。

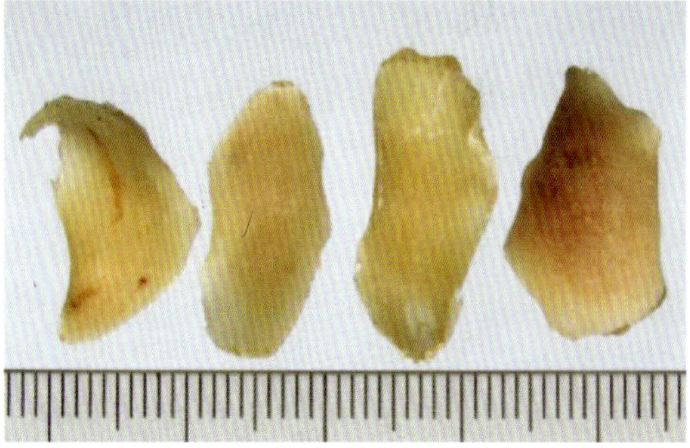

百合

【老药工经验集锦】

角质样。气微，味微苦。食用百合味发甜。

【验收警示】

硫熏标准：残留物以二氧化硫计，不得超过150ppm。

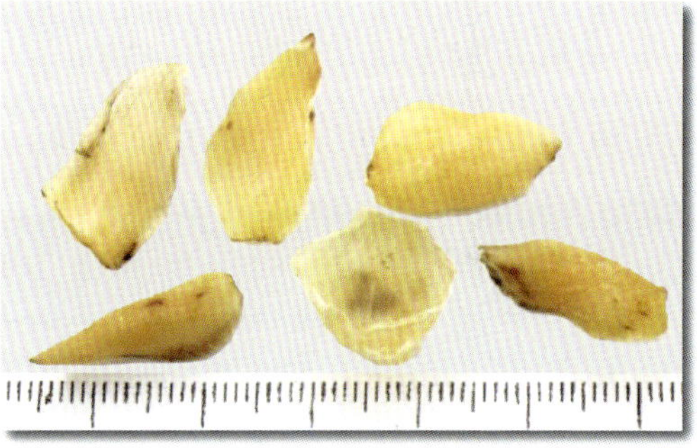

百合（硫熏超标）

白 及

【来源与采制】本品为兰科植物白及的干燥块茎。夏、秋二季采挖，除去须根，洗净，置沸水中煮或蒸至无白心，晒至半干，除去外皮，晒干。

【炮制】洗净，润透，切薄片，晒干。

【性味与归经】苦、甘、涩，微寒。归肺、肝、胃经。

【功能与主治】收敛止血，消肿生肌。用于咯血，吐血，外伤出血，疮疡肿毒，皮肤皲裂。

【用法与用量】6~15g。研末吞服3~6g，外用适量。

【中国药典标准】本品呈不规则扁圆形，多有2~3个爪状分枝，长1.5~5cm，厚0.5~1.5cm。表面灰白色或黄白色，有数圈同心环节和棕色点状须根痕，上面有突起的茎痕，下面有连接另一块茎的痕迹。质坚硬，不易折断，断面类白色，角质样。气微，味苦，嚼之有黏性。

【饮片主要特征】本品呈不规则的薄片，厚0.5~1.5cm。外表皮灰白色或黄白色。切面类白色，角质样，半透明，维管束小点状，散生。质脆。气微，味苦，嚼之有黏性。

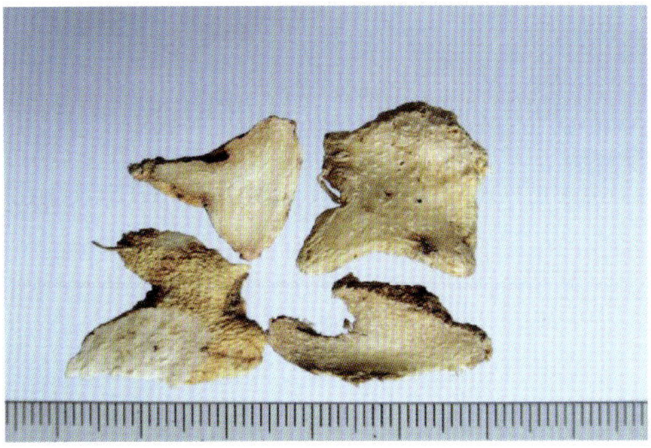

白及

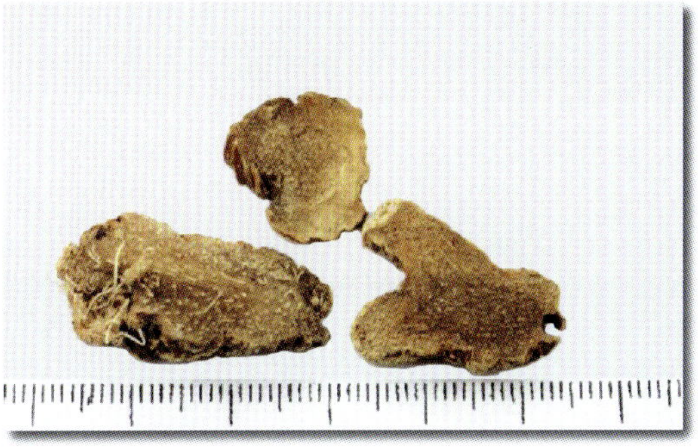

白及（劣质）

【老药工经验集锦】

角质样，有2~3分叉。味苦、嚼之粘牙。

【验收警示】

1. 口尝是否味苦、粘牙。如干枯，黏性差，多为白及提取残渣，不能入药。

2. 硫熏标准：残留物以二氧化硫计，不得超过400ppm。

白茅根

【来源与采制】本品为禾本科植物白茅的干燥根茎。春、秋二季采挖，洗净，晒干，除去须根和膜质叶鞘，捆成小把。

【炮制】洗净，微润，切段，干燥，除去碎屑。

【性味与归经】甘，寒。归肺、胃、膀胱经。

【功能与主治】凉血止血，清热利尿。用于血热吐血，衄血，尿血，热病烦渴，湿热黄疸，水肿尿少，热淋涩痛。

【用法与用量】9~30g。

【中国药典标准】本品呈长圆柱形，长30~60cm，直径0.2~0.4cm。表面黄白色或淡黄色，微有光泽，具纵皱纹，节明显，稍突起，节间长短不等，通常长1.5~3cm。体轻，质略脆。断面皮部白色，多有裂隙，放射状排列，中柱淡黄色，易与皮部剥离。气微，味微甜。

【饮片主要特征】本品呈圆柱形的段。外表皮黄白色或淡黄色，微有光泽，具纵皱纹，有的可见稍隆起的节。切面皮部白色，多有裂隙，放射状排列，中柱淡黄色或中空，易与皮部剥离。气微，味微甜。

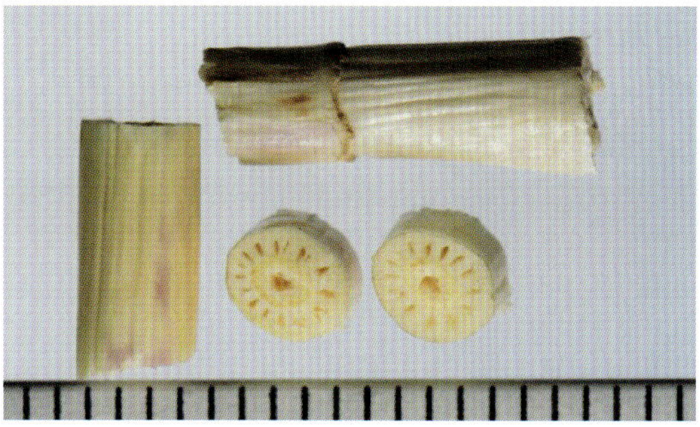

白茅根

【老药工经验集锦】

切面皮部白色，外表发亮，中部有小孔，周围有放射状裂隙（俗称车轮纹），味微甜。

【验收警示】

1. 外皮颜色特别白的为硫黄熏过的不能入药。（硫熏标准：残留物以二氧化硫计，不得超过150ppm。）

2. 断面实心无裂隙的是伪品。

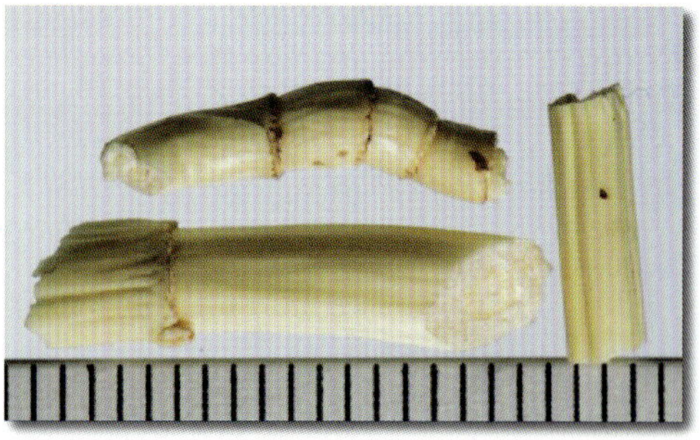

白茅根（伪品）

白芍

【来源与采制】本品为毛茛科植物芍药的干燥根。夏、秋二季采挖，洗净，除去头尾和细根，置沸水中煮后除去外皮或去皮后再煮，晒干。

【炮制】洗净，润透，切薄片，干燥。

【性味与归经】苦、酸，微寒。归肝、脾经。

【功能与主治】养血调经，敛阴止汗，柔肝止痛，平抑肝阳。用于血虚萎黄，月经不调，自汗，盗汗，胁痛，腹痛，四肢挛痛，头痛眩晕。

【用法与用量】6~15g。

【中国药典标准】本品呈圆柱形，平直或稍弯曲，两端平截，长5~18cm，直径1~2.5cm。表面类白色或淡棕红色，光洁或有纵皱纹及细根痕，偶有残存的棕褐色外皮。质坚实，不易折断，断面较平坦，类白色或微带棕红色，形成层环明显，射线放射状。气微，味微苦、酸。

【饮片主要特征】饮片质坚实，形成层环明显，射线放射状。外部蓝紫色或微带棕红色。气微，味微苦、酸。

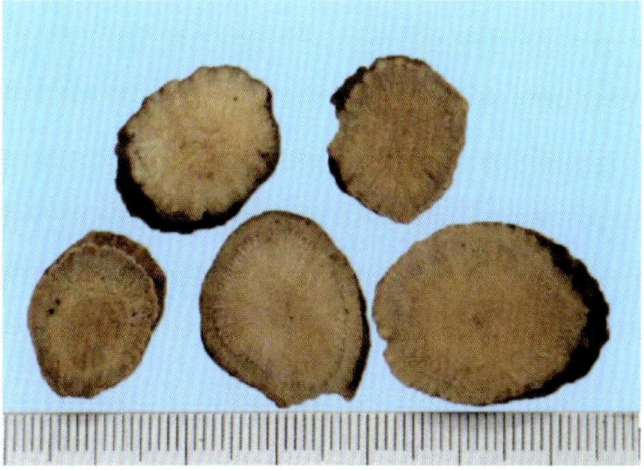

白芍（产地浙江）

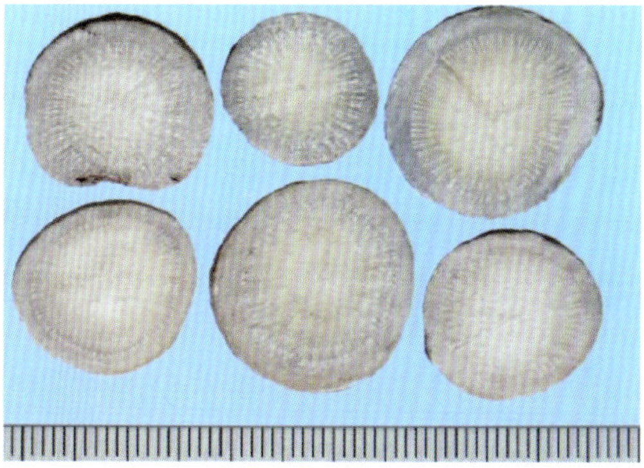

白芍（产地安徽）

【老药工经验集锦】

杭白芍：表面棕色或浅棕色，较粗糙，有明显的纵皱纹及细根痕。

亳白芍：质坚实、断面较平坦，中心类白色外部蓝紫色或微带棕红色。

【验收警示】

1. 注意饮片直径不能小于1cm。

2. 硫熏标准：残留物以二氧化硫计，不得超过400ppm（下图为硫熏饮片的照片）。

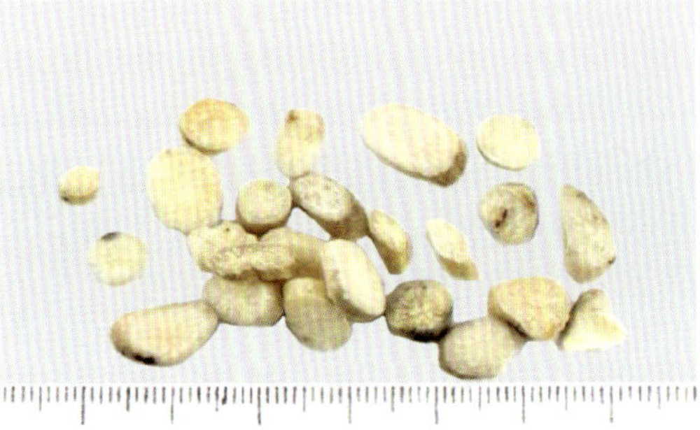

白芍（硫熏超标）

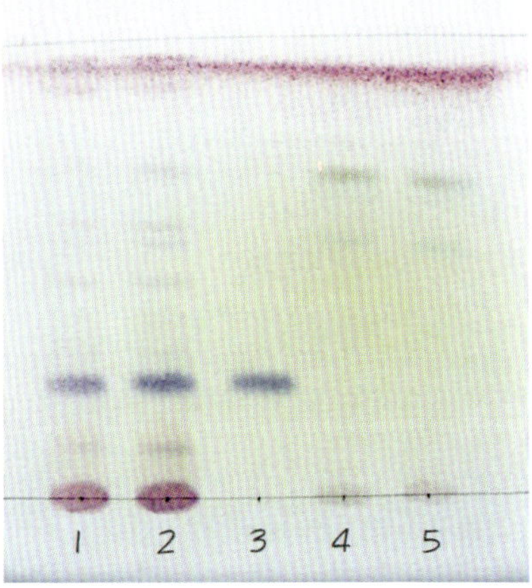

1，2– 正品白芍　3– 芍药苷对照品

4，5– 过度硫熏白芍

白芍薄层色谱图

白头翁

【来源与采制】本品为毛茛科植物白头翁的干燥根。春、秋二季采挖，除去泥沙，干燥。

【炮制】除去杂质，洗净，润透，切薄片，干燥。

【性味与归经】苦，寒。归胃、大肠经。

【功能与主治】清热解毒，凉血止痢。用于热毒血痢，阴痒带下。

【用法与用量】9~15g。

【中国药典标准】本品呈类圆柱形或圆锥形，稍扭曲，长6~20cm，直径0.5~2cm。表面黄棕色或棕褐色，具不规则纵皱纹或纵沟，皮部易脱落，露出黄色的木部，有的有网状裂纹或裂隙，近根头处常有朽状凹洞。根头部稍膨大，有白色绒毛，有的可见鞘状叶柄残基。质硬而脆，断面皮部黄白色或淡黄棕色，木部淡黄色。气微，味微苦涩。

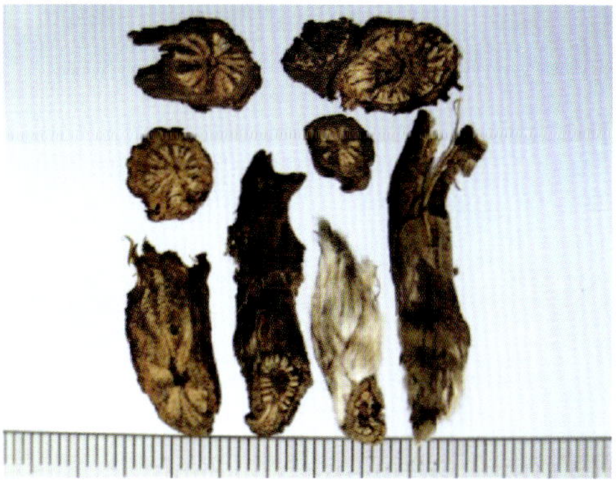
白头翁

【饮片主要特征】本品呈类圆形的片。外表皮黄棕色或棕褐色，具不规则纵皱纹或纵沟，近根头部有白色绒毛。切面皮部黄白色或淡黄棕色，木部淡黄色。气微，味微苦涩。

【老药工经验集锦】	【验收警示】
根头部有白色绒毛。	容易掺入漏芦。

白前

【来源与采制】本品为萝摩科植物柳叶白前或芫花叶白前的干燥根茎和根。秋季采挖，洗净，晒干。

【炮制】除去杂质，洗净，润透，切段，干燥。

【性味与归经】辛、苦，微温。归肺经。

【功能与主治】降气，消痰，止咳。用于肺气壅实，咳嗽痰多，胸满喘急。

【用法与用量】3~10g。

【中国药典标准】**柳叶白前** 根茎呈细长圆柱形，有分枝，稍弯曲，长4~15cm，直径1.5~4mm。表面黄白色或黄棕色，节明显，节间长1.5~4.5cm，顶端有残茎。质脆，断面中空。节处簇生纤细弯曲的根，长可达10cm，直径不及1mm，有多次分枝呈毛须状，常盘曲成团。气微，味微甜。

芫花叶白前 根茎较短小或略呈块状。表面灰绿色或灰黄色，节间长1~2cm。质较硬。根稍弯曲，直径约1mm，分枝少。

【饮片主要特征】 同上。

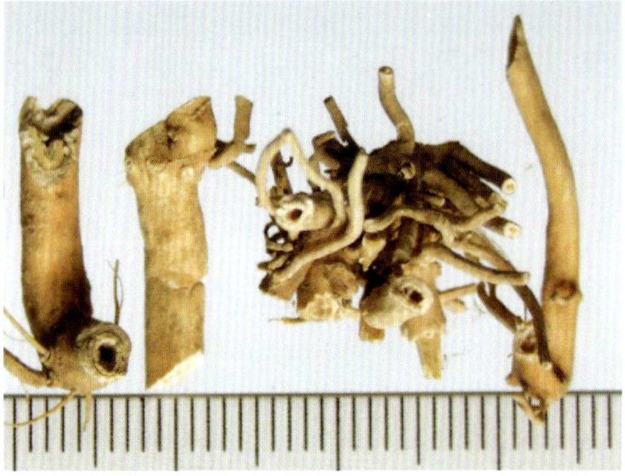

白前

【老药工经验集锦】

质脆，断面中空。节处簇生纤细弯曲的根，有多次分枝呈毛须状，常盘曲成团。味微甜。

【验收警示】

地上茎不能入药。

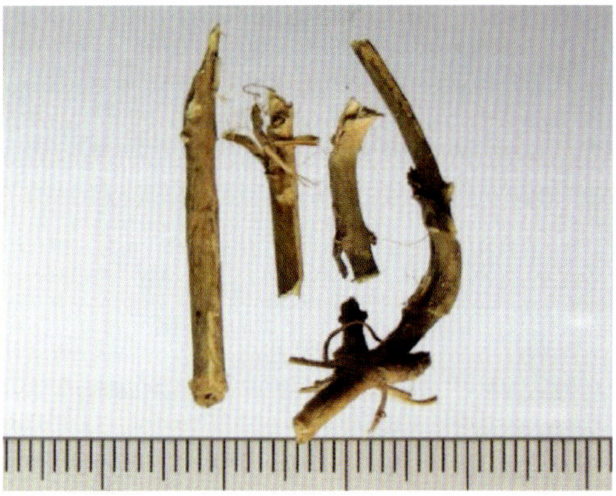

白前（带非药用部位地上茎）

白 术

【来源与采制】 本品为菊科植物白术的干燥根茎。冬季下部叶枯黄、上部叶变脆时采挖，除去泥沙，烘干或晒干，再除去须根。

【炮制】 除去杂质，洗净，润透，切厚片，干燥。

【性味与归经】 苦、甘，温。归脾、胃经。

【功能与主治】 健脾益气，燥湿利水，止汗，安胎。用于脾虚食少，腹胀泄泻，痰饮眩悸，水肿，自汗，胎动不安。

【用法与用量】 6~12g。

【中国药典标准】本品为不规则的肥厚团块，长3~13cm，直径1.5~7cm。表面灰黄色或灰棕色，有瘤状突起及断续的纵皱和沟纹，并有须根痕，顶端有残留茎基和芽痕。质坚硬不易折断，断面不平坦，黄白色至淡棕色，有棕黄色的点状油室散在。烘干者断面角质样，色较深或有裂隙。气清香，味甘、微辛，嚼之略带黏性。

【饮片主要特征】本品呈不规则的厚片。外表皮灰黄色或灰棕色。切面黄白色至淡棕色，散生棕黄色的点状油室，木部具放射状纹理。烘干者切面角质样，色较深或有裂隙。气清香，味甘、微辛，嚼之略带黏性。

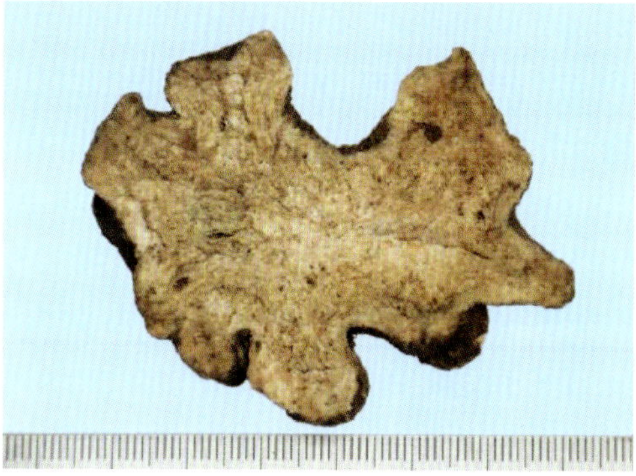

白术（产地浙江）

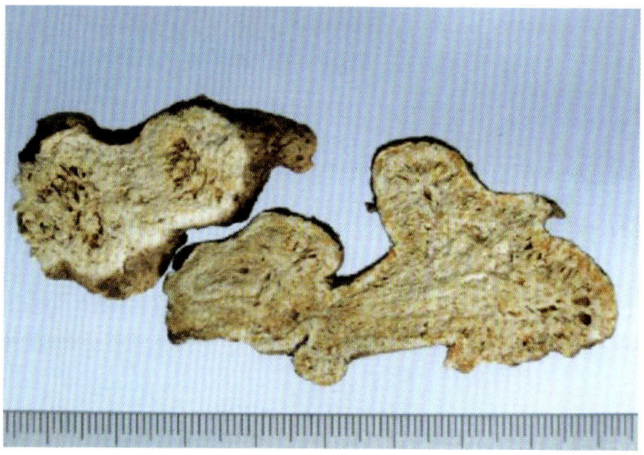

白术（产地安徽）

【老药工经验集锦】

切面黄白色至淡棕色，散生棕黄色的点状油室。

【验收警示】

浙白术为道地药材，呈如意状。亳州产的白术上下粗细相近。

1. 注意地上茎不是药用部位，不能入药。

2. 硫熏标准：残留物以二氧化硫计，不得超过400ppm。

3. 直径1.5~7cm。

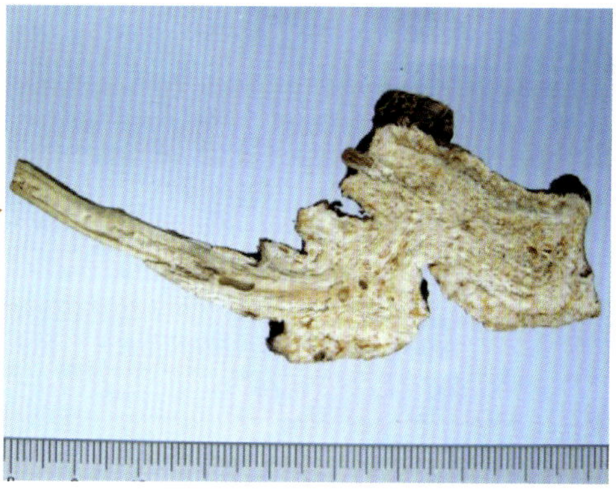

白术（带非药用部位地上茎）

白　术（炒）

【来源与采制】 同生白术。

【炮制】 将蜜炙麸皮撒入热锅内，待冒烟时加入白术片，炒至黄棕色、逸出焦香气，取出，筛去蜜炙麸皮。

【饮片主要特征】 质坚硬不易折断，断面不平坦，焦黄色，有棕黄色的点状油室散在。气清香，味甘、微辛，嚼之略带黏性。

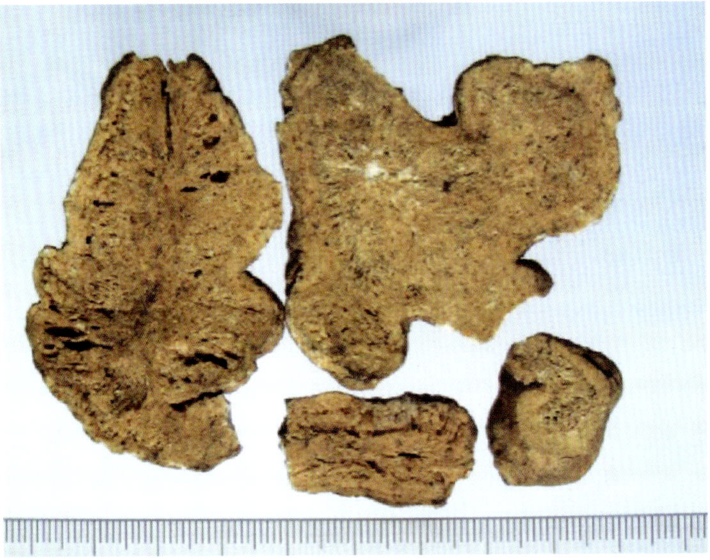

白术（炒）

【验收警示】

表面焦糖色，断面白色，是加糖染色的，属炮制不合格品，为劣药。正品炮制应为蜜炙麸炒。

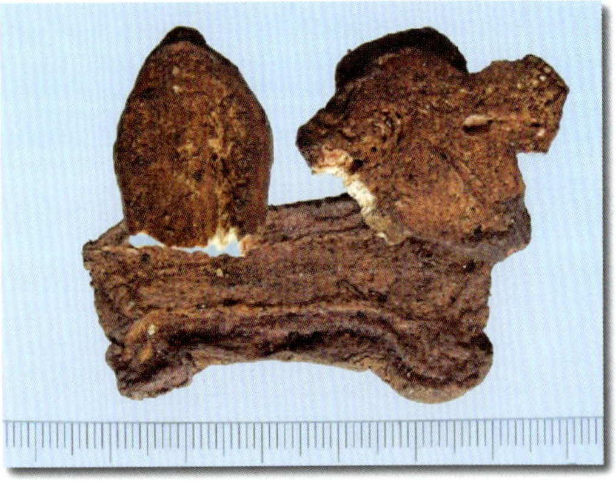

炒白术（炮制不合格）

白芷

【来源与采制】本品为伞形科植物白芷或杭白芷的干燥根。夏、秋间叶黄时采挖，除去须根和泥沙，晒干或低温干燥。

【炮制】除去杂质，大小分开，略浸，润透，切厚片，干燥。

【性味与归经】辛，温。归胃、大肠、肺经。

【功能与主治】解表散寒，祛风止痛，宣通鼻窍，燥湿止带，消肿排脓。用于感冒头痛，眉棱骨痛，鼻塞流涕，鼻鼽，鼻渊，牙痛，带下，疮疡肿痛。

【用法与用量】3~10g。

【中国药典标准】本品呈长圆锥形，长10~25cm，直径1.5~2.5cm。表面灰棕色或黄棕色，根头部钝四棱形或近圆形，具纵皱纹、支根痕及皮孔样的横向突起，有的排列成四纵行。顶端有凹陷的茎痕。质坚实，断面白色或灰白色，粉性，形成层环棕色，近方形或近圆形，皮部散有多数棕色油点。气芳香，味辛、微苦。

【饮片主要特征】本品呈类圆形的厚片。外表皮灰棕色或黄棕色。切面白色或灰白色，具粉性，形成层环棕色，近方形或近圆形，皮部散有多数棕色油点。气芳香，味辛、微苦。

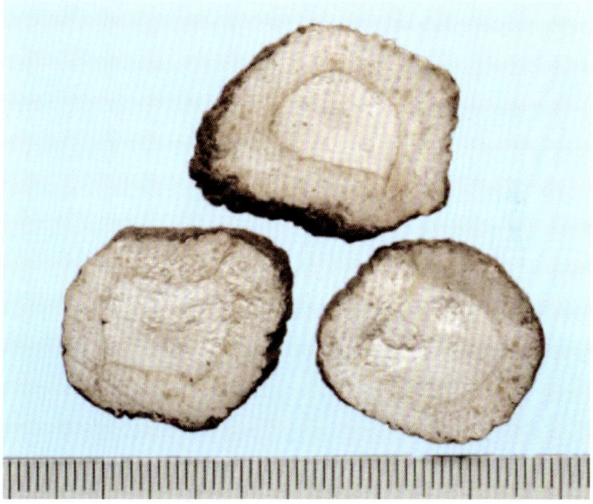

白芷

【老药工经验集锦】

白色，具粉性，形成层环棕色，近方形或近圆形。气芳香。

【验收警示】

1. 饮片直径 1.5~2.5cm。

2. 硫熏标准：残留物以二氧化硫计，不得超过 150ppm。

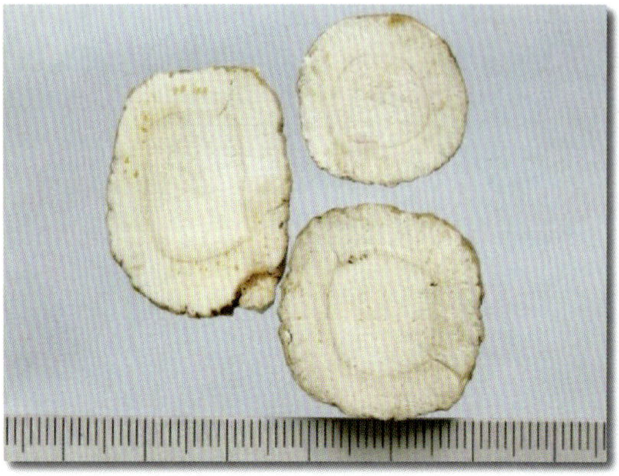

白芷（硫熏超标）

板蓝根

【来源与采制】本品为十字花科植物菘蓝的干燥根。秋季采挖，除去泥沙，晒干。

【炮制】除去杂质，洗净，润透，切厚片，干燥。

【性味与归经】苦，寒。归心、胃经。

【功能与主治】清热解毒，凉血利咽。用于瘟疫时毒，发热咽痛，温毒发斑，痄腮，烂喉丹痧，大头瘟疫，丹毒，痈肿。

【用法与用量】9~15g。

【中国药典标准】本品呈圆柱形，稍扭曲，长10~20cm，直径0.5~1cm。表面淡灰黄色或淡棕黄色，有纵皱纹、横长皮孔样突起及支根痕。根头略膨大，可见暗绿色或暗棕色轮状排列的叶柄残基和密集的疣状突起。体实，质略软，断面皮部黄白色，木部黄色。气微，味微甜后苦涩。

【饮片主要特征】本品呈圆形的厚片，直径0.5~1cm。外表皮淡灰黄色至淡棕黄色，有纵皱纹。切面皮部黄白色，木部黄色。气微，味微甜后苦涩。

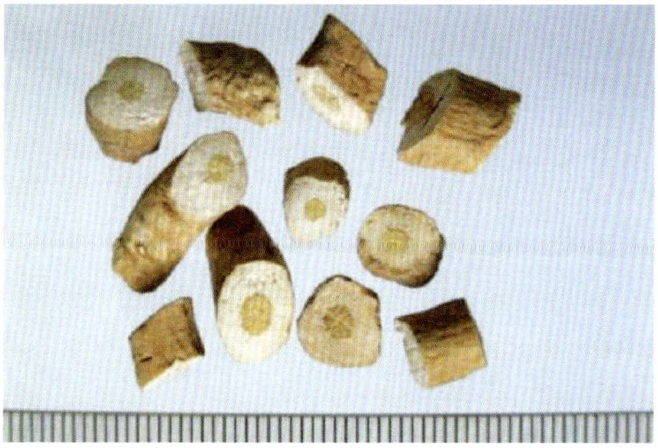

板蓝根

【老药工经验集锦】

木部约占皮部的1/2。

【验收警示】

油菜根容易掺入板蓝根饮片中。

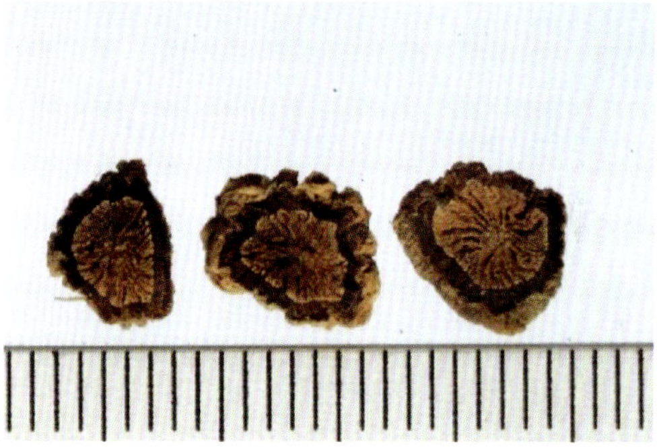

油菜根

北豆根

【来源与采制】本品为防己科植物蝙蝠葛的干燥根茎。春、秋二季采挖，除去须根和泥沙，干燥。

【炮制】除去杂质，洗净，润透，切厚片，干燥。

【性味与归经】苦，寒；有小毒。归肺、胃、大肠经。

【功能与主治】清热解毒，祛风止痛。用于咽喉肿痛，热毒泻痢，风湿痹痛。

【用法与用量】3~9g。

【中国药典标准】本品呈细长圆柱形，弯曲，有分枝，长可达50cm，直径0.3~0.8cm。表面黄棕色至暗棕色，多有弯曲的细根，并可见突起的根痕和纵皱纹，外皮易剥落。质韧，不易折断，断面不整齐，纤维细，木部淡黄色，呈放射状排列，中心有髓。气微，味苦。

【饮片主要特征】本品直径0.3~0.8cm。断面木部淡黄色，呈放射状排列，中心有髓。气微，味苦。

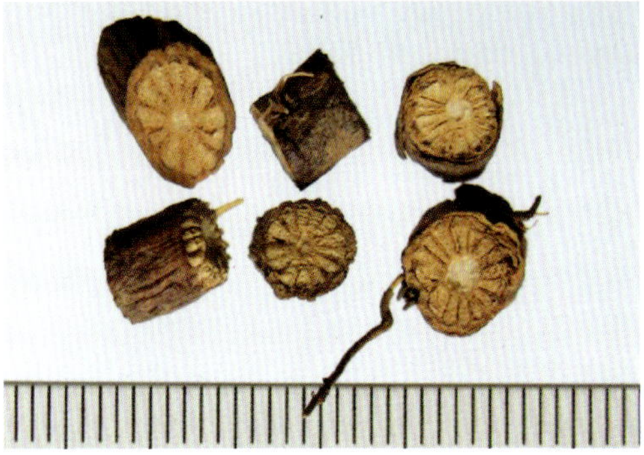

北豆根

【老药工经验集锦】

直径0.3~0.8cm，木部淡黄色，车轮纹，中心有髓。

【验收警示】

直径小于0.3cm、断面没有髓是伪品。

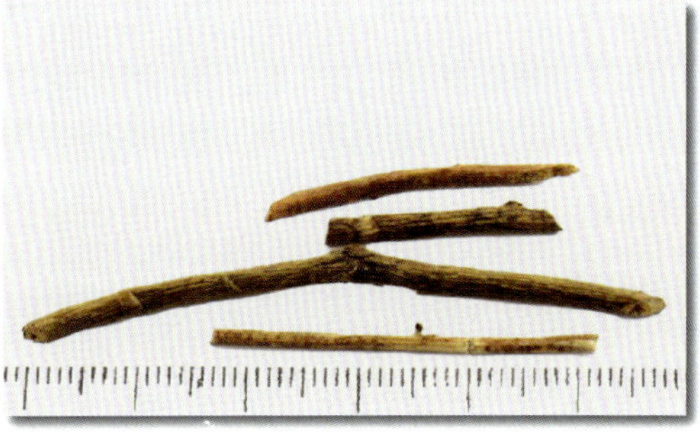

北豆根（伪品）

北沙参

【来源与采制】本品为伞形科植物珊瑚菜的干燥根。夏、秋二季采挖，除去须根，洗净，稍晾，置沸水中烫后，除去外皮，干燥。或洗净直接干燥。

【炮制】除去残茎和杂质，略润，切段，干燥。

【性味与归经】甘、微苦，微寒。归肺、胃经。

【功能与主治】养阴清肺，益胃生津。用于肺热燥咳，劳嗽痰血，胃阴不足，热病津伤，咽干口渴。

【用法与用量】 5~12g。

【中国药典标准】 本品呈细长圆柱形，偶有分枝，长15~45cm，直径0.4~1.2cm。表面淡黄白色，略粗糙，偶有残存外皮，不去外皮的表面黄棕色。全体有细纵皱纹和纵沟，并有棕黄色点状细根痕。顶端常留有黄棕色根茎残基，上端稍细，中部略粗，下部渐细。质脆，易折断，断面皮部浅黄白色，木部黄色。气特异，味微甘。

【饮片主要特征】 直径0.4~1.2cm。皮部浅黄白色，木部黄色。气特异，味微甘。

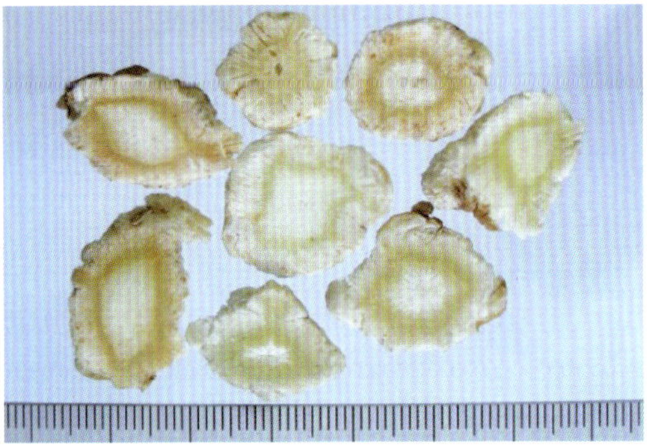

北沙参

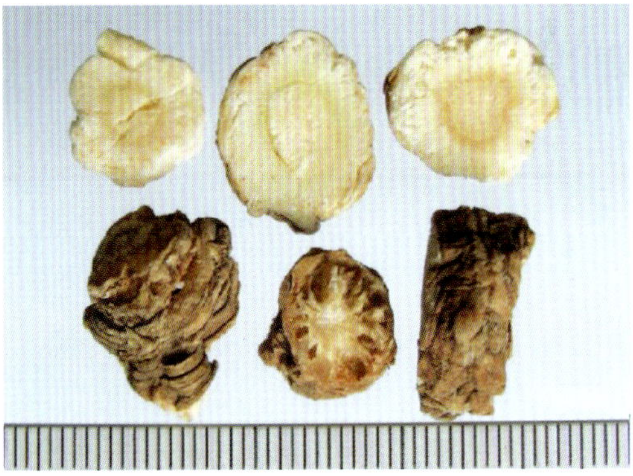

北沙参（上）与芦头（下）

【验收警示】

1. 芦头是非药用部位。

2. 陈旧走油为劣药。

3. 硫熏标准：残留物以二氧化硫计，不得超过150ppm。

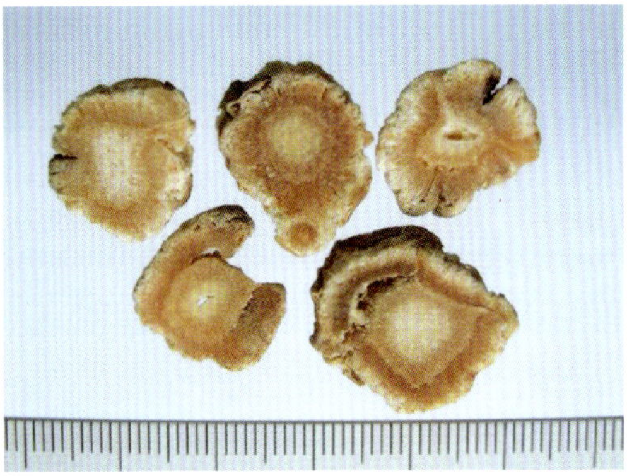

北沙参（陈旧走油）

根及根茎类

苍 术

【来源与采制】本品为菊科植物茅苍术或北苍术的干燥根茎。春、秋二季采挖，除去泥沙，晒干，撞去须根。

【炮制】除去杂质，洗净，润透，切厚片，干燥。

【性味与归经】辛、苦，温。归脾、胃、肝经。

【功能与主治】燥湿健脾，祛风散寒，明目。用于湿阻中焦，脘腹胀满，泄泻，水肿，脚气痿躄，风湿痹痛，风寒感冒，夜盲，眼目昏涩。

【用法与用量】3~9g。

【中国药典标准】**茅苍术** 呈不规则连珠状或结节状圆柱形，略弯曲，偶有分枝，长3~10cm，直径1~2cm。表面灰棕色，有皱纹、横曲纹及残留须根，顶端具茎痕或残留茎基。质坚实，断面黄白色或灰白色，散有多数橙黄色或棕红色油室，暴露稍久，可析出白色细针状结晶。气香特异，味微甘、辛、苦。

北苍术 呈疙瘩块状或结节状圆柱形，长4~9cm，直径1~4cm。表面黑棕色，除去外皮者黄棕色。质较疏松，断面散有黄棕色油室。香气较淡，味辛、苦。

【饮片主要特征】本品呈不规则类圆形或条形厚片，直径1~2cm。外表皮灰棕色至黄棕色，有皱纹，有时可见根痕。切面黄白色或灰白色，散有多数橙黄色或棕红色油室，暴露稍久，有的可析出白色细针状结晶。气香特异，味微甘、辛、苦。

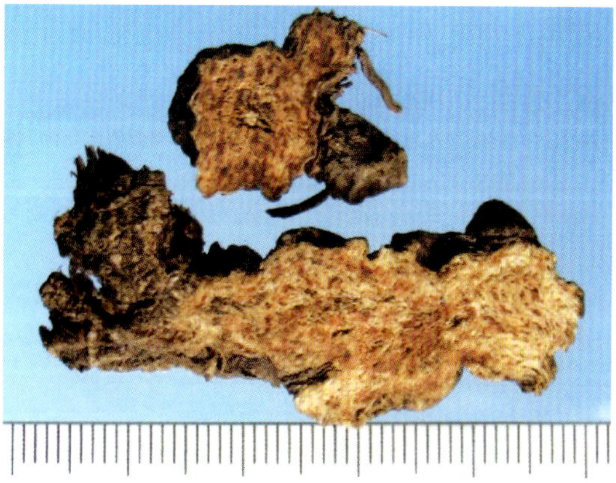

苍术

【老药工经验集锦】

切面黄白色或灰白色，散有多数橙黄色或棕红色油室，有的可析出白色细针状结晶。

【验收警示】

1. 应去净地上部分及须根。

2. 应明显看见散有多数橙黄色或棕红色油室。纤维性强、油性小的为朝鲜苍术，属伪品。

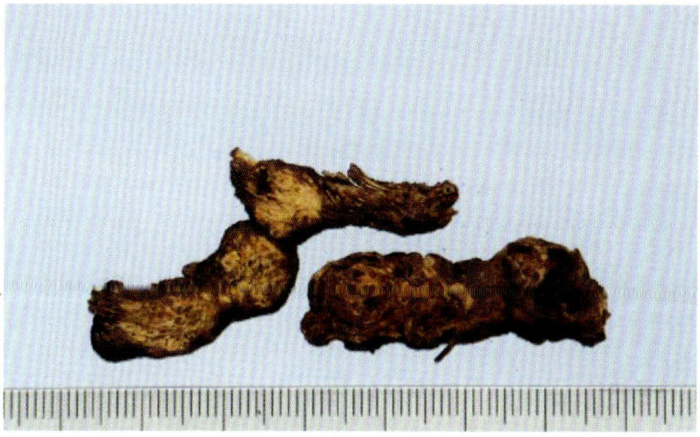

朝鲜苍术

柴 胡

【来源与采制】 本品为伞形科植物柴胡或狭叶柴胡的干燥根。按性状不同，分别习称“北柴胡”和“南柴胡”。春、秋二季采挖，除去茎叶和泥沙，干燥。

【炮制】 除去杂质和残茎，洗净，润透，切厚片，干燥。

【性味与归经】 辛、苦，微寒。归肝、胆、肺经。

【功能与主治】 疏散退热，疏肝解郁，升举阳气。用于感冒发热，寒热往来，胸胁胀痛，月经不调，子宫脱垂，脱肛。

【用法与用量】 3~10g。

【中国药典标准】 **北柴胡** 呈圆柱形或长圆锥形，长6~15cm，直径0.3~0.8cm。根头膨大，顶端残留3~15个茎基或短纤维状叶基，下部分枝。表面黑褐色或浅棕色，具纵皱纹、支根痕及皮孔。质硬而韧，不易折断，断面显纤维性，皮部浅棕色，木部黄白色。气微香，味微苦。

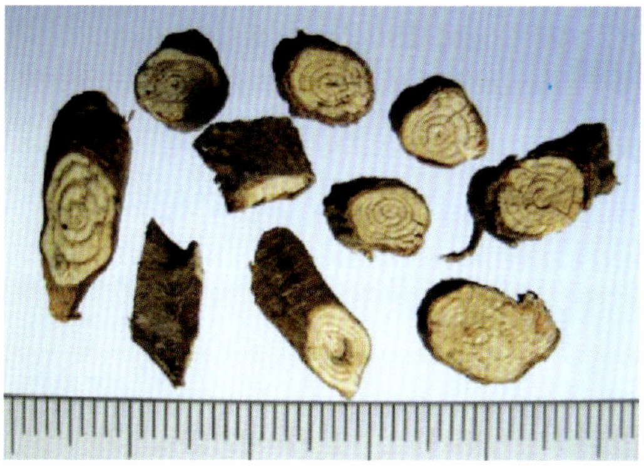

北柴胡

南柴胡 根较细，圆锥形，顶端有多数细毛状枯叶纤维，下部多不分枝或稍分枝。表面红棕色或黑棕色，靠近根头处多具细密环纹。质稍软，易折断，断面略平坦，不显纤维性。具败油气。

【饮片主要特征】 本品呈不规则厚片，直径0.3~0.8cm。外表皮黑褐色或浅棕色，具纵皱纹和支根痕。切面淡黄白色，纤维性。质硬。气微香，味微苦。

【老药工经验集锦】

断面显纤维性，能一层一层剥离的为北柴胡。野生柴胡质疏松，有层纹；种植柴胡质密，无层纹。

【验收警示】

1. 地上茎不是药用部位不能掺入。
2. 芦头有效成分含量低。
3. 注意藏柴胡是柴胡的伪品。

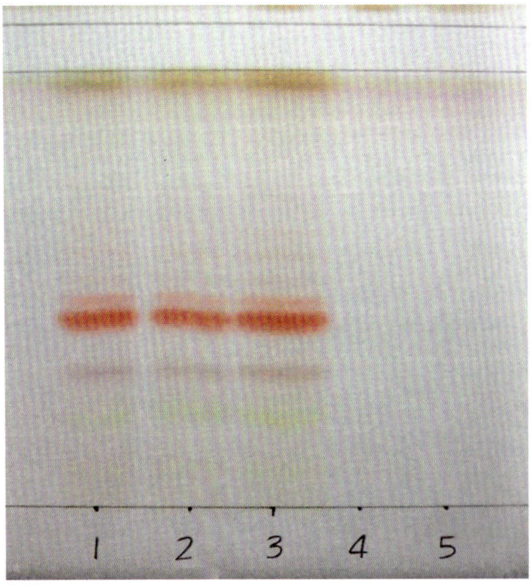

1，2- 正品柴胡
3- 柴胡对照药材
4，5- 柴胡地上茎部分

柴胡薄层色谱图

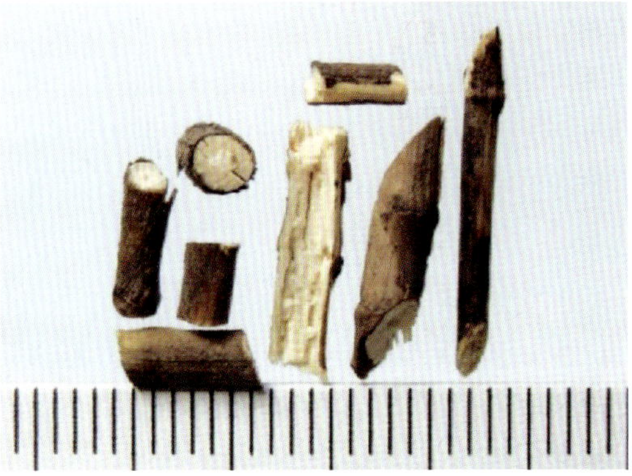

柴胡地上茎

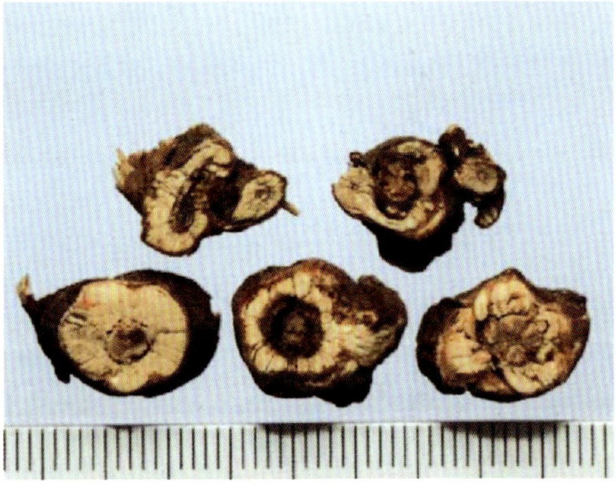

柴胡芦头

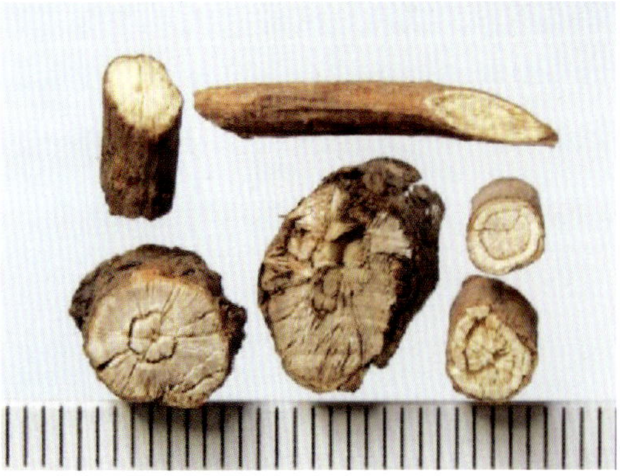

藏柴胡（伪品）

赤芍

【来源与采制】本品为毛茛科植物芍药或川赤芍的干燥根。春、秋二季采挖，除去根茎、须根及泥沙，晒干。

【炮制】除去杂质，分开大小，洗净，润透，切厚片，干燥。

【性味与归经】苦，微寒。归肝经。

【功能与主治】清热凉血，散瘀止痛。用于热入营血，温毒发斑，吐血衄血，目赤肿痛，肝郁胁痛，经闭痛经，癥瘕腹痛，跌扑损伤，痈肿疮疡。

【用法与用量】6~12g。

【中国药典标准】本品呈圆柱形，稍弯曲，长5~40cm，直径0.5~3cm。表面棕褐色，粗糙，有纵沟和皱纹，并有须根痕和横长的皮孔样突起，有的外皮易脱落。质硬而脆，易折断，断面粉白色或粉红色，皮部窄，木部放射状纹理明显，有的有裂隙。气微香，味微苦、酸涩。

【饮片主要特征】本品为类圆形切片，直径0.5~3cm。外表皮棕褐色。切面粉白色或粉红色，皮部窄，木部放射状纹理明显，有的有裂隙。

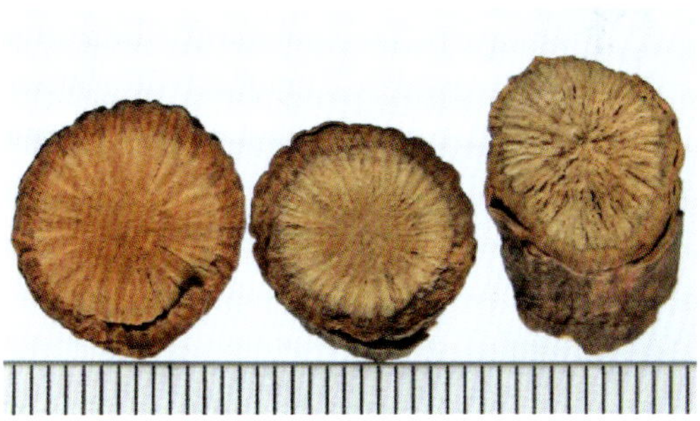

赤芍

【老药工经验集锦】

外表皮棕褐色。切面粉白色或粉红色，皮部窄。味酸涩。

【验收警示】

伪品照片。

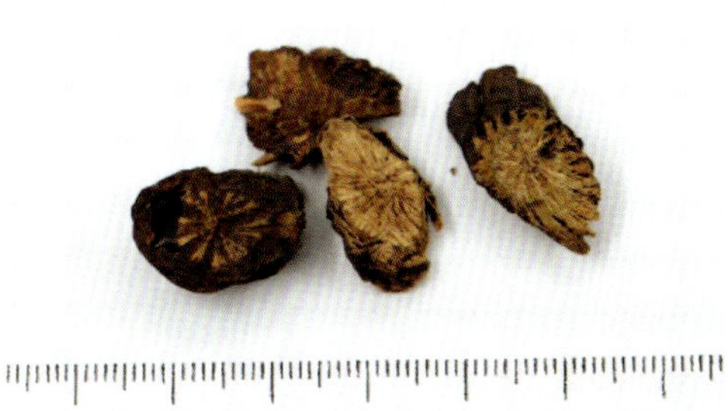

地榆冒充赤芍

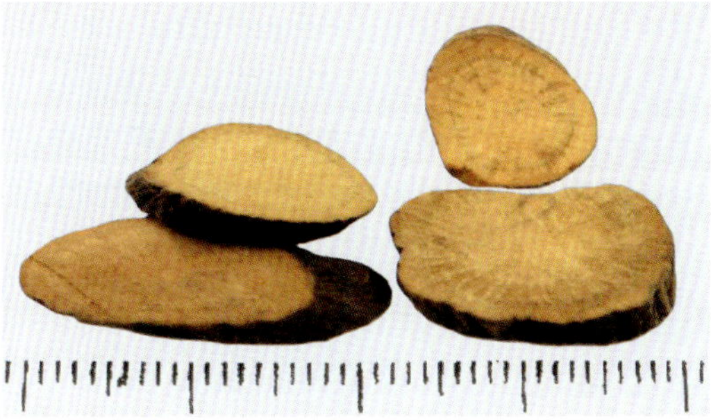

未去皮的白芍

根及根茎类

川贝母

【来源与采制】本品为百合科植物川贝母、暗紫贝母、甘肃贝母、梭砂贝母、太白贝母或瓦布贝母的干燥鳞茎。按性状不同分别习称“松贝”“青贝”“炉贝”和“栽培品”。夏、秋二季或积雪融化后采挖，除去须根、粗皮及泥沙，晒干或低温干燥。

【性味与归经】苦、甘，微寒。归肺、心经。

【功能与主治】清热润肺，化痰止咳，散结消痈。用于肺热燥咳，干咳少痰，阴虚劳嗽，痰中带血，瘰疬，乳痈，肺痈。

【用法与用量】3~10g。研粉冲服，1~2g/次。

【中国药典标准】松贝　呈类圆锥形或近球形，高0.3~0.8cm，直径0.3~0.9cm。表面类白色。外层鳞叶2瓣，大小悬殊，大瓣紧抱小瓣，未抱部分呈新月形，习称“怀中抱月”；顶部闭合，内有类圆柱形、顶端稍尖的心芽和小鳞叶1~2枚；先端钝圆或稍尖，底部平，微凹入，中心有1灰褐色的鳞茎盘，偶有残存须根。质硬而脆，断面白色，富粉性。气微，味微苦。

青贝　呈类扁球形，高0.4~1.4cm，直径0.4~1.6cm。外层鳞叶2瓣，大小相近，相对抱合，顶部开裂，内有心芽和小鳞叶2~3枚及细圆柱形的残茎。

炉贝　呈长圆锥形，高0.7~2.5cm，直径0.5~2.5cm。表面类白色或浅棕黄色，有的具棕色斑点。外层鳞叶2瓣，大小相近，顶部开裂而略尖，基部稍尖或较钝。

栽培品呈类扁球形或短圆柱形，高0.5~2cm，直径1~2.5cm。表面类白色或浅棕黄色，稍粗糙，有的具浅黄色斑点。外层鳞叶2瓣，大小相近，顶部多开裂而较平。

【饮片主要特征】同上。

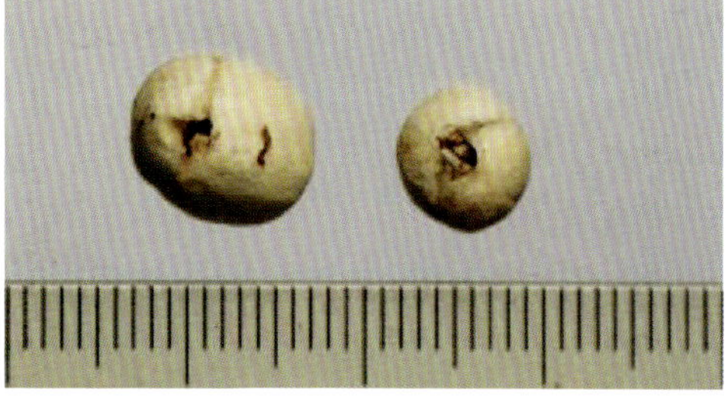

青贝

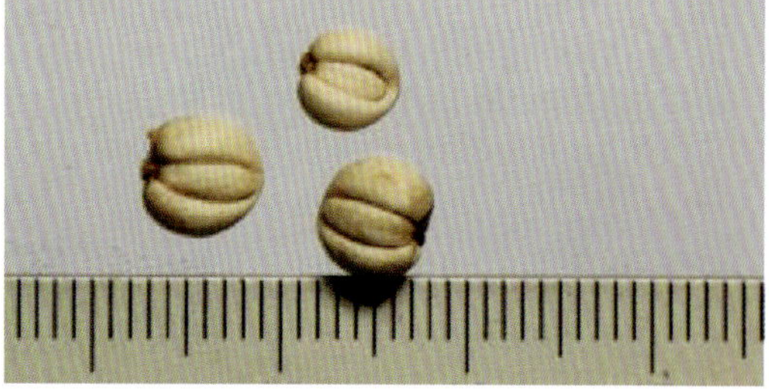

松贝

【老药工经验集锦】

青贝顶部稍尖，两瓣高低不等。

【验收警示】

注意平贝冒充青贝。平贝直径大于高度，两瓣顶端基本齐平，味苦。

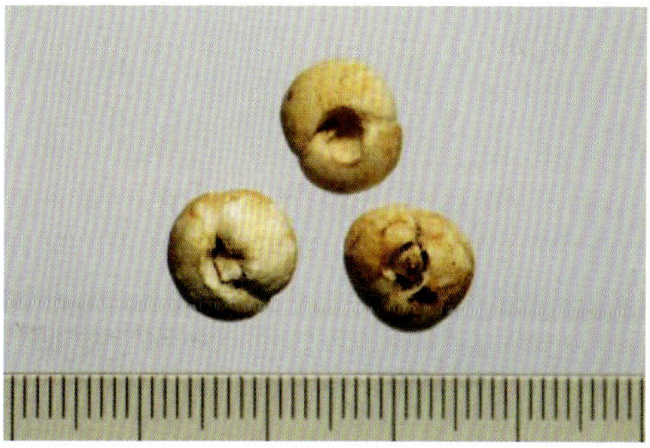

平贝

川牛膝

【来源与采制】 本品为苋科植物川牛膝的干燥根。秋、冬二季采挖，除去芦头、须根及泥沙，烘或晒至半干，堆放回润，再烘干或晒干。

【炮制】 除去杂质及芦头，洗净，润透，切薄片，干燥。

【性味与归经】 甘、微苦，平。归肝、肾经。

【功能与主治】 逐瘀通经，通利关节，利尿通淋。用于血瘀经闭，胞衣不下，跌扑损伤，风湿痹痛，足痿筋挛，尿血，血淋。

【用法与用量】 5~10g。

【中国药典标准】 本品呈近圆柱形，微扭曲，向下略细或有少数分枝，长30~60cm，直径0.5~3cm。表面黄棕色或灰褐色，具纵皱纹、支根痕和多数横长的皮孔样突起。质韧，不易折断，断面浅黄色或棕黄色，维管束点状，排列成数轮同心环。气微，味甜。

【饮片主要特征】 本品呈图形或椭圆形薄片，直径0.5~3cm。外表皮黄棕色或灰褐色。切面浅黄色至棕黄色。可见多数排列成数轮同心环的黄色点状维管束。气微，味甜。

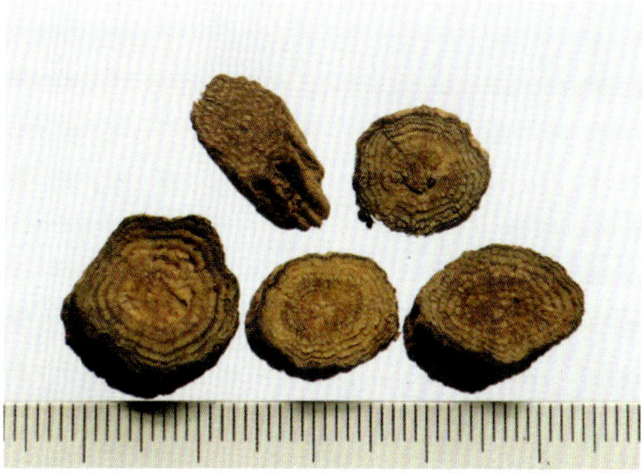

川牛膝

【老药工经验集锦】

1. 断面浅黄色或棕黄色。

2. 维管束点状，排列成数轮同心环。

【验收警示】

1. 直径 0.5~3cm。

2. 不能掺入地上茎（木质化）。

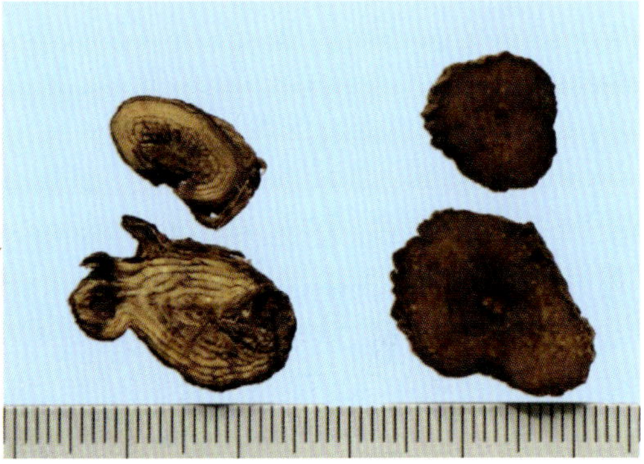

川牛膝地上茎　　川牛膝根

川　芎

【来源与采制】本品为伞形科植物川芎的干燥根茎。夏季当茎上的节盘显著突出，并略带紫色时采挖。除去泥沙，晒后烘干，再去须根。

【炮制】除去杂质，分开大小，洗净，润透，切厚片，干燥。

【性味与归经】辛，温。归肝、胆、心包经。

【功能与主治】活血行气，祛风止痛。用于胸痹心痛，胸胁刺痛，跌扑肿痛，月经不调，经闭痛经，癥瘕腹痛，头痛，风湿痹痛。

【用法与用量】3~10g。

【中国药典标准】本品为不规则结节状拳形团块，直径2~7cm。表面灰褐色或褐色，粗糙皱缩，有多数平行隆起的轮节，顶端有凹陷的类圆形茎痕，下侧及轮节上有多数小瘤状根痕。质坚实，不易折断，断面黄白色或灰黄色，散有黄棕色的油室，形成层环呈波状。气浓香，味苦、辛，稍有麻舌感，微回甜。

【饮片主要特征】本品直径2~7cm。为不规则厚片，外表皮黄褐色，有皱缩纹。切面黄白色或灰黄色，具有明显波状环纹或多角形纹理，散生黄棕色油点。质坚实。气浓香，味苦、辛，微甜。

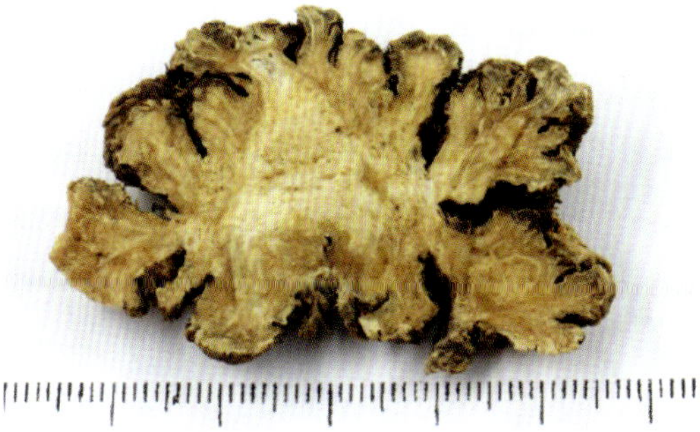

川芎

【老药工经验集锦】

片型大，有明显波状环纹或多角形纹理，俗称“蝴蝶纹”。气浓香。

【验收警示】

1. 干枯，油性小的为提取过的残渣，不能入药。

2. 直径不足1cm的饮片可能是川芎铃子，不能入药。

3. 茶芎冒充川芎。茶芎主产于湖南、江西，色白，油性小。

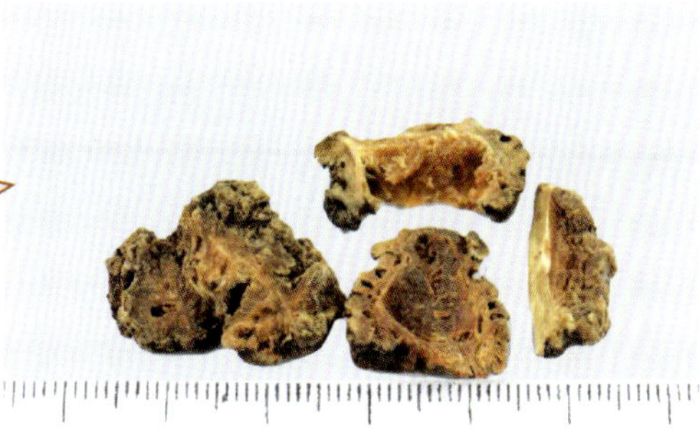

川芎（提取过）

大 黄

【来源与采制】本品为蓼科植物掌叶大黄、唐古特大黄或药用大黄的干燥根和根茎。秋末茎叶枯萎或次春发芽前采挖，除去细根，刮去外皮，切瓣或段，绳穿成串干燥或直接干燥。

【炮制】除去杂质，洗净，润透，切厚片或块，晾干。

【性味与归经】苦，寒。归脾、胃、大肠、肝、心包经。

【功能与主治】泻下攻积，清热泻火，凉血解毒，逐瘀通经，利湿退黄。用于实热积滞便秘，血热吐衄，目赤咽肿，痈肿疔疮，肠痈腹痛，瘀血经闭，产后瘀阻，跌打损伤，湿热痢疾，黄疸尿赤，淋证，水肿。外治烧烫伤。

【用法与用量】3~15g。用于泻下不宜久煎，外用适量，研末敷于患处。

【中国药典标准】本品呈类圆柱形、圆锥形、卵圆形或不规则块状，长3~17cm，直径3~10cm。除尽外皮者表面黄棕色至红棕色，有的可见类白色网状纹理及星点（异型维管束）散在，残留的外皮棕褐色，多具细孔及粗皱纹。质坚实，有的中心稍松软，断面淡红棕色或黄棕色，显颗粒性。根茎髓部宽广，有星点环列或散在；根木部发达，具放射状纹理，形成层环明显，无星点。气清香，味苦而微涩，嚼之粘牙，有沙粒感。

【饮片主要特征】本品为类圆形片，直径3~10cm。质坚实，有的中心稍松软，断面淡红棕色或黄棕色，显颗粒性。根茎髓部宽广，有星点环列或散在；根木部发达，具放射状纹理，形成层环明显，无星点。气清香，味苦而微涩，嚼之粘牙，有沙粒感。

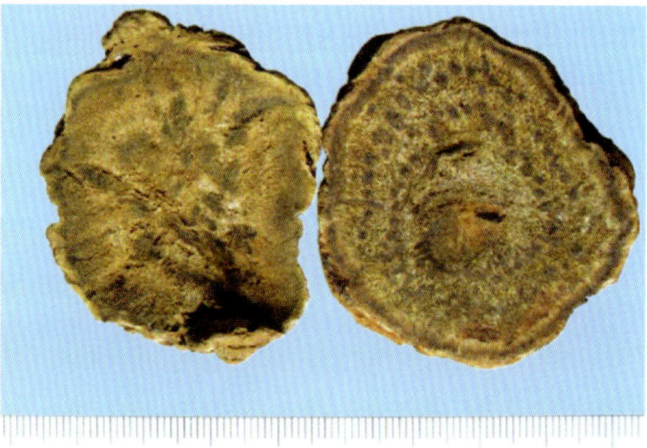

大黄根　　大黄根茎

【老药工经验集锦】

断面淡红棕色或黄棕色，显颗粒性，俗称“云锦纹”。气清香，味苦而微涩，嚼之粘牙，有沙粒感。

【验收警示】

注意在中心松软部位易生虫。

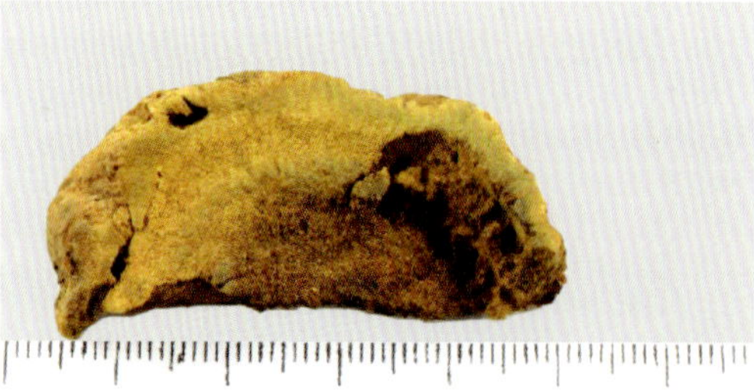

大黄（生虫）

丹 参

【来源与采制】本品为唇形科植物丹参的干燥根和根茎。春、秋二季采挖，除去泥沙，干燥。

【炮制】除去杂质和残茎，洗净，润透，切厚片，干燥。

【性味与归经】苦，微寒。归心、肝经。

【功能与主治】活血祛瘀，通经止痛，清心除烦，凉血消痈。用于胸痹心痛，脘腹胁痛，癥瘕积聚，热痹疼痛，心烦不眠，月经不调，痛经，经闭，疮疡肿痛。

【用法与用量】10~15g。

【中国药典标准】本品根茎短粗，顶端有时残留茎基。根数条，长圆柱形，略弯曲，有的分枝并具须状细根，长10~20cm，直径0.3~1cm。表面棕红色或暗棕红色，粗糙，具纵皱纹。老根外皮疏松，多显紫棕色，常呈鳞片状剥落。质硬而脆，断面疏松，有裂隙或略平整而致密，皮部棕红色，木部灰黄色或紫褐色，导管束黄白色，呈放射状排列。气微，味微苦涩。栽培品较粗壮，直径0.5~1.5cm。表面红棕色，具纵皱纹，外皮紧贴不易剥落。质坚实，断面较平整，略呈角质样。

【饮片主要特征】本品呈类圆形或椭圆形的厚片，直径0.3~1cm。外表皮棕红色或暗棕红色，粗糙，具纵皱纹。切面有裂隙或略平整而致密，有的呈角质样，皮部棕红色，木部灰黄色或紫褐色，有黄白色放射状纹理。气微，味微苦涩。

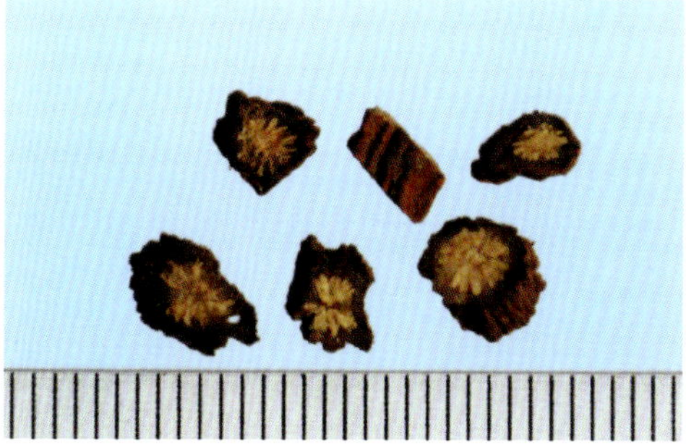

丹参

【老药工经验集锦】

皮部棕红色，木部灰黄色或紫褐色，导管束黄白色，呈放射状排列。

【验收警示】

1. 颜色明显变深发生变质的不能入药。

2. 皮部淡棕色，木部黄色，质地干枯的是丹参提取残渣，不能入药。

3. 规格细小的为优质饮片。

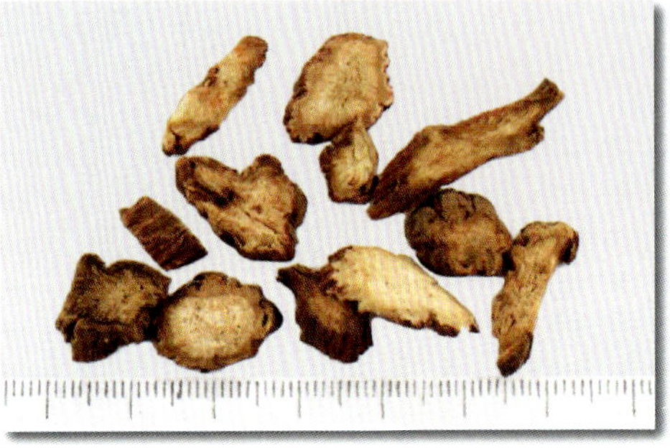

丹参（提取过）

当归

【来源与采制】本品为伞形科植物当归的干燥根。秋末采挖，除去须根和泥沙，待水分稍蒸发后，捆成小把，上棚，用烟火慢慢熏干。

【炮制】除去杂质，洗净，润透，切薄片，晒干或低温干燥。

【性味与归经】甘、辛，温。归肝、心、脾经。

【功能与主治】补血活血，调经止痛，润肠通便。用于血虚萎黄，眩晕心悸，月经不调，经闭痛经，虚寒腹痛，风湿痹痛，跌扑损伤，痈疽疮疡，肠燥便秘。

【用法与用量】6~12g。

【中国药典标准】本品略呈圆柱形，下部有支根3~5条或更多，长15~25cm。表面黄棕色至棕褐色，具纵皱纹和横长皮孔样突起。根头（归头）直径1.5~4cm，具环纹，上端圆钝，或具数个明显突出的根茎痕，有紫色或黄绿色的茎和叶鞘的残基；主根（归身）表面凹凸不平；支根（归尾）直径0.3~1cm，上粗下细，多扭曲，有少数须根痕。质柔韧，断面黄白色或淡黄棕色，皮部厚，有裂隙和多数棕色点状分泌腔，木部色较淡，形成层环黄棕色。有浓郁的香气，味甘、辛、微苦。

【饮片主要特征】本品呈类圆形、椭圆形或不规则薄片。外表皮黄棕色至棕褐色。切面黄白色或淡棕黄色，平坦，有裂隙，中间有浅棕色的形成层环，并有多数棕色的油点，香气浓郁，味甘、辛、微苦。

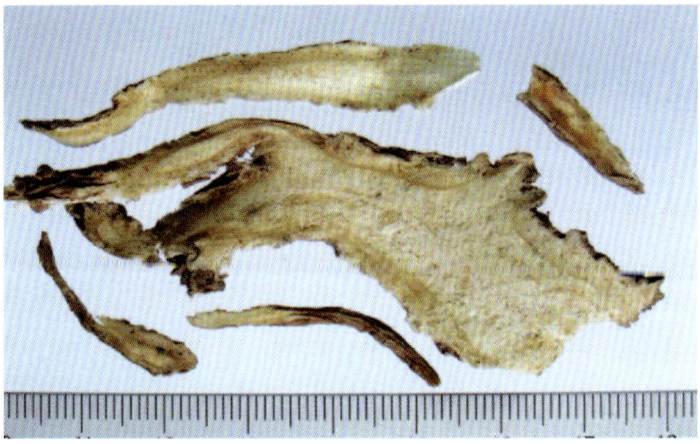

当归

【老药工经验集锦】

味甘带辛，气浓香。

【验收警示】

硫黄标准：残留物以二氧化硫计，不得超过150ppm。

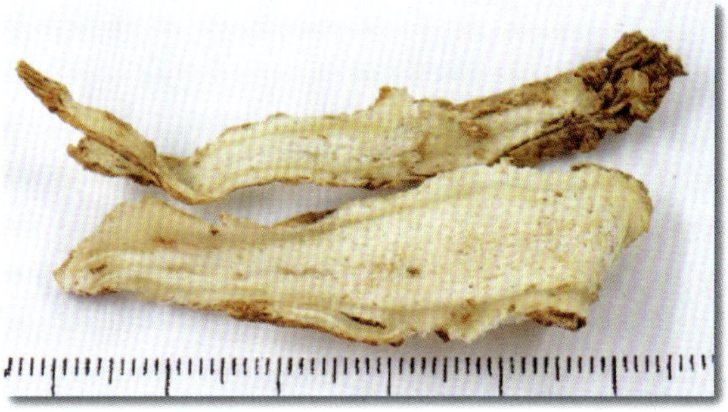

当归（硫熏超标）

党　参

【来源与采制】本品为桔梗科植物党参、素花党参或川党参的干燥根。秋季采挖，洗净，晒干。

【炮制】除去杂质，洗净，润透，切厚片，干燥。

【性味与归经】甘，平。归脾、肺经。

【功能与主治】健脾益肺，养血生津。用于脾肺气虚，食少倦怠，咳嗽虚喘，气血不足，面色萎黄，心悸气短，津伤口渴，内热消渴。

【用法与用量】9~30g。

【中国药典标准】本品呈长圆柱形，稍弯曲，长10~35cm，直径0.4~2cm。表面黄棕色至灰棕色，根头部有多数疣状突起的茎痕及芽，每个茎痕的顶端呈凹陷的圆点状；根头下有致密的环状横纹，向下渐稀疏，有的达全长的一半，栽培品环状横纹少或无；全体有纵皱纹和散在的横长皮孔样突起，支根断落处常有黑褐色胶状物。质稍硬或略带韧性，断面稍平坦，有裂隙或放射状纹理，皮部淡黄白色至淡棕色，木部淡黄色。有特殊香气，味微甜。

【饮片主要特征】本品呈类圆形的厚片，直径0.4~2cm。外表皮灰黄色至黄棕色，有时可见根头部有多数疣状突起的茎痕和芽。切面皮部淡黄色至淡棕色，木部淡黄色，有裂隙或放射状纹理。有特殊香气，味微甜。

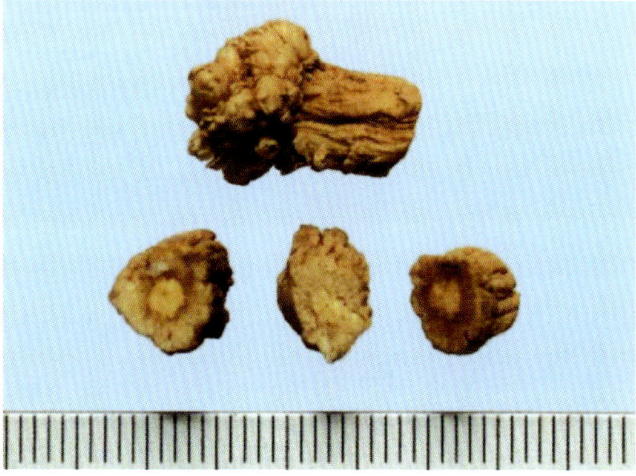

党参

【验收警示】

注意颜色发白发亮的可能是硫超标。

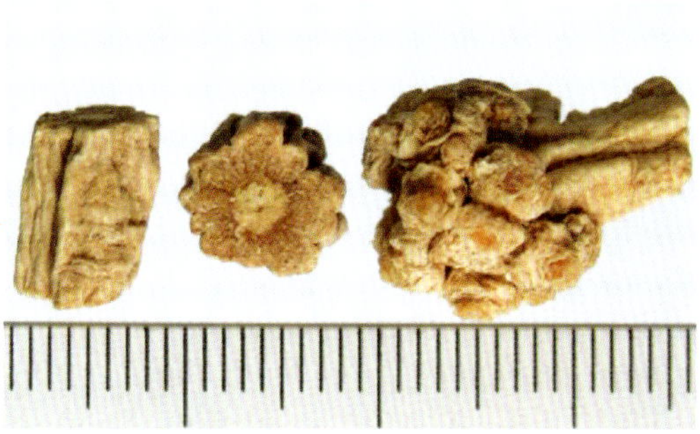

党参（硫熏）

地　榆

【来源与采制】本品为蔷薇科植物地榆或长叶地榆的干燥根。后者习称“绵地榆”。春季将发芽时或秋季植株枯萎后采挖，除去须根，洗净，干燥，或趁鲜切片，干燥。

【炮制】地榆除去杂质；未切片者，洗净，除去残茎，润透，切厚片，干燥。

【性味与归经】苦、酸、涩，微寒。归肝、大肠经。

【功能与主治】凉血止血，解毒敛疮。用于便血，痔血，血痢，崩漏，水火烫伤，痈肿疮毒。

【用法与用量】9~15g。外用适量，研末涂敷患处。

【中国药典标准】**地榆**　本品呈不规则纺锤形或圆柱形，稍弯曲，长5~25cm，直径0.5~2cm。表面灰褐色至暗棕色，粗糙，有纵纹。质硬，断面较平坦，粉红色或淡黄色，木部略呈放射状排列。气微，味微苦涩。

绵地榆　本品呈长圆柱形，稍弯曲，着生于短粗的根茎上。表面红棕色或棕紫色，有细纵纹。质坚韧，断面黄棕色或红棕色，皮部有多数黄白色或黄棕色绵状纤维。气微，味微苦涩。

【饮片主要特征】本品呈不规则的类圆形片或斜切片，直径0.5~2cm。外表皮灰褐色至深褐色。切面较平坦，粉红色、淡黄色或黄棕色，木部略呈放射状排列，或皮部有多数黄棕色绵状纤维。气微，味微苦涩。

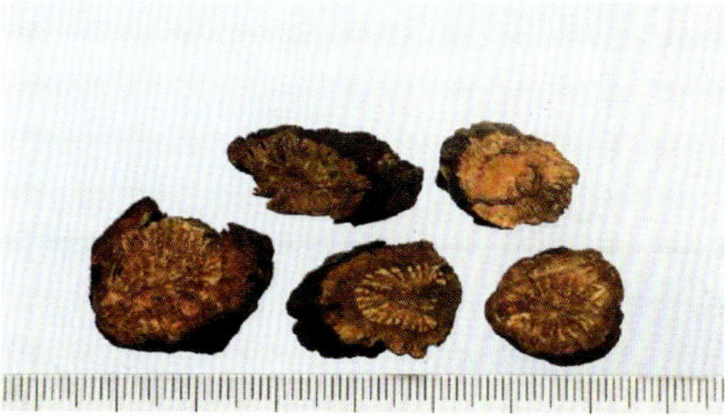

地榆

【老药工经验集锦】

断面木部呈放射状排列。气微，味微苦涩。

独活

【来源与采制】本品为伞形科植物重齿毛当归的干燥根。春初苗刚发芽或秋末茎叶枯萎时采挖，除去须根和泥沙，烘至半干，堆置2~3天，发软后再烘至全干。

【炮制】除去杂质，洗净，润透，切薄片，晒干或低温干燥。

【性味与归经】辛、苦，微温。归肾、膀胱经。

【功能与主治】祛风除湿，通痹止痛。用于风寒湿痹，腰膝疼痛，少阴伏风头痛，风寒挟湿头痛。

【用法与用量】3~10g。

【中国药典标准】本品根略呈圆柱形，下部2~3个分枝或更多，长10~30cm。根头部膨大，圆锥状，多横皱纹，直径1.5~3cm，顶端有茎、叶的残基或凹陷。表面灰褐色或棕褐色，具纵皱纹，有横长皮孔样突起及稍突起的细根痕。质较硬，受潮则变软，断面皮部灰白色，有多数散在的棕色油室，木部灰黄色至黄棕色，形成层环棕色。有特异香气，味苦、辛、微麻舌。

【饮片主要特征】本品呈类圆形薄片，直径1.5~3cm。外表皮灰褐色或棕褐色，具皱纹。切面皮部灰白色至灰褐色，有多数散在棕色油点，木部灰黄色至黄棕色，形成层环棕色。有特异香气。味苦、辛、微麻舌。

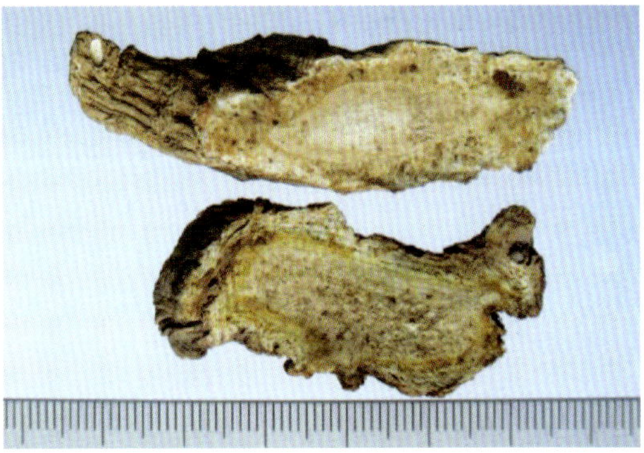

独活

【老药工经验集锦】

有多数散在的棕色油室，木部灰黄色至黄棕色，形成层环棕色。味苦、辛、微麻舌。

【验收警示】

注意走油。

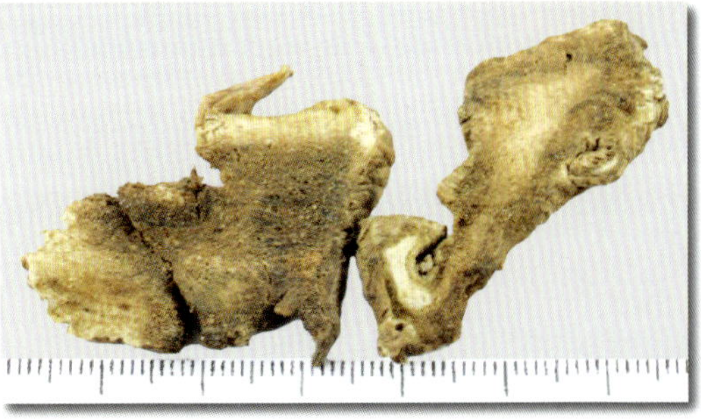

独活（陈旧走油）

莪 术

【来源与采制】本品为姜科植物蓬莪术、广西莪术或温郁金的干燥根茎。后者习称“温莪术”。冬季茎叶枯萎后采挖，洗净，蒸或煮至透心，晒干或低温干燥后除去须根和杂质。

【炮制】除去杂质，略泡，洗净，蒸软，切厚片，干燥。

【性味与归经】辛、苦，温。归肝、脾经。

【功能与主治】行气破血，消积止痛。用于癥瘕痞块，瘀血经闭，胸痹心痛，食积胀痛。

【用法与用量】6~9g。

【中国药典标准】**蓬莪术** 呈卵圆形、长卵形、圆锥形或长纺锤形，顶端多钝尖，基部钝圆，长2~8cm，直径1.5~4cm。表面灰黄色至灰棕色，上部环节突起，有圆形微凹的须根痕或残留的须根，有的两侧各有1列下陷的芽痕和类圆形的侧生根茎痕，有的可见刀削痕。体重，质坚实，断面灰褐色至蓝褐色，蜡样，常附有灰棕色粉末，皮层与中柱易分离，内皮层环纹棕褐色。气微香，味微苦而辛。

广西莪术 环节稍突起，断面黄棕色至棕色，常附有淡黄色粉末，内皮层环纹黄白色。

温莪术 断面黄棕色至棕褐色，常附有淡黄色至黄棕色粉末。气香或微香。

【饮片主要特征】本品呈类圆形或椭圆形的厚片，直径1.5~4cm。外表皮灰黄色或灰棕色，有时可见环节或须根痕。切面黄绿色、黄棕色或棕褐色，内皮层环纹明显，散在“筋脉”小点。气微香，味微苦而辛。

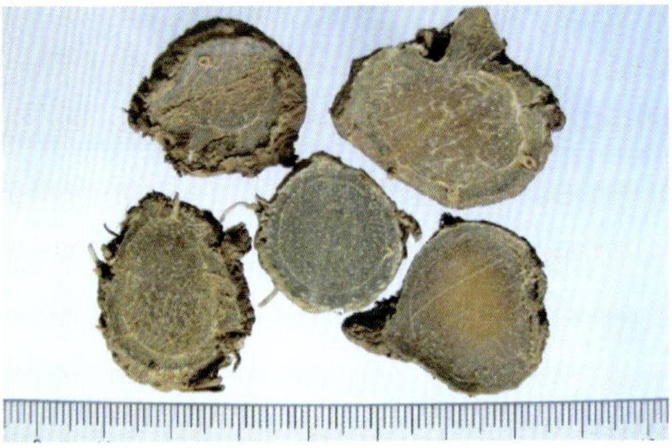

莪术

【验收警示】

1. 直径小于 1.5cm 为劣药。

2. 挥发油低的为劣药。

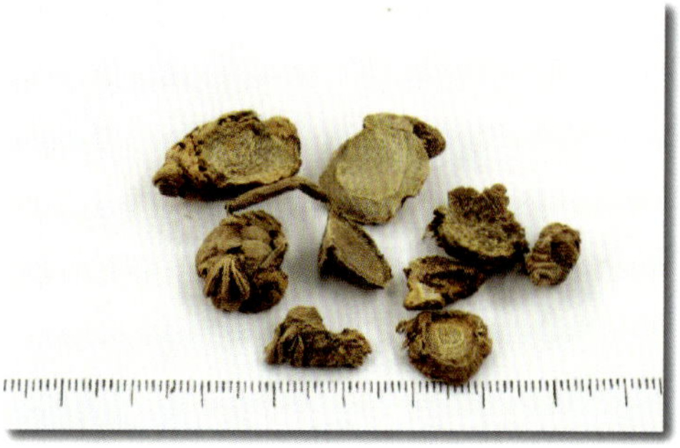

莪术（劣质）

防 风

【来源与采制】本品为伞形科植物防风的干燥根。春、秋二季采挖未抽花茎植株的根，除去须根和泥沙，晒干。

【炮制】除去杂质，洗净，润透，切厚片，干燥。

【性味与归经】辛、甘，微温。归膀胱、肝、脾经。

【功能与主治】祛风解表，胜湿止痛，止痉。用于感冒头痛,风湿痹痛，风疹瘙痒，破伤风。

【用法与用量】5~10g。

【中国药典标准】本品呈长圆锥形或长圆柱形，下部渐细，有的略弯曲，长15~30cm，直径0.5~2cm。表面灰棕色，粗糙，有纵皱纹、多数横长皮孔样突起及点状的细根痕。根头部有明显密集的环纹，有的环纹上残存棕褐色毛状叶基。体轻，质松，易折断，断面不平坦，皮部浅棕色，有裂隙，木部浅黄色。气特异，味微甘。

【饮片主要特征】本品为圆形或椭圆形的厚片，直径0.5~2cm。外表皮灰棕色，有纵皱纹、有的可见横长皮孔样突起、密集的环纹或残存的毛状叶基。切面皮部浅棕色，有裂隙，木部浅黄色，具放射状纹理。气特异，味微甘。

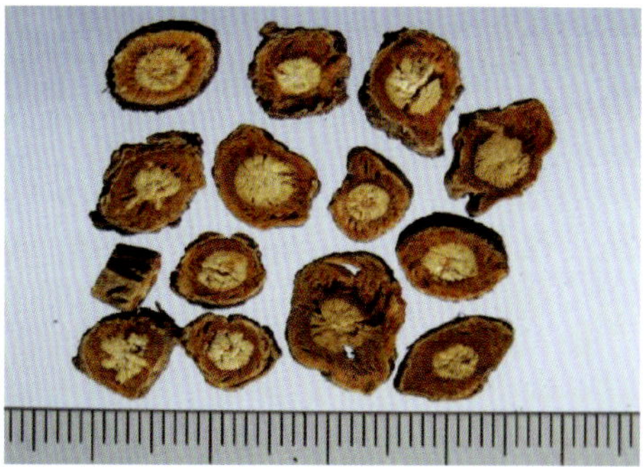

防风（野生）

【老药工经验集锦】

体轻质松，皮部深棕色，木部浅黄色，习称“红眼圈”。气特异，习称“油哈气”。

【验收警示】

人工种植防风表面淡灰黄色，断面坚实。皮部浅棕色，木部浅黄色。比野生防风价格低。

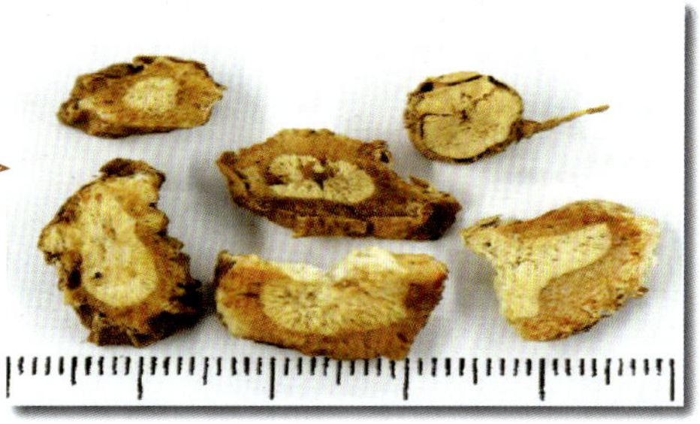

防风（人工种植）

防 己

【来源与采制】本品为防己科植物粉防己的干燥根。秋季采挖，洗净，除去粗皮，晒至半干，切段，个大者再纵切，干燥。

【炮制】除去杂质，稍浸，洗净，润透，切厚片，干燥。

【性味、归经】苦，寒。归膀胱、肺经。

【功能与主治】祛风止痛，利水消肿。用于风湿痹痛，水肿脚气，小便不利，湿疹疮毒。

【用法与用量】5~10g。

【中国药典标准】本品呈不规则圆柱形、半圆柱形或块状，多弯曲，长5~10cm，直径1~5cm。表面淡灰黄色，在弯曲处常有深陷横沟而成结节状的瘤块样。体重，质坚实，断面平坦，灰白色，富粉性，有排列较稀疏的放射状纹理。气微，味苦。

【饮片主要特征】本品呈类圆形或半圆形的厚片，直径1~5cm。外表皮淡灰黄色。切面灰白色，粉性，有稀疏的放射状纹理。气微，味苦。

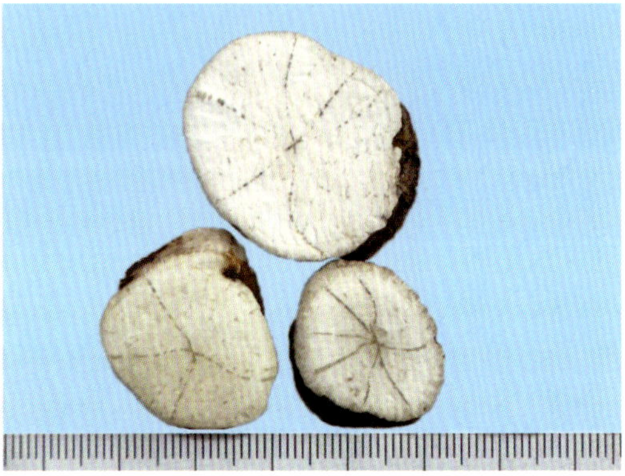

防己

【老药工经验集锦】

切面灰白色，富粉性，稀疏的放射状纹理不分叉。

【验收警示】

断面放射状纹理有分叉的是伪品（广防己）。

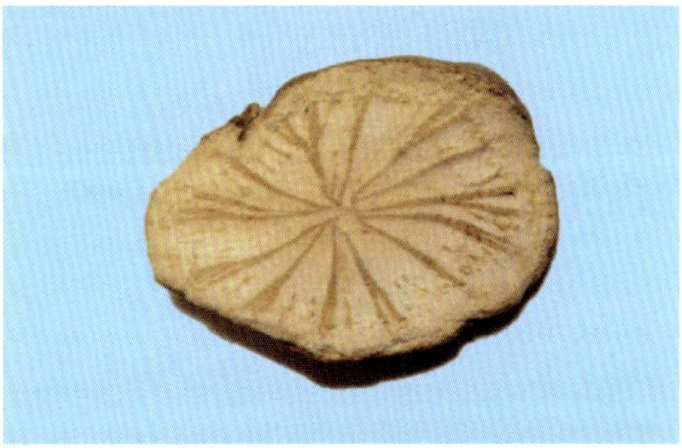

广防己（防己伪品）

甘 草

【来源与采制】本品为豆科植物甘草、胀果甘草或光果甘草的干燥根和根茎。春、秋二季采挖，除去须根，晒干。

【炮制】除去杂质，洗净，润透，切厚片，干燥。

【性味、归经】甘，平。归心、肺、脾、胃经。

【功能主治】补脾益气，清热解毒，祛痰止咳，缓急止痛，调和诸药。用于脾胃虚弱，倦怠乏力，心悸气短，咳嗽痰多，脘腹、四肢挛急疼痛，痈肿疮毒，缓解药物毒性、烈性。

【用法用量】2~10g。

【中国药典标准】**甘草** 根呈圆柱形，长25~100cm，直径0.6~3.5cm。外皮松紧不一。表面红棕色或灰棕色，具显著的纵皱纹、沟纹、皮孔及稀疏的细根痕。质坚实，断面略显纤维性，黄白色，粉性，形成层环明显，射线放射状，有的有裂隙。根茎呈圆柱形，表面有芽痕，断面中部有髓。气微，味甜而特殊。

胀果甘草 根和根茎木质粗壮，有的分枝，外皮粗糙，多灰棕色或灰褐色。质坚硬，木质纤维多，粉性小。根茎不定芽多而粗大。

光果甘草 根和根茎质地较坚实，有的分枝，外皮不粗糙，多灰棕色，皮孔细而不明显。

【饮片主要特征】饮片为圆形片，直径0.6~3.5cm。显纤维性，黄白色，粉性，形成层环明显，射线放射状，有的有裂隙。有的饮片中部有髓。气微，味甜而特殊。

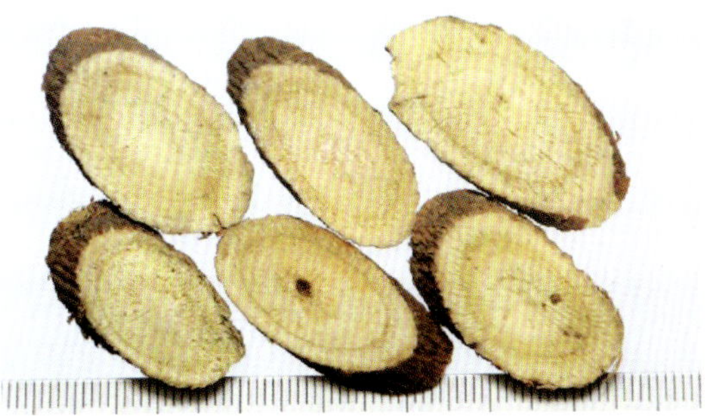

甘草（产地内蒙）

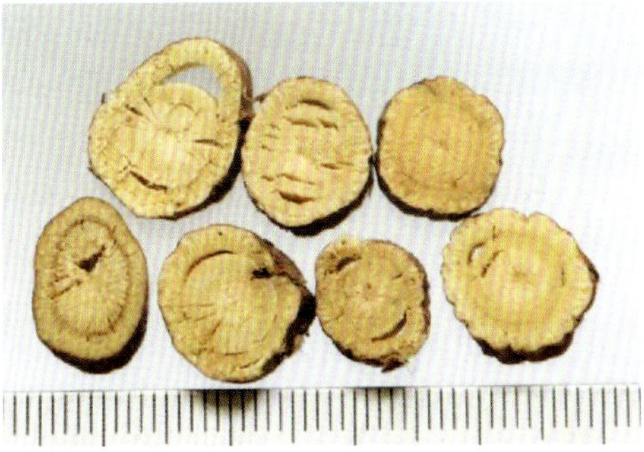

甘草（产地新疆）

【老药工经验集锦】

味甜而特殊。片大、皮黑，味道最后带苦的是新疆产甘草，质次。

【验收警示】

直径不能小于0.6cm。

藁 本

【来源与采制】本品为伞形科植物藁本或辽藁本的干燥根茎和根。秋季茎叶枯萎或次春出苗时采挖，除去泥沙，晒干或烘干。

【炮制】除去杂质，洗净，润透，切厚片，晒干。

【性味与归经】辛，温。归膀胱经。

【功能与主治】祛风，散寒，除湿，止痛。用于风寒感冒，巅顶疼痛，风湿痹痛。

【用法与用量】3~10g。

【中国药典标准】**藁本** 根茎呈不规则结节状圆柱形，稍扭曲，有分枝，长3~10cm，直径1~2cm。表面棕褐色或暗棕色，粗糙，有纵皱纹，上侧残留数个凹陷的圆形茎基，下侧有多数点状突起的根痕及残根。体轻，质较硬，易折断，断面黄色或黄白色，纤维状。气浓香，味辛、苦、微麻。

辽藁本 较小，根茎呈不规则的团块状或柱状，长1~3cm，直径0.6~2cm。有多数细长弯曲的根。

【饮片主要特征】本品外表皮可见根痕和残根突起呈毛刺状，或有呈枯朽空洞的老茎残基。切面木部有放射状纹理和裂隙。

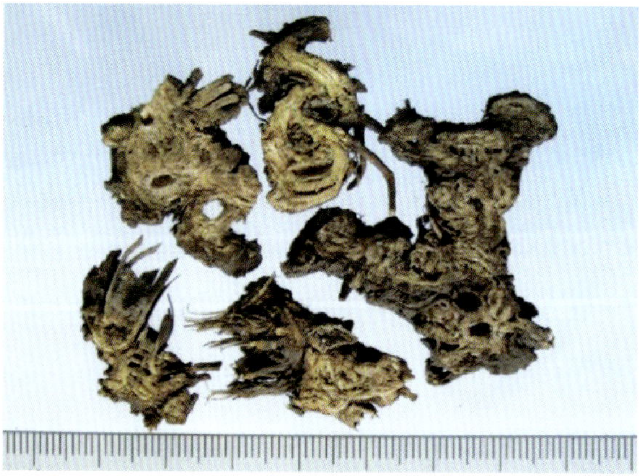

藁本

【验收警示】

注意与新疆藁本区别：新疆藁本色黑，质较硬不易折断。

高良姜

【来源与采制】本品为姜科植物高良姜的干燥根茎。夏末秋初采挖，除去须根和残留的鳞片，洗净，切段，晒干。

【炮制】除去杂质，洗净，润透，切薄片，晒干。

【性味与归经】辛，热。归脾、胃经。

【功能与主治】温胃止呕，散寒止痛。用于脘腹冷痛，胃寒呕吐，嗳气吞酸。

【用法与用量】3~6g。

【中国药典标准】本品呈圆柱形，多弯曲，有分枝，长5~9cm，直径1~1.5cm。表面棕红色至暗褐色，有细密的纵皱纹和灰棕色的波状环节，节间长0.2~1cm，一面有圆形的根痕。质坚韧，不易折断，断面灰棕色或红棕色，纤维性，中柱约占1/3。气香，味辛辣。

【饮片主要特征】本品呈类圆形或不规则形的薄片。外表皮棕红色至暗棕色，有的可见环节和须根痕。切面灰棕色至红棕色，外周色较淡，具多数散在的筋脉小点，中心圆形，约占1/3。气香，味辛辣。

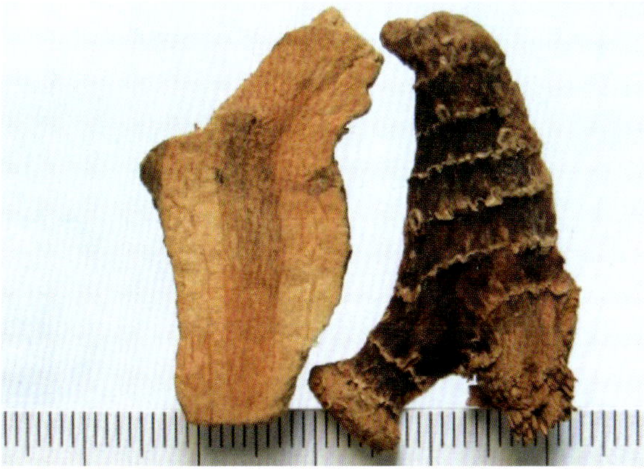

高良姜

【验收警示】

1. 除去须根及残留杂质。

2. 注意与大高良姜区别。大高良姜粗大，色浅棕，质泡，断面淡红色，气味不如高良姜浓郁。

葛 根

【来源与采制】本品为豆科植物野葛的干燥根。习称野葛。秋、冬二季采挖，趁鲜切成厚片或小块，干燥。

【炮制】除去杂质，洗净，润透，切厚片，晒干。

【性味与归经】甘、辛，凉。归脾、胃、肺经。

【功能与主治】解肌退热，生津止渴，透疹，升阳止泻，通经活络，解酒毒。用于外感发热头痛，项背强痛，口渴，消渴，麻疹不透，热痢，泄泻，眩晕头痛，中风偏瘫，胸痹心痛，酒毒伤中。

【用法与用量】10~15g。

【中国药典标准】本品呈纵切的长方形厚片或小方块，长5~35cm，厚0.5~1cm。外皮淡棕色，有纵皱纹，粗糙。切面黄白色，纹理不明显。质韧，纤维性强。气微，味微甜。

【饮片主要特征】本品呈不规则的厚片、粗丝或边长为5~12mm的方块。切面浅黄棕色至棕黄色。质韧，纤维性强。气微，味微甜。

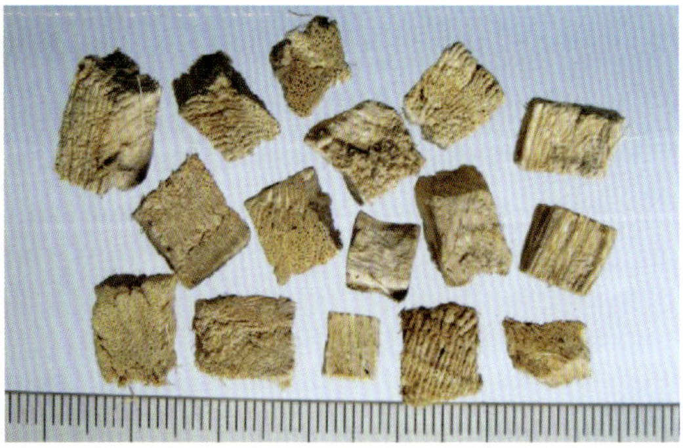

葛根

【验收警示】

注意表面应为黄白色或淡棕色，如果色很白有可能硫熏超标。

硫熏标准：残留物以二氧化硫计，不得超过150ppm。

狗脊（烫）

【来源与采制】本品为蚌壳蕨科植物金毛狗脊的干燥根茎。秋、冬二季采挖，除去泥沙，干燥；或去硬根、叶柄及金黄色绒毛，切厚片，干燥，为“生狗脊片”。

【炮制】取生狗脊片，按照2015版《中国药典》烫法（通则0213）用砂烫至鼓起，放凉后除去残存绒毛。

【性味与归经】苦、甘，温。归肝、肾经。

【功能与主治】祛风湿，补肝肾，强腰膝。用于风湿痹痛，腰膝酸软，下肢无力。

【用法与用量】6~12g。

【中国药典标准】本品呈不规则的长块状，长10~30cm，直径2~10cm。表面深棕色，残留金黄色绒毛，上面有数个红棕色的木质叶柄，下面残存黑色细根。质坚硬，不易折断。无臭，味淡、微涩。生狗脊片呈不规则长条形或圆形，长5~20cm，直径2~10cm，厚1.5~5mm；切面浅棕色，较平滑，近边缘1~4mm处有1条棕黄色隆起的木质部环纹或条纹，边缘不整齐，偶有金黄色绒毛残留；质脆，易折断，有粉性。

【饮片主要特征】本品形如狗脊片，表面略鼓起。棕褐色。气微，味淡、微涩。

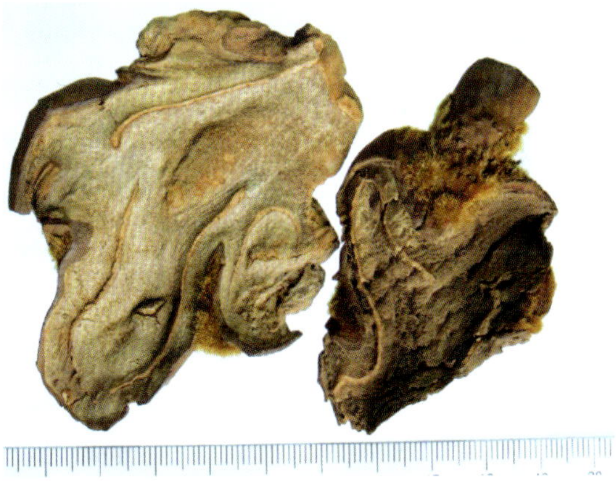

狗脊（砂烫）

【老药工经验集锦】

断面有一条凸起的棕黄色木质部环纹。

【验收警示】

应去净硬根、叶柄及金黄色绒毛。

骨碎补（烫）

【来源与采制】本品为水龙骨科植物槲蕨的干燥根茎。全年均可采挖，除去泥沙，干燥，或再燎去茸毛（鳞片）。

【炮制】除去杂质，洗净，润透，切厚片，干燥。按照2015版《中国药典》烫法（通则0213）用砂烫至鼓起，撞去毛。

【性味与归经】苦，温。归肝、肾经。

【功能与主治】疗伤止痛，补肾强骨，外用消风祛斑。用于跌扑闪挫，筋骨折伤，肾虚腰痛，筋骨痿软，耳鸣耳聋，牙齿松动；外治斑秃，白癜风。

【用法与用量】3~9g。

【中国药典标准】本品呈扁平长条状，多弯曲，有分枝，长5~15cm，宽1~1.5cm，厚0.2~0.5cm。表面密被深棕色至暗棕色的小鳞片，柔软如毛，经火燎者呈棕褐色或暗褐色，两侧及上表面均具突起或凹下的圆形叶痕，少数有叶柄残基和须根残留。体轻，质脆，易折断。

【饮片主要特征】本品断面红棕色，维管束呈黄色点状，排列成环。体膨大鼓起，质轻、酥松。气微，味淡、微涩。

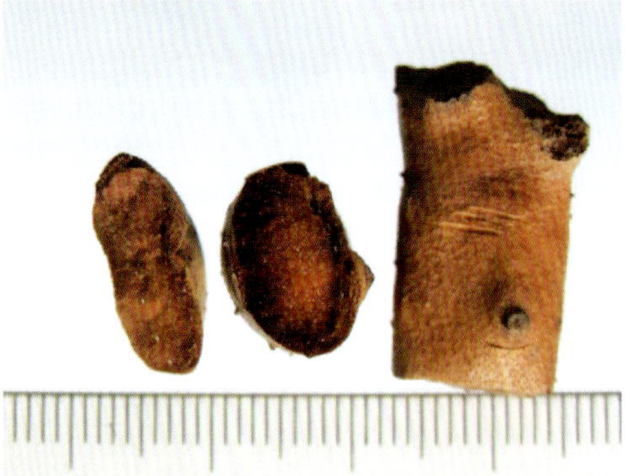

骨碎补（砂烫）

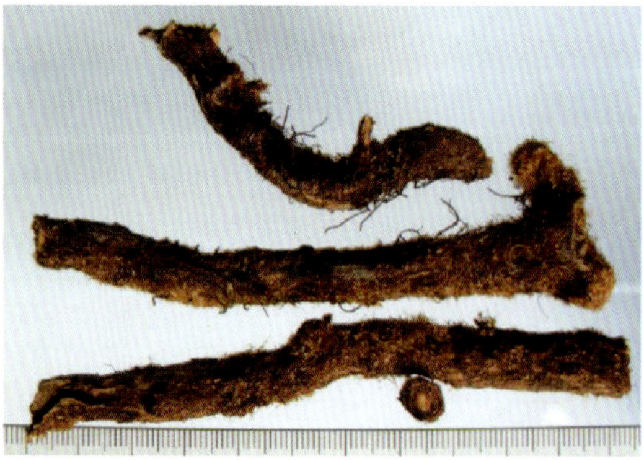

骨碎补（未炮制）

【老药工经验集锦】

切面扁圆形，红棕色，黄色的维管束点状排列成环。

【验收警示】

注意不要烫焦。

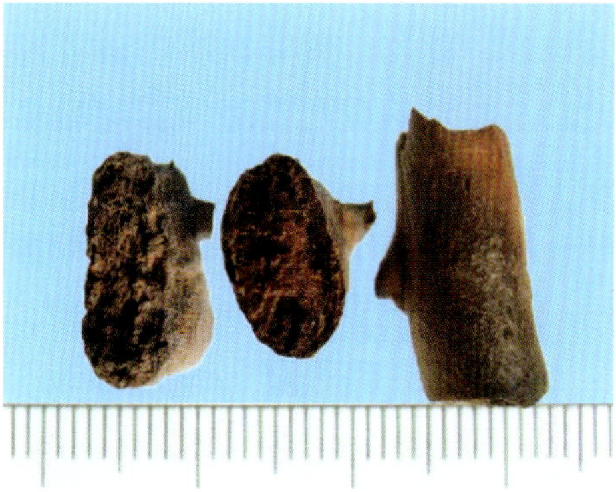

骨碎补（烫焦）

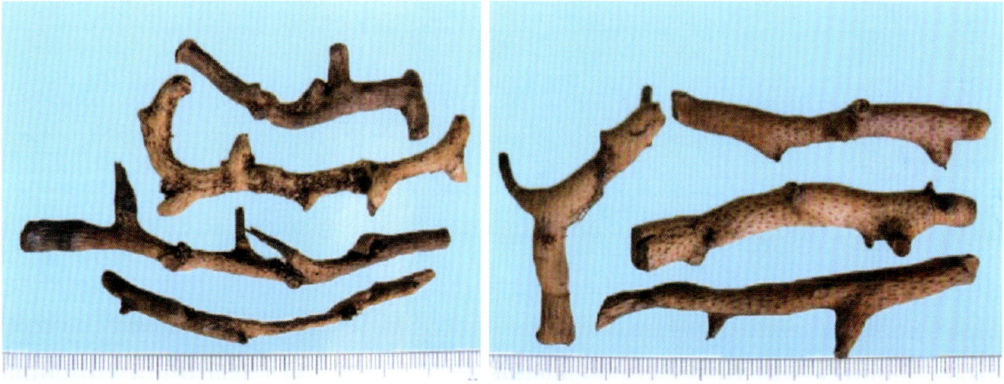

骨碎补（伪品）

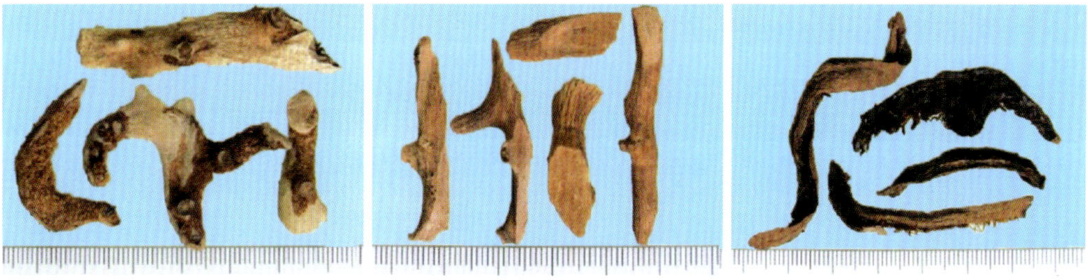

骨碎补（劣品）

何首乌（制）

【来源与采制】本品为蓼科植物何首乌的干燥块根。秋、冬二季叶枯萎时采挖，削去两端，洗净，个大的切成块，干燥。

【炮制】取何首乌片或块，按照2015版《中国药典》炖法（通则0213）用黑豆汁拌匀，置非铁质的适宜容器内，炖至汁液吸尽；或按照蒸法（通则0213），清蒸或用黑豆汁拌匀后蒸，蒸至内外均呈棕褐色，或晒至半干，切片干燥。

每100kg何首乌片（块），用黑豆10kg。

【性味与归经】苦、甘、涩，微温。归肝、心、肾经。

【功能与主治】解毒，消痈，截疟，润肠通便。用于疮痈，瘰疬，风疹瘙痒，久疟体虚，肠燥便秘。

【用法与用量】3~6g。

【中国药典标准】本品呈不规则皱缩状的块片，厚约1cm。表面黑褐色或棕褐色，凹凸不平。质坚硬，断面角质样，棕褐色或黑色。气微，味微甘而苦涩。

【饮片主要特征】同上。

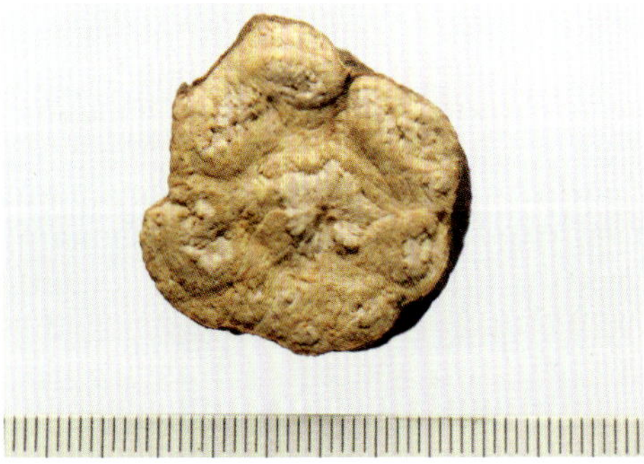

何首乌（生）

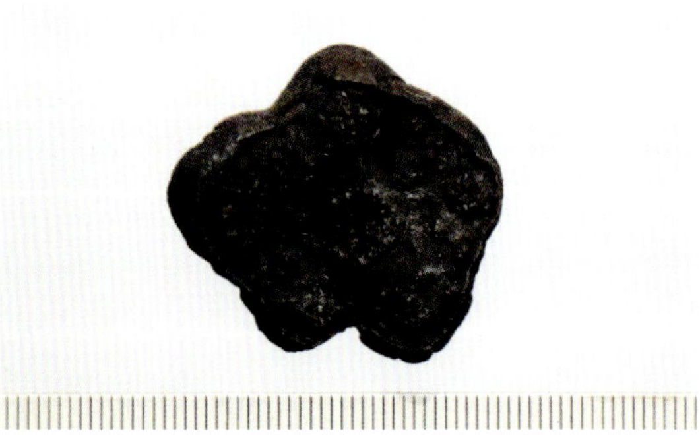

何首乌（制）

【老药工经验集锦】

直径4~12cm，横切面皮部有4~11个类圆形异形维管束，形成云锦状花纹。

【验收警示】

同科植物朱砂七、翼蓼易掺入，断面无“云锦纹”。

红景天

【来源与采制】本品为景天科植物大花红景天的干燥根和根茎。秋季花茎凋枯后采挖，除去粗皮，洗净，晒干。

【炮制】除去须根、杂质，切片，干燥。

【性味与归经】甘、苦，平。归肺、心经。

【功能与主治】益气活血，通脉平喘。用于气虚血瘀，胸痹心痛，中风偏瘫，倦怠气喘。

【用法与用量】3~6g。

【中国药典标准】本品根茎呈圆柱形，粗短，略弯曲，少数有分枝，长5~20cm，直径2.9~4.5cm。表面棕色或褐色，粗糙有褶皱，剥开外表皮有一层膜质黄色表皮且具粉红色花纹。宿存部分老花茎，花茎基部被三角形或卵形膜质鳞片。节间不规则，断面粉红色至紫红色，有一环纹，质轻，疏松。主根呈圆柱形，粗短，长约20cm，上部直径约1.5cm，侧根长10~30cm。断面橙红色或紫红色，有时具裂隙。气芳香，味微苦涩、后甜。

【饮片主要特征】表面棕色或褐色，粗糙有褶皱，断面粉红色至紫红色，有一环纹，质轻，疏松。

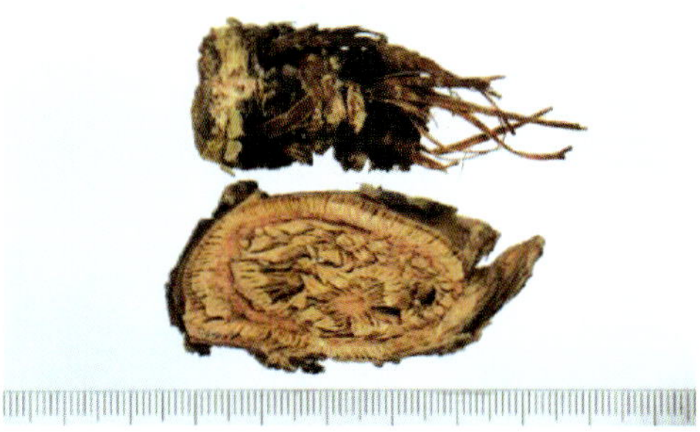

红景天

【老药工经验集锦】

颜色红的质量较好。

【验收警示】

剥开外表皮有一层膜质黄色表皮且具粉红色花纹。

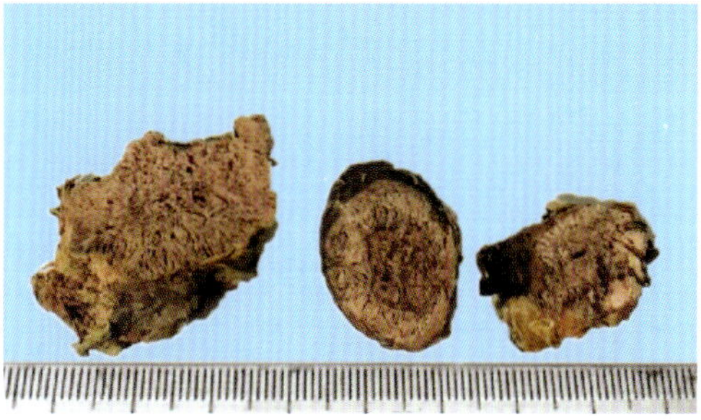

红景天的膜质表皮

胡黄连

【来源与采制】本品为玄参科植物胡黄连的干燥根茎。秋季采挖，除去须根和泥沙，晒干。

【炮制】除去杂质，洗净，润透，洗净切段或用时捣碎。

【性味与归经】苦，寒。归肝、胃、大肠经。

【功能与主治】退虚热，除疳热，清湿热。用于骨蒸潮热，小儿疳热，湿热泻痢，黄疸尿赤，痔疮肿痛。

【用法与用量】3~10g。

【中国药典标准】本品呈圆柱形，略弯曲，偶有分枝，长3~12cm，直径0.3~1cm。表面灰棕色至暗棕色，粗糙，有较密的环状节，具稍隆起的芽痕或根痕，上端密被暗棕色鳞片状的叶柄残基。体轻，质硬而脆，易折断，断面略平坦，淡棕色至暗棕色，木部有4~10个类白色点状维管束排列成环。气微，味极苦。

【饮片主要特征】本品呈不规则的圆形薄片。外表皮灰棕色至暗棕色。切面灰黑色或棕黑色，木部有4~10个类白色点状维管束排列成环，气微，味极苦。

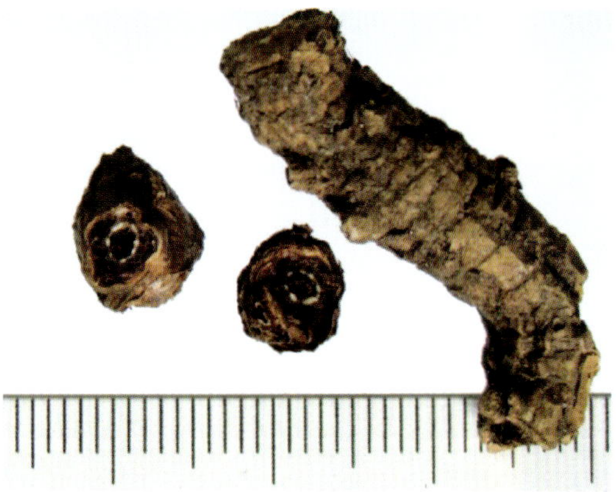

胡黄连

【老药工经验集锦】

淡棕色至暗棕色，木部有4~10个类白色点状维管束排列成环。气微，味极苦。

【验收警示】

不能带须根。

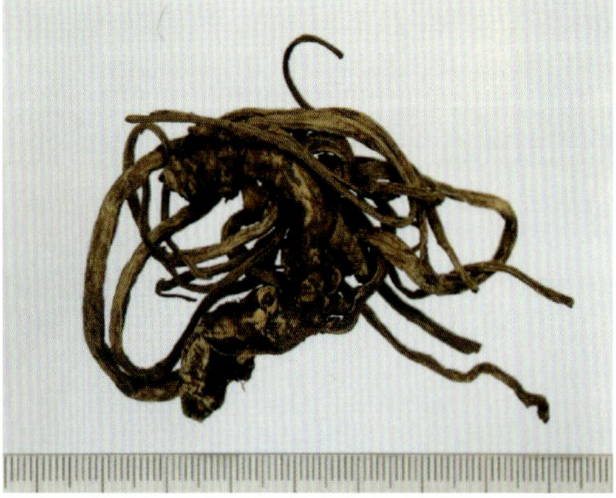

胡黄连（带须根）

虎　杖

【来源与采制】 本品为蓼科植物虎杖的干燥根茎和根。春、秋二季采挖，除去须根，洗净，趁鲜切短段或厚片，晒干。

【炮制】 除去杂质，洗净，润透，切厚片，干燥。

【性味与归经】 微苦，微寒。归肝、胆、肺经。

【功能与主治】 利湿退黄，清热解毒，散瘀止痛，止咳化痰。用于湿热黄疸，淋浊，带下，风湿痹痛，痈肿疮毒，水火烫伤，经闭，癥瘕，跌打损伤，肺热咳嗽。

【用法与用量】 9~15g。外用适量，制成煎液或油膏涂敷。

【中国药典标准】 本品多为圆柱形短段或不规则厚片，长1~7cm，直径0.5~2.5cm。外皮棕褐色，有纵皱纹和须根痕，切面皮部较薄，木部宽广，棕黄色，射线放射状，皮部与木部较易分离。根茎髓中有隔或呈空洞状。质坚硬。气微，味微苦、涩。

【饮片主要特征】 同上。

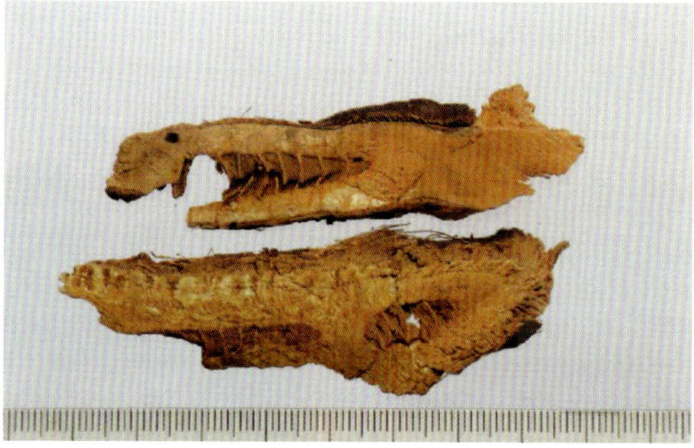

虎杖

【老药工经验集锦】

根茎髓中有隔或呈空洞状。

【验收警示】

注意霉变，生虫。

黄 连

【来源与采制】本品为毛茛科植物黄连、三角叶黄连或云连的干燥根茎。以上三种分别习称“味连”“雅连”“云连”。秋季采挖，除去须根和泥沙，干燥，撞去残留须根。

【炮制】黄连片除去杂质，润透后切薄片，晾干，或用时捣碎。

【性味与归经】苦，寒。归心、脾、胃、肝、胆、大肠经。

【功能与主治】清热燥湿，泻火解毒。用于湿热痞满，呕吐吞酸，泻痢，黄疸，高热神昏，心火亢盛，心烦不寐，心悸不宁，血热吐衄，目赤，牙痛，消渴，痈肿疔疮；外治湿疹，湿疮，耳道流脓。

【用法与用量】2~5g。外用适量。

【中国药典标准】味连　多集聚成簇，常弯曲，形如鸡爪，单枝根茎长3~6cm，直径0.3~0.8cm。表面灰黄色或黄褐色，粗糙，有不规则结节状隆起、须根及须根残基，有的节间表面平滑如茎秆，习称“过桥”。上部多残留褐色鳞叶，顶端常留有残余的茎或叶柄。质硬，断面不整齐，皮部橙红色或暗棕色，木部鲜黄色或橙黄色，呈放射状排列，髓部有的中空。气微，味极苦。

雅连　多为单枝，略呈圆柱形，微弯曲，长4~8cm，直径0.5~1cm。“过桥”较长。顶端有少许残茎。

云连　弯曲呈钩状，多为单枝，较细小。

【饮片主要特征】本品呈不规则的薄片。外表皮灰黄色或黄褐色，粗糙，有细小的须根。切面或碎断面鲜黄色或红黄色，具放射状纹理，气微，味极苦。

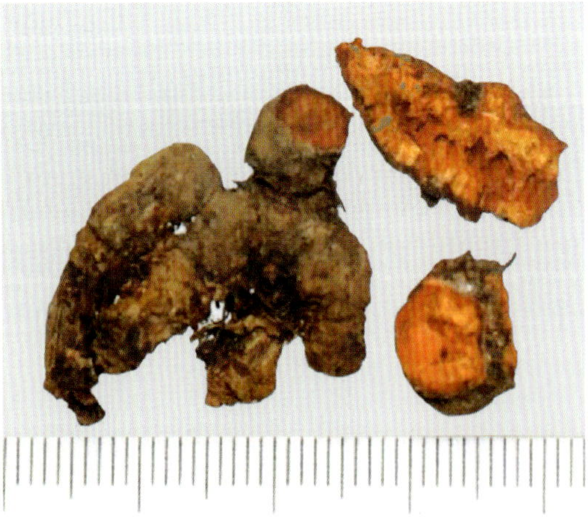

黄连

【验收警示】

1. 断面颜色应为皮部橙红色或暗棕色，木部鲜黄色或橙黄色，颜色浅可能是提取过有效成分的。

2. 不能带有须根、泥土。

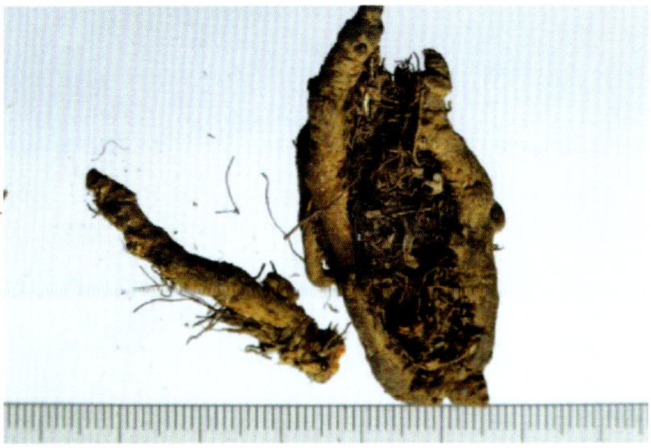

黄连（未去净须根与泥土）

黄芪

【来源与采制】本品为豆科植物蒙古黄芪或膜荚黄芪的干燥根。春、秋二季采挖，除去须根和根头，晒干。

【炮制】除去杂质，大小分开，洗净，润透，切厚片，干燥。

【性味与归经】甘，微温。归肺、脾经。

【用法与用量】3~10g。

【功能与主治】补气升阳，固表止汗，利水消肿，生津养血，行滞通痹，托毒排脓，敛疮生肌。用于气虚乏力，食少便溏，中气下陷，久泻脱肛，便血崩漏，表虚自汗，气虚水肿，内热消渴，血虚萎黄，半身不遂，痹痛麻木，痈疽难溃，久溃不敛。

【中国药典标准】本品呈圆柱形，有的有分枝，上端较粗，长30~90cm，直径1~3.5cm。表面淡棕黄色或淡棕褐色，有不整齐的纵皱纹或纵沟。质硬而韧，不易折断，断面纤维性强，并显粉性，皮部黄白色，木部淡黄色，有放射状纹理和裂隙，老根中心偶呈枯朽状，黑褐色或呈空洞。气微，味微甜，嚼之微有豆腥味。

【饮片主要特征】本品呈类圆形或椭圆形的厚片，直径1~3.5cm。外表皮黄白色至淡棕褐色，可见纵皱纹或纵沟。切面皮部黄白色，木部淡黄色，有放射状纹理及裂隙，有的中心偶有枯朽状，黑褐色或呈空洞。气微，味微甜，嚼之有豆腥味。

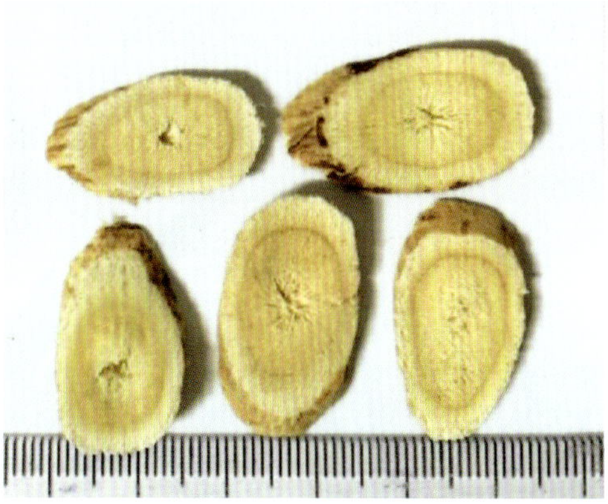

黄芪（产地内蒙）

【老药工经验集锦】

切面皮部黄白色，木部淡黄色，有放射状纹理及裂隙，俗称"金井玉栏，菊花心"，豆腥味。

【验收警示】

1. 注意直径 1~3.5cm。

2. 内蒙产黄芪粉性足，味甘质量好。

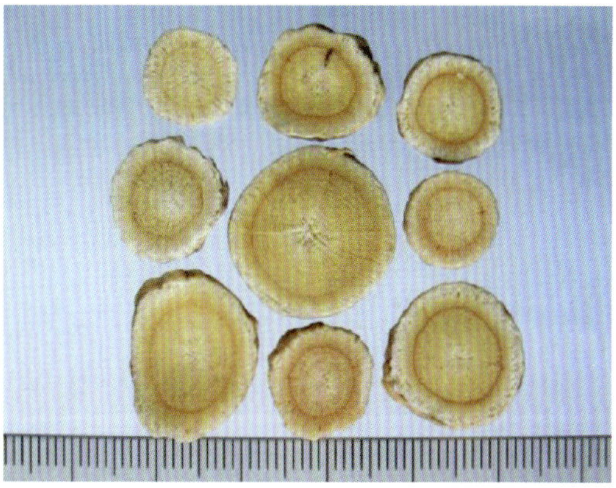

黄芪（产地甘肃）

黄 芩

【来源与采制】本品为唇形科植物黄芩的干燥根。春、秋二季采挖，除去须根和泥沙，晒后撞去粗皮，晒干。

【炮制】除去杂质，置沸水中煮10min，取出，闷透，切薄片，干燥；

或蒸半小时，取出，切薄片，干燥（注意避免暴晒）。

【性味与归经】 苦，寒。归肺、胆、脾、大肠、小肠经。

【功能与主治】 清热燥湿，泻火解毒，止血，安胎。用于湿温、暑湿，胸闷呕恶，湿热痞满，泻痢，黄疸，肺热咳嗽，高热烦渴，血热吐衄，痈肿疮毒，胎动不安。

【用法与用量】 3~10g。

【中国药典标准】 本品呈圆锥形，扭曲，长8~25cm，直径1~3cm。表面棕黄色或深黄色，有稀疏的疣状细根痕，上部较粗糙，有扭曲的纵皱纹或不规则的网纹，下部有顺纹和细皱纹。质硬而脆，易折断，断面黄色，中心红棕色；老根中心呈枯朽状或中空，暗棕色或棕黑色。气微，味苦。

栽培品较细长，多有分枝。表面浅黄棕色，外皮紧贴，纵皱纹较细腻。断面黄色或浅黄色，略呈角质样。味微苦。

【饮片主要特征】 本品为类圆形或不规则形薄片，直径1~3cm。外表皮黄棕色或棕褐色。切面黄棕色或黄绿色，具放射状纹理。

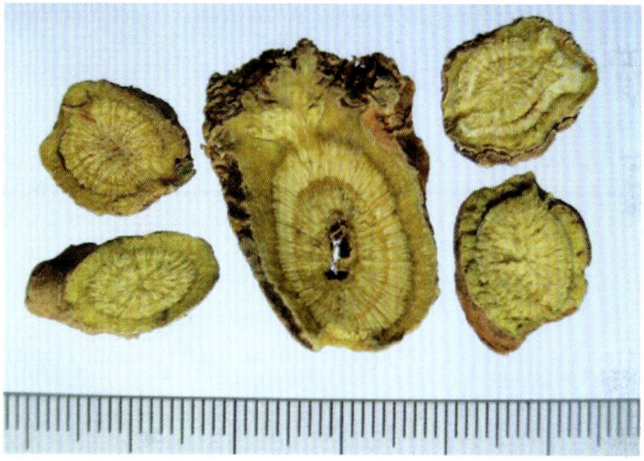

黄芩

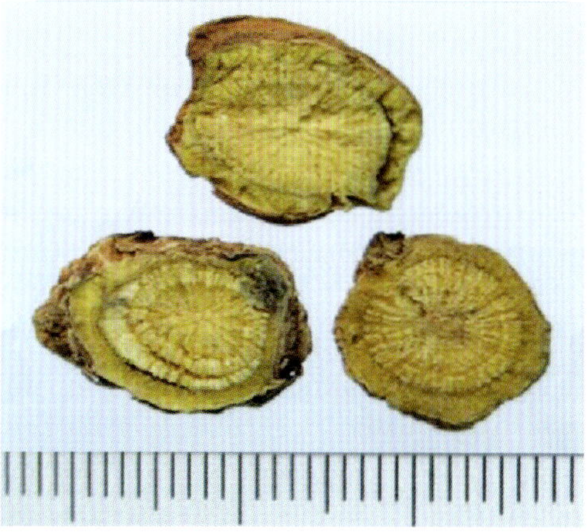

黄芩

【验收警示】

1. 注意直径要大于1cm。

2. 颜色亮黄的疑染色要做实验室检测。

桔　梗

【来源与采制】本品为桔梗科植物桔梗的干燥根。春、秋二季采挖，洗净，除去须根，趁鲜剥去外皮或不去外皮，干燥。

【炮制】除去杂质，洗净，润透，切厚片，干燥。

【性味与归经】苦、辛，平。归肺经。

【功能与主治】宣肺，利咽，祛痰，排脓。用于咳嗽痰多，胸闷不畅，咽痛音哑，肺痈吐脓。

【用法与用量】3~10g。

【中国药典标准】本品呈圆柱形或略呈纺锤形，下部渐细，有的有分枝，略扭曲，长7~20cm，直径0.7~2cm。表面白色或淡黄白色，不去外皮者表面黄棕色至灰棕色，具纵扭皱沟，并有横长的皮孔样斑痕及支根痕，上部有横纹。有的顶端有较短的根茎或不明显，其上有数个半月形茎痕。质脆，断面不平坦，形成层环棕色，皮部类白色，有裂隙，木部淡黄白色。气微，味微甜后苦。

【饮片主要特征】本品呈椭圆形或不规则厚片，直径0.7~2cm。外皮多已除去或偶有残留。切面皮部类白色，较窄；形成层环纹明显，棕色；木部宽，有较多裂隙。气微，味微甜后苦。

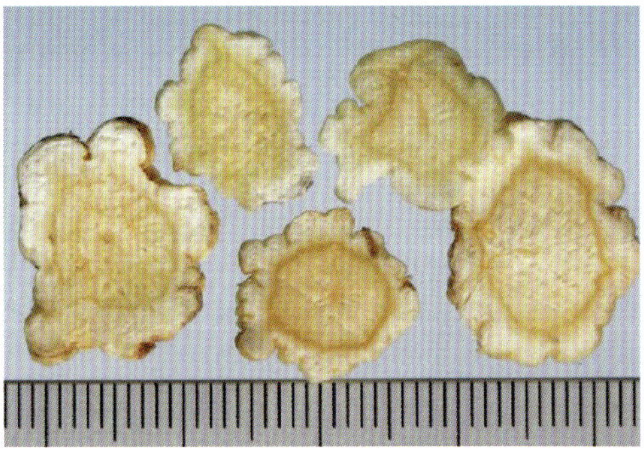

桔梗

【老药工经验集锦】

切面皮部类白色，形成层环纹棕色，俗称“金井玉栏”。

【验收警示】

1. 掺加重粉后手感发硬，扎手，不能入药。

2. 硫熏标准：残留物以二氧化硫计，不得超过150ppm。

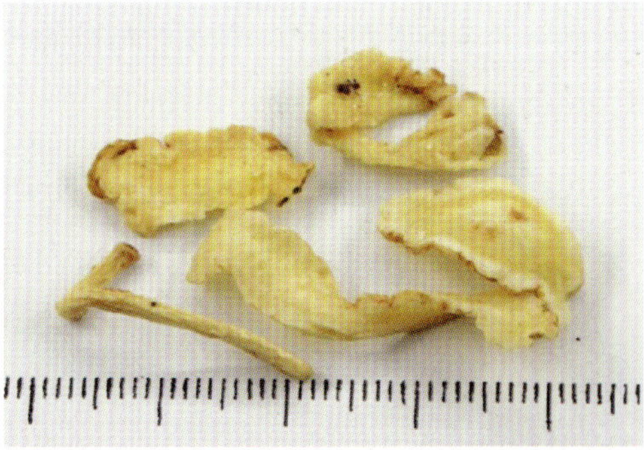

桔梗（掺入增重粉）

金果榄

【来源与采制】本品为防己科植物青牛胆或金果榄的干燥块根。秋、冬二季采挖，除去须根，洗净，晒干。

【炮制】除去杂质，浸泡，润透，切厚片，干燥。

【性味与归经】苦，寒。归肺、大肠经。

【功能与主治】清热解毒，利咽，止痛。用于咽喉肿痛，痈疽疔毒，泄泻，痢疾，脘腹疼痛。

【用法与用量】3~9g。外用适量，研末吹喉或醋磨涂敷患处。

【中国药典标准】本品呈不规则圆块状，长5~10cm，直径3~6cm。表面棕黄色或淡褐色，粗糙不平，有深皱纹。质坚硬，不易击碎、破开，横断面淡黄白色，导管束略呈放射状排列，色较深。气微，味苦。

【饮片主要特征】本品呈类圆形或不规则形的厚片，直径3~6cm。外表皮棕黄色至暗褐色，皱缩，凹凸不平。切面淡黄白色，有时可见灰褐色排列稀疏的放射状纹理，有的具裂隙。气微，味苦。

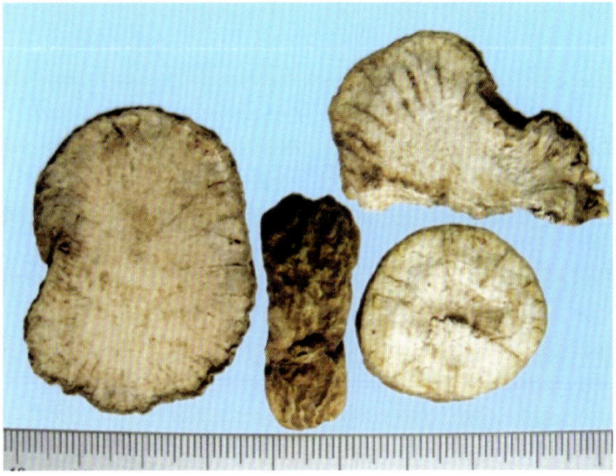

金果榄

【验收警示】

注意防虫。

金荞麦

【来源与采制】本品为蓼科植物金荞麦的干燥根茎。冬季采挖，除去茎和须根，洗净，晒干。

【炮制】除去杂质，洗净，润透，切厚片，干燥。

【性味与归经】微辛、涩，凉。归肺经。

【功能与主治】清热解毒，排脓祛瘀。用于肺痈吐脓，肺热喘咳，乳蛾肿痛。

【用法与用量】15~45g，用水或黄酒隔水密闭炖服。

【中国药典标准】本品呈不规则团块或圆柱状，常有瘤状分枝，顶端有的有茎残基，长3~15cm，直径1~4cm。表面棕褐色，有横向环节和纵皱纹，密布点状皮孔，并有凹陷的圆形根痕和残存须根。质坚硬，不易折断，断面淡黄白色或淡棕红色，有放射状纹理，中央髓部色较深。气微，味微涩。

【饮片主要特征】本品呈不规则的厚片。外表皮棕褐色，或有时脱落。切面淡黄白色或淡棕红色，有放射状纹理，有的可见髓部，颜色较深。气微，味微涩。

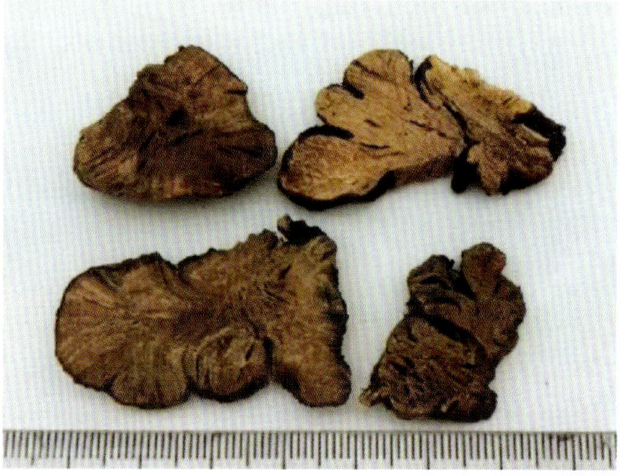

金荞麦

【老药工经验集锦】

断面淡黄白色或淡棕红色，放射状纹理不规则。

【验收警示】

颜色发灰的要考虑有霉变倾向和可能提取过。

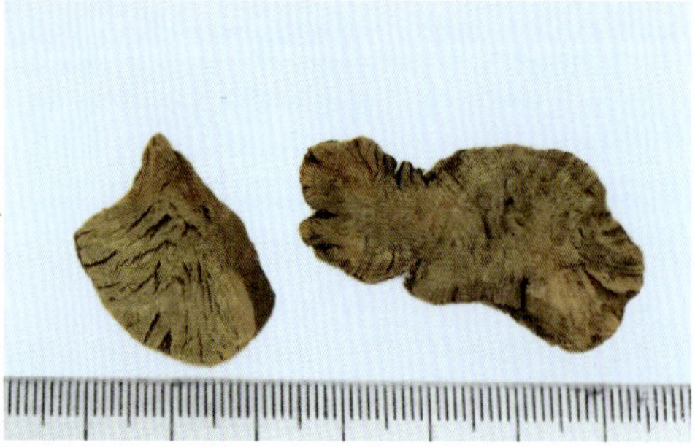

金荞麦（发霉）

苦参

【来源与采制】本品为豆科植物苦参的干燥根。春、秋二季采挖，除去根头和小支根，洗净，干燥，或趁鲜切片，干燥。

【炮制】除去残留根头，大小分开，洗净，浸泡至约六成透时，润透，切厚片，干燥。

【性味与归经】苦，寒。归心、肝、胃、大肠、膀胱经。

【功能与主治】清热燥湿，杀虫，利尿。用于热痢，便血，黄疸尿闭，赤白带下，阴肿阴痒，湿疹，湿疮，皮肤瘙痒，疥癣麻风；外治滴虫性阴道炎。

【用法与用量】4.5~9g。外用适量，煎汤洗患处。

【中国药典标准】本品呈长圆柱形，下部常有分枝，长10~30cm，直径1~6.5cm。表面灰棕色或棕黄色，其纵皱纹和横长皮孔样突起，外皮薄，多破裂反卷，易剥落，剥落处显黄色，光滑。质硬，不易折断，断面纤维性。切片厚3~6mm，切面黄白色，具放射状纹理和裂隙，有的具异型维管束呈同心性环列或不规则散在。气微，味极苦。

【饮片主要特征】本品呈类圆形或不规则形的厚片。外表皮灰棕色或棕黄色，有时可见横长皮孔样突起，外皮薄，常破裂反卷或脱落，脱落处显黄色或棕黄色，光滑。切面黄白色，纤维性，具放射状纹理和裂隙，有的可见同心性环纹。气微，味极苦。

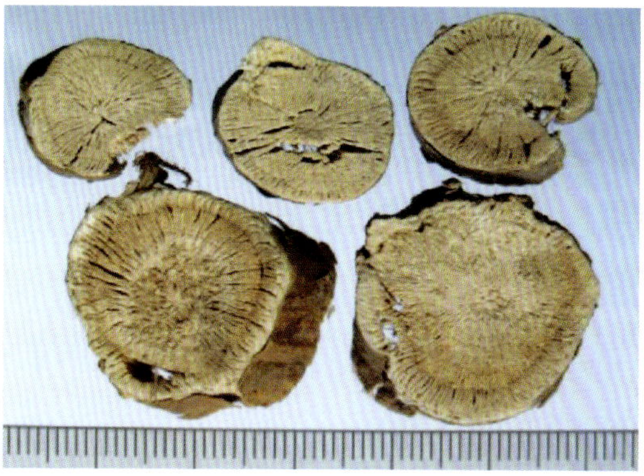

苦参

【老药工经验集锦】

外皮薄，多破裂反卷，易剥落，切面黄白色，具放射状纹理和裂隙。气微，味极苦。

【验收警示】

注意饮片直径1~6.5cm。

麻黄根

【来源与采制】本品为麻黄科植物草麻黄或中麻黄的干燥根和根茎。秋末采挖，除去残茎、须根和泥沙，干燥。

【炮制】除去杂质，洗净，润透，切厚片，干燥。

【性味与归经】甘、涩，平。归心、肺经。

【功能与主治】固表止汗。用于自汗，盗汗。

【用法与用量】3～9g。外用适量，研粉撒扑。

【中国药典标准】本品呈圆柱形，略弯曲，长8~25cm，直径0.5~1.5cm。表面红棕色或灰棕色，有纵皱纹和支根痕。外皮粗糙，易成片状剥落。根茎具节，节间长0.7~2cm，表面有横长突起的皮孔。体轻，质硬而脆，断面皮部黄白色，木部淡黄色或黄色，射线放射状，中心有髓。气微，味微苦。

【饮片主要特征】本品呈类圆形的厚片，直径0.5~1.5cm。外表面红棕色或灰棕色，有纵皱纹及支根痕。切面皮部黄白色，木部淡黄色或黄色，纤维性，具放射状纹，有的中心有髓。气微，味微苦。

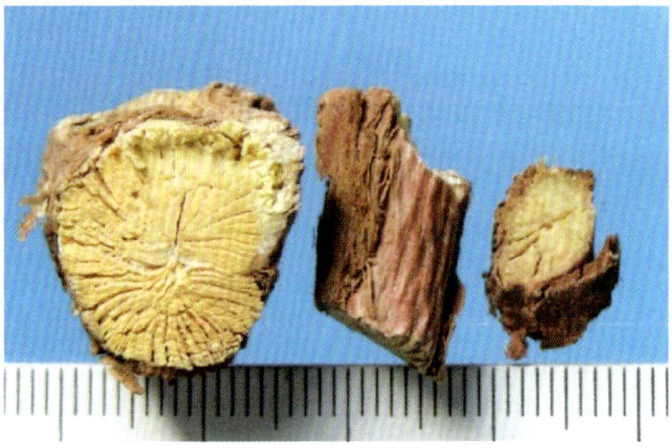

麻黄根

【验收警示】

1. 麻黄根与麻黄功效相反，所以不能混入。

2. 地上木质茎是非药用部位，不能掺入。

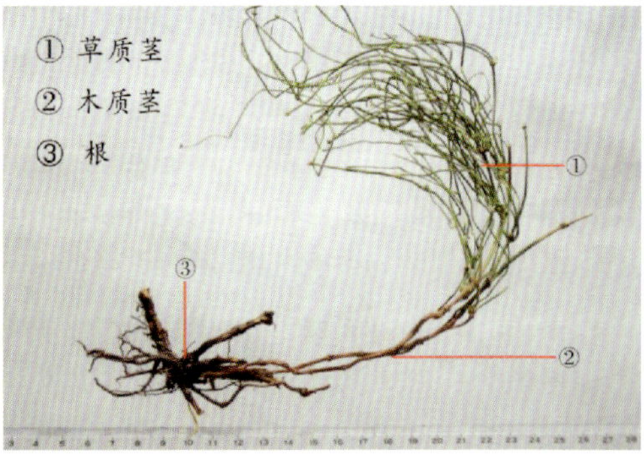

麻黄全草

麦冬

【来源与采制】 本品为百合科植物麦冬的干燥块根。夏季采挖，洗净，反复暴晒、堆置，至七八成干，除去须根，干燥。

【炮制】 除去杂质，洗净，润透，轧扁，干燥。

【性味与归经】 甘、微苦，微寒。归心、肺、胃经。

【功能与主治】 养阴生津，润肺清心。用于肺燥干咳，阴虚痨嗽，喉痹咽痛，津伤口渴，内热消渴，心烦失眠，肠燥便秘。

【用法与用量】 6~12g。

【中国药典标准】 本品呈纺锤形，两端略尖，长1.5~3cm，直径0.3~0.6cm。表面黄白色或淡黄色，有细纵纹。质柔韧，断面黄白色，半透明，中柱细小。气微香，味甘、微苦。

【饮片主要特征】 同上。

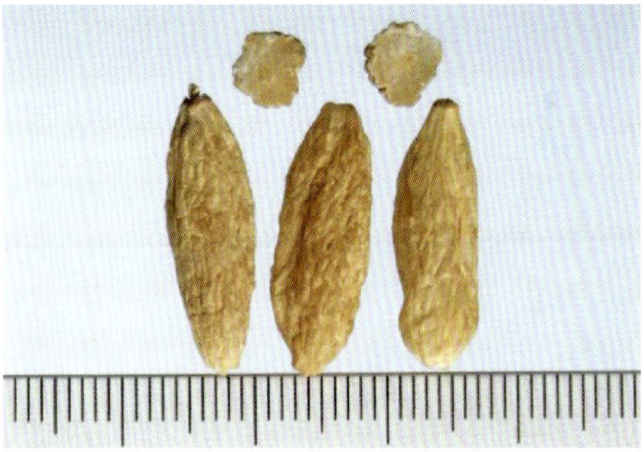

麦冬

【老药工经验集锦】

寸冬，长度不大于3cm。

【验收警示】

1. 注意长度不能大于3cm。
2. 提取过的残渣不能入药。
3. 硫熏标准：残留物以二氧化硫计，不得超过150ppm。

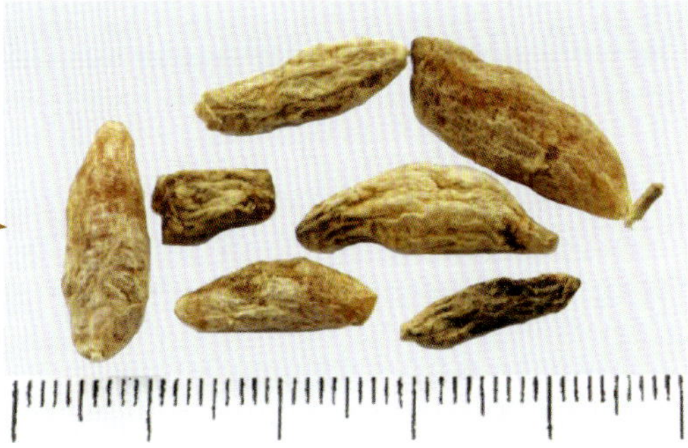

麦冬（提取）

猫爪草

【来源与采制】本品为毛茛科植物小毛茛的干燥块根。春季采挖，除去须根和泥沙，晒干。

【性味与归经】甘、辛，温。归肝、肺经。

【功能与主治】化痰散结，解毒消肿。用于瘰疬痰核，疔疮肿毒，蛇虫咬伤。

【用法与用量】15~30g，单味药可用至120g。

【中国药典标准】本品由数个至数十个纺锤形的块根簇生，形似猫爪，长3~10mm，直径2~3mm，顶端有黄褐色残茎或茎痕。表面黄褐色或灰黄色，久存色泽变深，微有纵皱纹，并有点状须根痕和残留须根。质坚实，断面类白色或黄白色，空心或实心，粉性。气微，味微甘。

【饮片主要特征】同上。

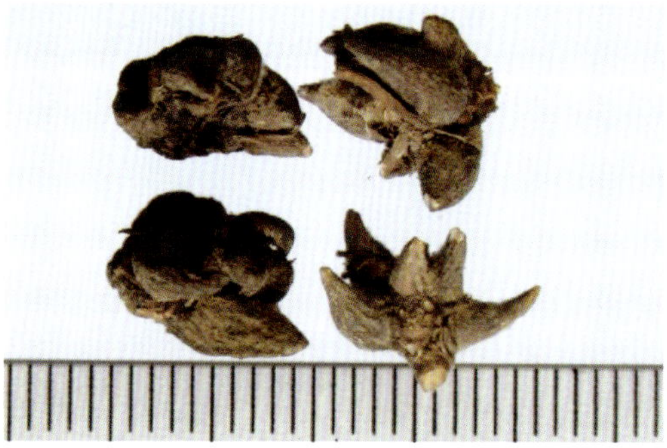

猫抓草

【老药工经验集锦】

表面黄褐色或灰黄色，久存色泽变深，微有纵皱纹，并有点状须根痕和残留须根。

【验收警示】

1. 注意非药用部位如地上茎等不得入药。

2. 猫爪间泥土要除净。

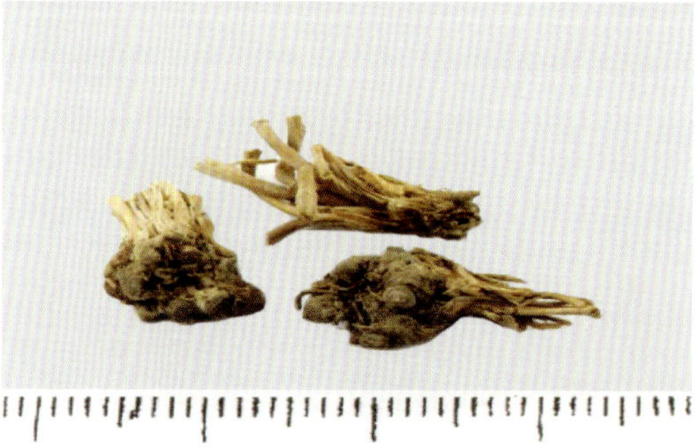

猫爪草（带非药用部位地上茎）

绵萆薢

【来源与采制】 本品为薯蓣科植物绵萆薢或福州薯蓣的干燥根茎。秋、冬二季采挖，除去须根，洗净，切片，晒干。

【性味与归经】 苦，平。归肾、胃经。

【功能与主治】 利湿去浊，祛风除痹。用于膏淋，白浊，白带过多，风湿痹痛，关节不利，腰膝疼痛。

【用法与用量】 9~15g。

【中国药典标准】 本品为不规则的斜切片，边缘不整齐，大小不一，厚2~5mm。外皮黄棕色至黄褐色，有稀疏的须根残基，呈圆锥状突起。质疏松，略呈海绵状，切面灰白色至浅灰棕色，黄棕色点状维管束散在。气微，味微苦。

【饮片主要特征】 同上。

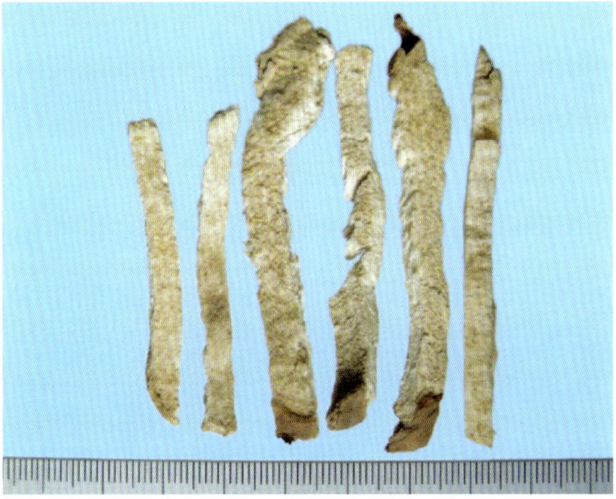

绵萆薢

【老药工经验集锦】

质疏松，略呈海绵状，湿水略有黏性。

【验收警示】

注意易发霉。

木香

【来源与采制】本品为菊科植物木香的干燥根。秋、冬二季采挖，除去泥沙和须根，切段，大的再纵剖成瓣，干燥后撞去粗皮。

【炮制】除去杂质，洗净，闷透，切厚片，干燥。

【性味与归经】辛、苦，温。归脾、胃、大肠、三焦、胆经。

【功能与主治】行气止痛，健脾消食。用于胸胁、脘腹胀痛，泻痢后重，食积不消，不思饮食。

【用法与用量】3~6g。

【中国药典标准】本品呈圆柱形或半圆柱形，长5~10cm，直径0.5~5cm。表面黄棕色至灰褐色，有明显的皱纹、纵沟及侧根痕。质坚，不易折断，断面灰褐色至暗褐色，局边灰黄色或浅棕黄色，形成层环棕色，有放射状纹理及散在的褐色点状油室。气香特异，味微苦。

【饮片主要特征】本品呈类圆形或不规则的厚片，直径0.5~5cm。外表皮黄棕色至灰褐色，有纵皱纹。切面棕黄色至棕褐色，中部有明显菊花心状的放射纹理，形成层环棕色，褐色油点（油室）散在。气香特异，味微苦。

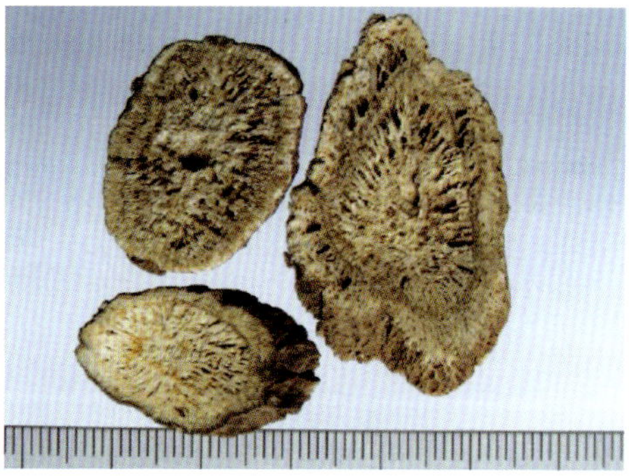

木香

【老药工经验集锦】

菊花纹，气香特异。

【验收警示】

注意看裂隙内是否掺入加重粉。

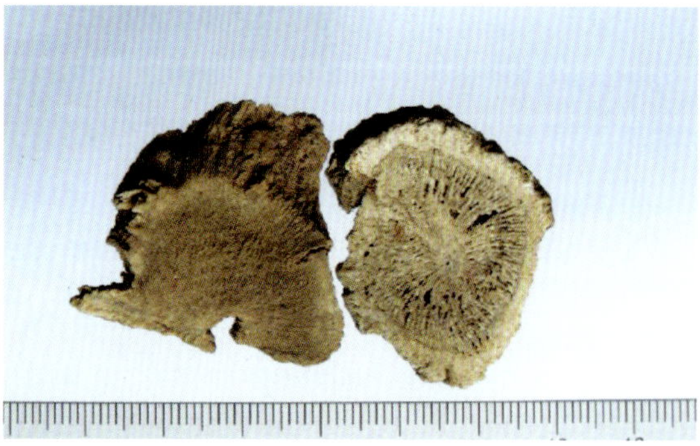

木香（掺杂增重）

牛膝

【来源与采制】 本品为苋科植物牛膝的干燥根。冬季茎叶枯萎时采挖，除去须根和泥沙，捆成小把，晒至干皱后，将顶端切齐，晒干。

【炮制】 除去杂质，洗净，润透，除去残留芦头，切段，干燥。

【性味与归经】 苦、甘、酸，平。归肝、肾经。

【功能与主治】 逐瘀通经，补肝肾，强筋骨，利尿通淋，引血下行。用于经闭，痛经，腰膝酸痛，筋骨无力，淋证，水肿，头痛，眩晕，牙痛，口疮，吐血，衄血。

【用法与用量】 5~12g。

【中国药典标准】 本品呈细长圆柱形，挺直或稍弯曲，长15~70cm，直径0.4~1cm。表面灰黄色或淡棕色，有微扭曲的细纵皱纹、排列稀疏的侧根痕和横长皮孔样的突起。质硬脆，易折断，受潮后变软，断面平坦，淡棕色，略呈角质样而油润，中心维管束木质部较大，黄白色，其外周散有多数黄白色点状维管束，断续排列成2~4轮。气微，味微甜而稍苦涩。

【饮片主要特征】 本品呈圆柱形的段，直径0.4~1cm。外表皮灰黄色或淡棕色，有微细的纵皱纹及横长皮孔。质硬脆，易折断，受潮变软。切面平坦，淡棕色或棕色，略呈角质样而油润，中心维管束木部较大，黄白色，其外围散有多数黄白色点状维管束，断续排列成2~4轮。气微，味微甜而稍苦涩。

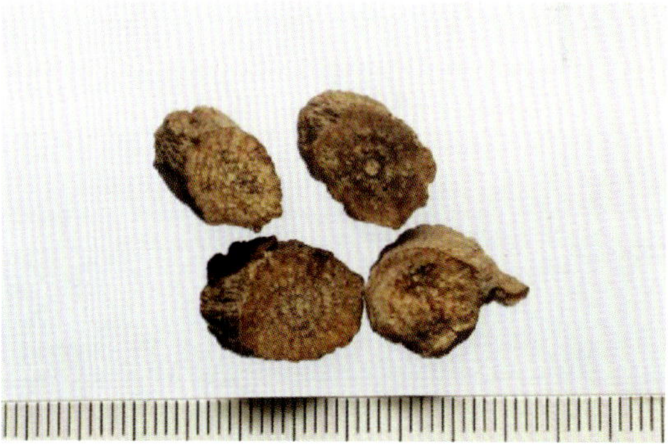

牛膝

【老药工经验集锦】

断面角质样而油润，点状维管束，断续排列成 2~4 轮。

【验收警示】

1. 断面走油变黑的不能入药。

2. 硫熏标准：残留物以二氧化硫计，不得超过400ppm。

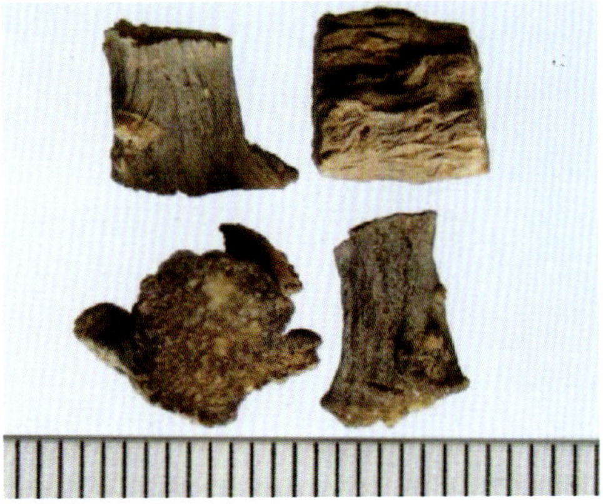

牛膝（陈旧走油）

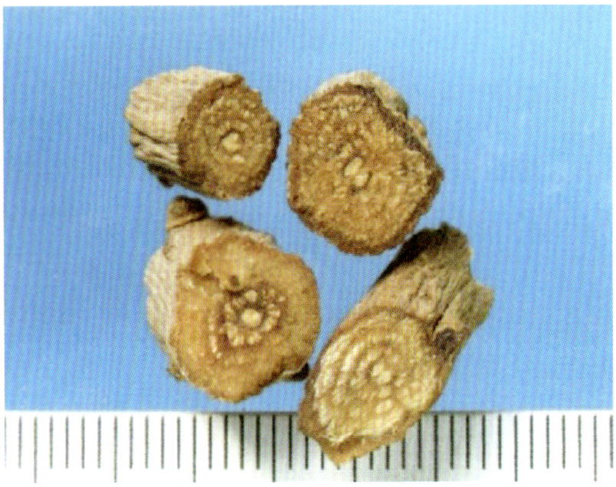

牛膝（硫熏超标）

藕　节

【来源与采制】本品为睡莲科植物莲的干燥根茎节部。秋、冬二季采挖根茎（藕），切取节部，洗净，晒干，除去须根。

【炮制】除去杂质，洗净，干燥。

【性味与归经】甘、涩，平。归肝、肺、胃经。

【功能与主治】收敛止血，化瘀。用于吐血，咯血，衄血，尿血，崩漏。

【用法与用量】9~15g。

【中国药典标准】本品呈短圆柱形，中部稍膨大，长2~4cm，直径约2cm。表面灰黄色至灰棕色，有残存的须根及须根痕，偶见暗红棕色的鳞叶残基。两端有残留的藕，表面皱缩有纵纹。质硬，断面有多数类圆形的孔。气微，味微甘、涩。

【饮片主要特征】本品呈类圆形厚片，直径约2cm。表面灰黄色至灰棕色，有残存的须根及须根痕。质硬，断面有多数类圆形的孔。气微，味微甘、涩。

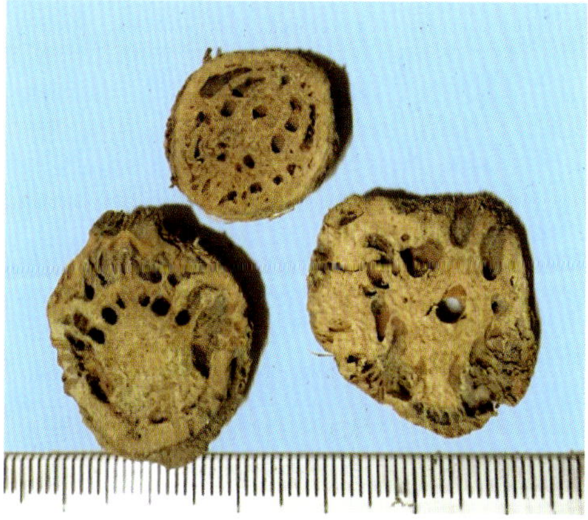
藕节

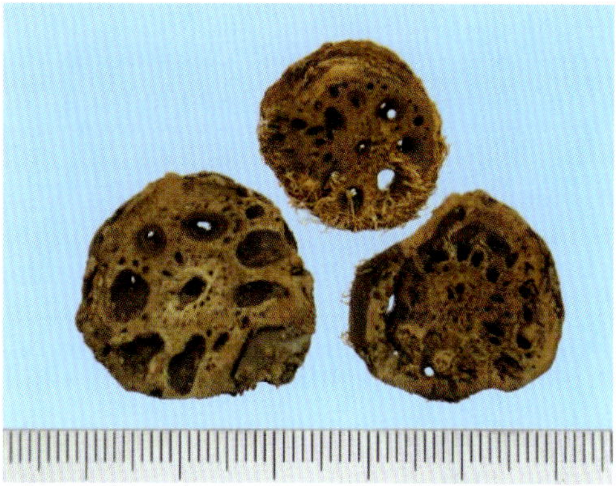
藕节（发霉）

【验收警示】
干燥不及时容易发霉。

前胡

【来源与采制】本品为伞形科植物白花前胡的干燥根。冬季至次春茎叶枯萎或未抽花茎时采挖。

【炮制】除去杂质，洗净，润透，切薄片，晒干。

【性味与归经】苦、辛，微寒。归肺经。

【功能与主治】降气化痰，散风清热。用于痰热喘满，咯痰黄稠，风热咳嗽痰多。

【用法与用量】3~10g。

【中国药典标准】本品呈不规则的圆柱形、圆锥形或纺锤形，稍扭曲，下部常有分枝，长3~15cm，直径1~2cm。表面黑褐色或灰黄色，根头部多有茎痕及纤维状叶鞘残基，上端有密集的细环纹，下部有纵沟、纵皱纹及横向皮孔。质较柔软，干者质硬，可折断，断面不整齐，淡黄白色，皮部散有多数棕黄色油点，形成层环纹棕色，射线放射状。气芳香，辛、味微苦。

【饮片主要特征】 本品呈类圆形或不规则的薄片。外表皮黑褐色或灰黄色，有时可见残留的纤维状叶鞘残基。切面黄白色至淡黄色，皮部散有多数棕黄色油点，可见一棕色环及放射状纹理。气芳香，辛、味微苦。

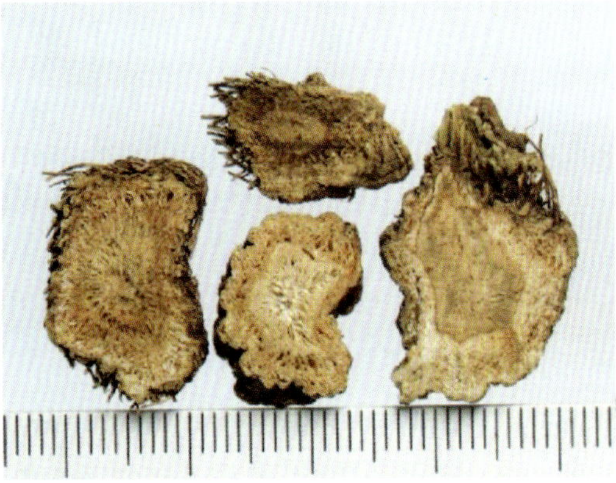

前胡

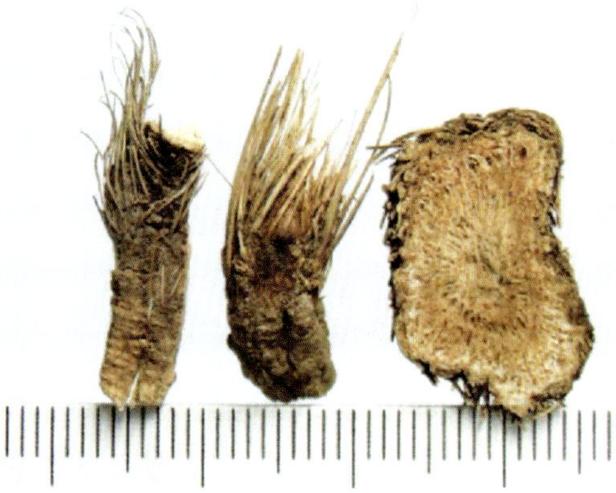

前胡

【验收警示】

注意与紫花前胡的区别：紫花前胡，皮部窄木部宽，散有少数黄色油点。前胡，皮部宽木部窄，皮部散有多数棕黄色油点。

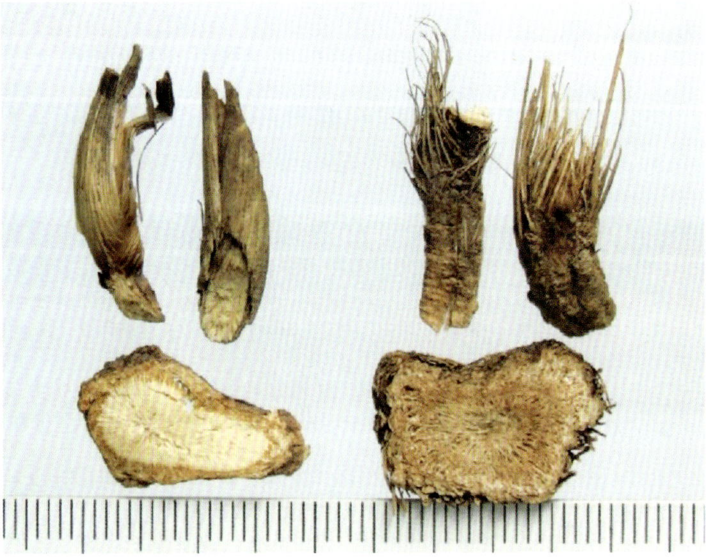

紫花前胡　　前胡

千年健

【来源与采制】本品为天南星科植物千年健的干燥根茎。春、秋二季采挖，洗净，除去外皮，晒干。

【炮制】除去杂质，洗净，润透，切片，干燥。

【性味与归经】苦、辛，温。归肝、肾经。

【功能与主治】祛风湿，壮筋骨。用于风寒湿痹，腰膝冷痛，拘挛麻木，筋骨痿软。

【用法与用量】5~10g。

【中国药典标准】本品呈圆柱形，稍弯曲，有的略扁，长15~40cm，直径0.8~1.5cm。表面黄棕色或红棕色，粗糙，可见多数扭曲的纵沟纹、圆形根痕及黄色针状纤维束。质硬而脆，断面红褐色，黄色针状纤维束多而明显，相对另一断面呈多数针眼状小孔及有少数黄色针状纤维束，可见深褐色具光泽的油点。气香，味辛、微苦。

【饮片主要特征】本品呈类圆形或不规则形的片。外表皮黄棕色至红棕色，粗糙，有的可见圆形根痕。切面红褐色，具有众多黄色纤维束，有的呈针刺状。气香，味辛、微苦。

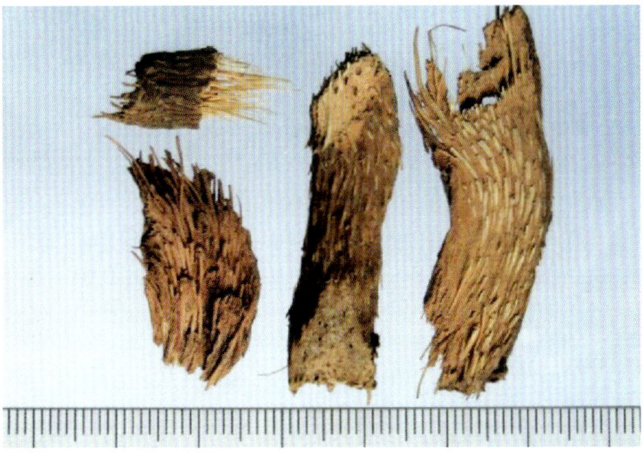

千年健

【老药工经验集锦】

断面红褐色，黄色针状纤维束多而明显，习称“一包针”。

羌 活

【来源与采制】本品为伞形科植物羌活或宽叶羌活的干燥根茎和根。春、秋二季采挖，除去须根及泥沙，晒干。

【炮制】除去杂质，洗净，润透，切厚片，晒干。

【性味与归经】辛、苦，温。归膀胱、肾经。

【功能与主治】解表散寒，祛风除湿，止痛。用于风寒感冒，头痛项强，风湿痹痛，肩背酸痛。

【用法与用量】3~10g。

【中国药典标准】羌活　为圆柱状略弯曲的根茎，长4~13cm，直径0.6~2.5cm，顶端具茎痕。表面棕褐色至黑褐色，外皮脱落处呈黄色。节间缩短，呈紧密隆起的环状，形似蚕，习称“蚕羌”；节间延长，形如竹节状，习称“竹节羌”。节上有多数点状或瘤状突起的根痕及棕色破碎鳞片。体轻，质脆，易折断，断面不平整，有多数裂隙，皮部黄棕色至暗棕色，油润，有棕色油点，木部黄白色，射线明显，髓部黄色至黄棕色。气香，味微苦而辛。

宽叶羌活　为根茎和根。根茎类圆柱形，顶端具茎和叶鞘残基，根类圆锥形，有纵皱纹和皮孔。表面棕褐色，近根茎处有较密的环纹，长8~15cm，直径1~3cm，习称“条羌”。有的根茎粗大，不规则结节状，顶部具数个茎基，根较细，习称“大头羌”。质松脆，易折断，断面略平坦，皮部浅棕色，木部黄白色。气味较淡。

【饮片主要特征】本品呈类圆形、不规则形横切或斜切片，直径0.6~2.5cm。表皮棕褐色至黑褐色，切面外侧棕褐色，木部黄白色，有的可见放射状纹理。体轻，质脆。气香，味微苦而辛。

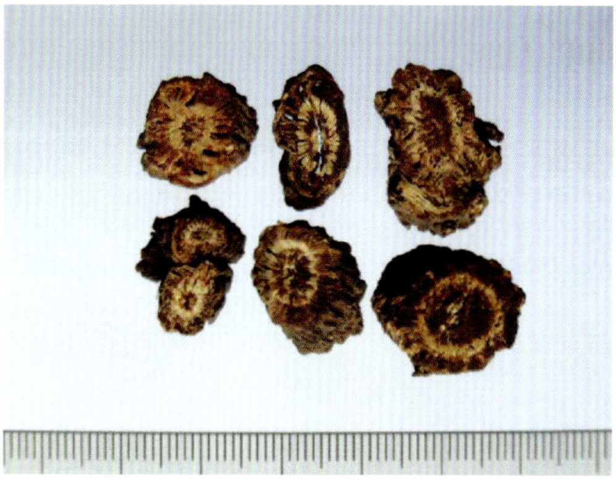

羌活

【老药工经验集锦】

皮部棕褐色，木部黄白色，放射状纹理。气香，味微苦而辛。

【验收警示】

干枯，颜色浅为提取过的残渣，不能入药。

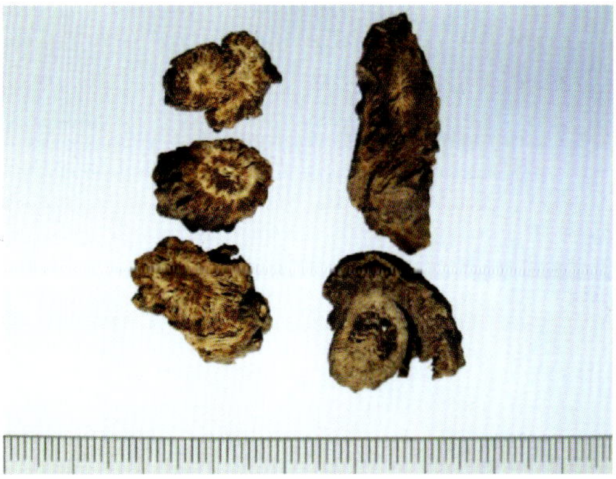

羌活　　提取过的羌活

秦艽

【来源与采制】 本品为龙胆科植物秦艽、麻花秦艽、粗茎秦艽或秦艽的干燥根。前三种按性状不同分别习称“秦艽”和“麻花艽”，后一种习称“小秦艽”。春、秋二季采挖，除去泥沙。秦艽和麻花艽晒软，堆置“发汗”至表面呈红黄色或灰黄色时，摊开晒干，或不经“发汗”直接晒干；小秦艽趁鲜时搓去黑皮，晒干。

【炮制】 除去杂质，洗净，润透，切厚片，干燥。

【性味与归经】 辛、苦，平。归胃、肝、胆经。

【功能与主治】 祛风湿，清湿热，止痹痛，退虚热。用于风湿痹痛，中风半身不遂，筋脉拘挛，骨节酸痛，湿热黄疸，骨蒸潮热，小儿疳积发热。

【用法与用量】 3~10g。

【中国药典标准】 **秦艽**　呈类圆柱形，上粗下细，扭曲不直，长10~30cm，直径1~3cm。表面黄棕色或灰黄色，有纵向或扭曲的纵皱纹，顶端有残存茎基及纤维状叶鞘。质硬而脆，易折断，断面略显油性，皮部黄色或棕黄色，木部黄色。气特异，味苦、微涩。

麻花艽　呈类圆锥形，多由数个小根纠聚而膨大，直径可达7cm。表面棕褐色，粗糙，有裂隙呈网状孔纹。质松脆，易折断，断面多呈枯朽状。

小秦艽呈类圆锥形或类圆柱形，长8~15cm，直径0.2~1cm。表面棕黄色。主根通常1个，残存的茎基有纤维状叶鞘，下部多分枝。断面黄白色。

【饮片主要特征】本品呈类圆形的厚片。外表皮黄棕色、灰黄色或棕褐色，粗糙，有扭曲纵纹或网状孔纹。切面皮部黄色或棕黄色，木部黄色，有的中心呈枯朽状。气特异，味苦、微涩。

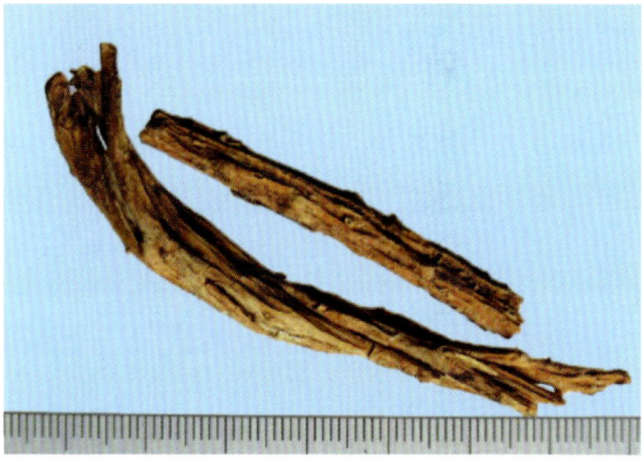

秦艽

【老药工经验集锦】

外表皮黄棕色扭曲纵纹或网状孔纹。气特异，味微苦、涩。

【验收警示】

注意地上部分不能入药。

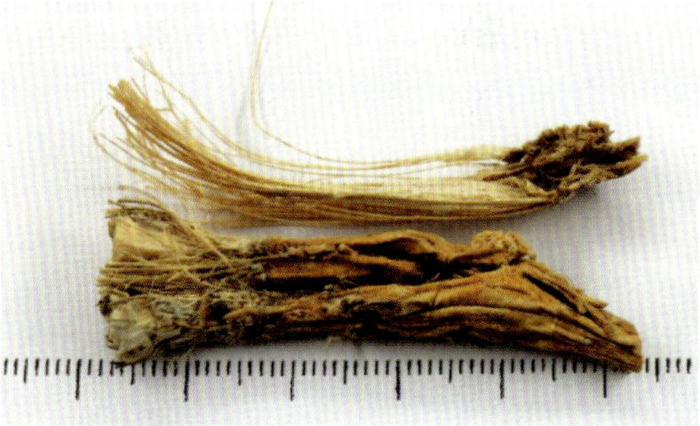

秦艽（带地上部分）

拳 参

【来源与采制】本品为蓼科植物拳参的干燥根茎。春初发芽时或秋季茎叶将枯萎时采挖，除去泥沙，晒干，去须根。

【炮制】除去杂质，洗净，略泡，润透，切薄片，干燥。

【性味与归经】苦、涩，微寒。归肺、肝、大肠经。

【功能与主治】清热解毒，消肿，止血。用于赤痢热泻，肺热咳嗽，痈肿瘰疬，口舌生疮，血热吐衄，痔疮出血，蛇虫咬伤。

【用法与用量】5~10g。外用适量。

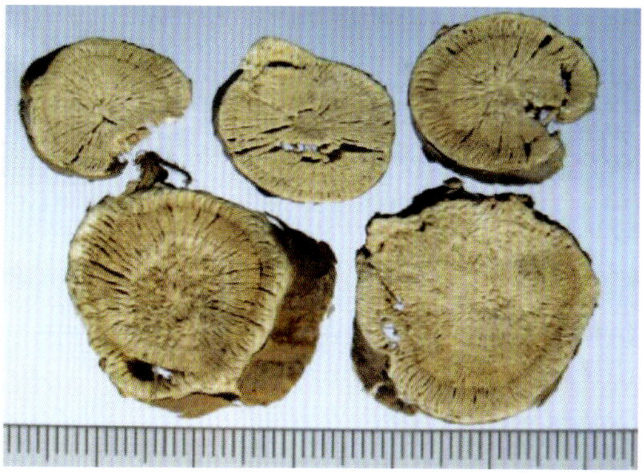

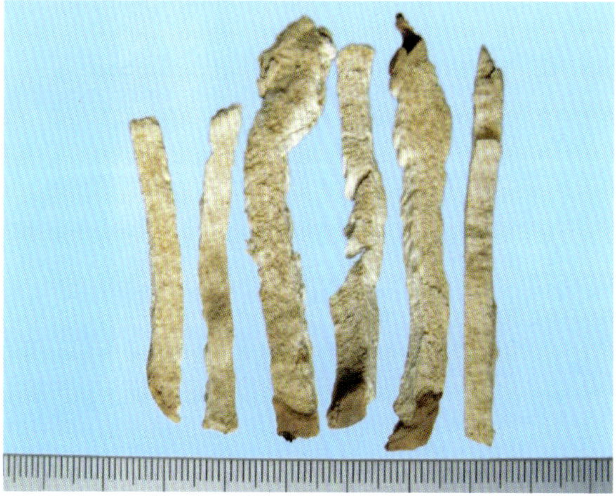

【中国药典标准】**北细辛** 常卷曲成团。根茎横生呈不规则圆柱状，具短分枝，长1~10cm，直径0.2~0.4cm。表面灰棕色，粗糙，有环形的节，节间长0.2~0.3cm，分枝顶端有碗状的茎痕。根细长，密生节上，长10~20cm，直径0.1cm。表面灰黄色，平滑或具纵皱纹，有须根和须根痕。质脆，易折断，断面平坦，黄白色或白色。气辛香，味辛辣、麻舌。

汉城细辛 根茎直径0.1~0.5cm，节间长0.1~1cm。

华细辛 根茎长5~20cm，直径0.1~0.2cm，节间长0.2~1cm。气味较弱。

【饮片主要特征】本品呈不规则的段。根茎呈不规则圆形，外表皮灰棕色，有时可见环形的节。根细，表面灰黄色，平滑或具纵皱纹。切面黄白色或白色。气辛香，味辛辣、麻舌。

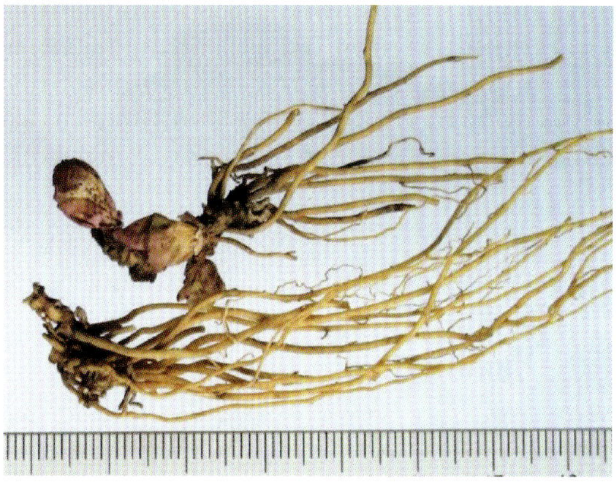

细辛

【老药工经验集锦】

气辛香，味辛辣、麻舌。

【验收警示】

注意与徐长卿的区分。徐长卿：气香，味微辛凉。

仙茅

【来源与采制】本品为石蒜科植物仙茅的干燥根茎。秋、冬二季采挖，除去根头和须根，洗净，干燥。

【炮制】除去杂质，洗净，切段，干燥。

【性味与归经】辛，热；有毒。归肾、肝、脾经。

【功能与主治】补肾阳，强筋骨，祛寒湿。用于阳痿精冷，筋骨痿软，腰膝冷痛，阳虚冷泻。

【用法与用量】3~10g。

【中国药典标准】本品呈圆柱形，略弯曲，长3~10cm，直径0.4~1.2cm。表面棕色至褐色，粗糙，有细孔状的须根痕和横皱纹。质硬而脆，易折断，断面不平坦，灰白色至棕褐色，有多数棕色小点，近中心处色较深。气微香，味微苦、辛。

【饮片主要特征】本品呈类圆形或不规则形的厚片或段，直径0.4~1.2cm。外表皮棕色至褐色，粗糙，有的可见纵横皱纹和细孔状的须根痕。切面灰白色至棕褐色，有多数棕色小点，中间有深色环纹。气微香，味微苦、辛。

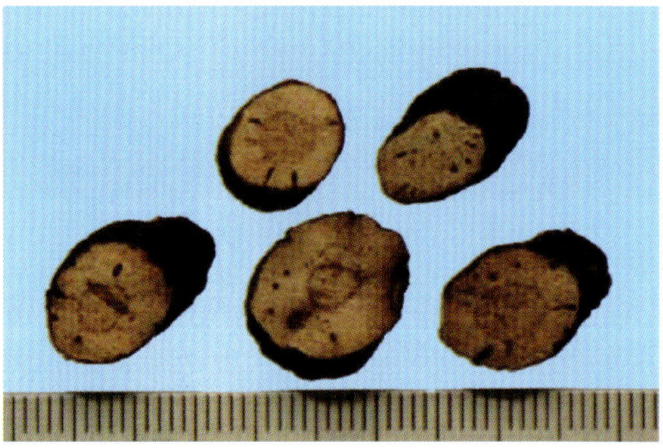

仙茅

【老药工经验集锦】

断面中间有深色环纹。气微香，味微苦、辛。

【验收警示】

易发霉，应注意。

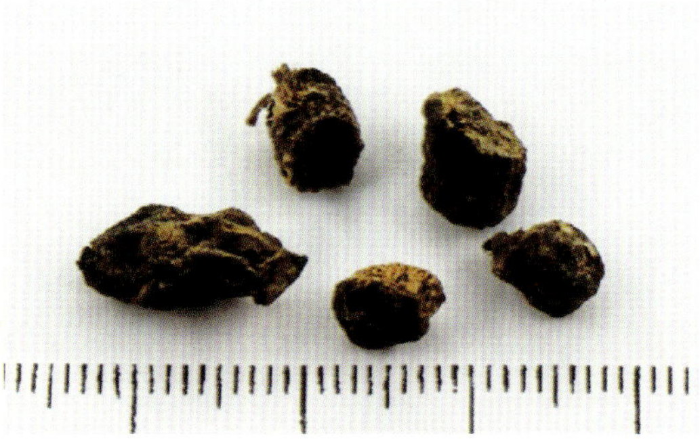

仙茅（发霉）

香附（醋）

【来源与采制】本品为莎草科植物莎草的干燥根茎。秋季采挖，燎去毛须，置沸水中略煮或蒸透后晒干，或燎后直接晒干。

【炮制】除去毛须及杂质，切厚片，按照2015版《中国药典》醋炙法

（通则0213）炒干。

【性味与归经】 辛、微苦、微甘，平。归肝、脾、三焦经。

【功能与主治】 疏肝解郁，理气宽中，调经止痛。用于肝郁气滞，胸胁胀痛，疝气疼痛，乳房胀痛，脾胃气滞，脘腹痞闷，胀满疼痛，月经不调，经闭痛经。

【用法与用量】 6~10g。

【中国药典标准】 本品多呈纺锤形，有的略弯曲，长2~3.5cm，直径0.5~1cm。表面棕褐色或黑褐色，有纵皱纹，并有6~10个略隆起的环节，节上有未除净的棕色毛须和须根断痕；去净毛须者较光滑，环节不明显。质硬，经蒸煮者断面黄棕色或红棕色，角质样。生晒者断面色白而显粉性，内皮层环纹明显，中柱色较深，点状维管束散在。气香，味微苦。

【饮片主要特征】 本品形如香附片（粒），表面黑褐色。微有醋香气，味微苦。

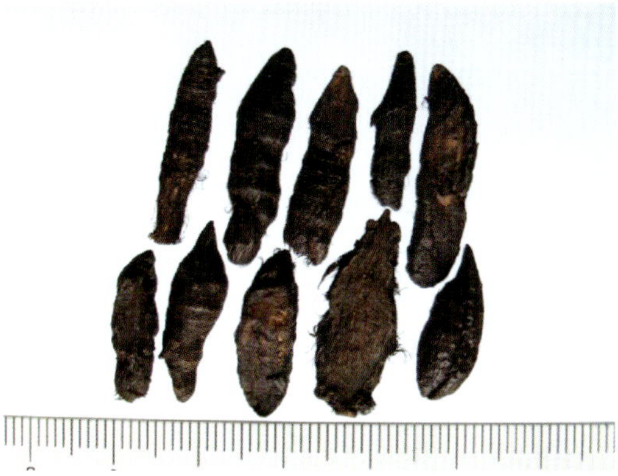

香附

【验收警示】

长小于2cm，直径小于0.5cm为劣药。

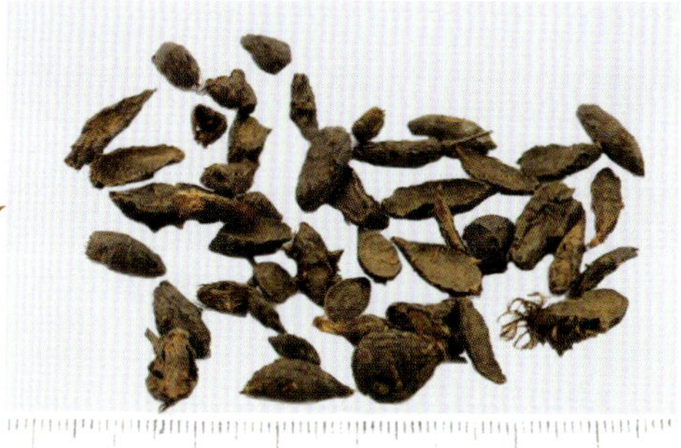

香附（劣质）

薤白

【来源与采制】本品为百合科植物小根蒜或薤的干燥鳞茎。夏、秋二季采挖，洗净，除去须根，蒸透或置沸水中烫透，晒干。

【性味、归经】辛、苦，温。归心、肺、胃、大肠经。

【功能主治】通阳散结，行气导滞。用于胸痹心痛，脘腹痞满胀痛，泻痢后重。

【用法用量】5~10g。

【中国药典标准】小根蒜　呈不规则卵圆形，高0.5~1.5cm，直径0.5~1.8cm。表面黄白色或淡黄棕色，皱缩，半透明，有类白色膜质鳞片包被，底部有突起的鳞茎盘。质硬，角质样。有蒜臭，味微辣。

薤　呈略扁的长卵形，高1~3cm，直径0.3~1.2cm。表面淡黄棕色或棕褐色，具浅纵皱纹。质较软，断面可见鳞叶2~3层，嚼之粘牙。

【饮片主要特征】同上。

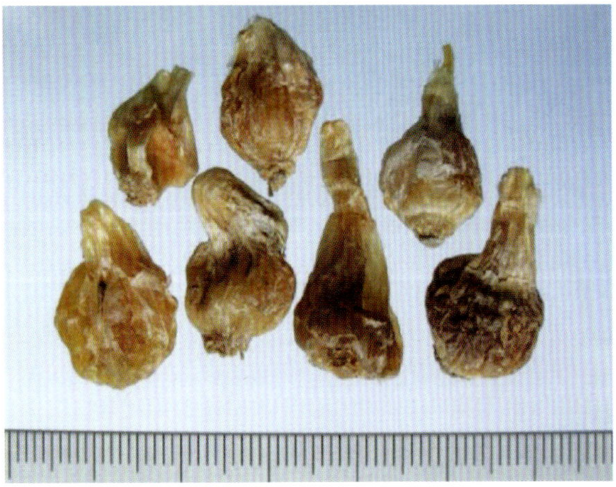

薤白

【老药工经验集锦】

蒜臭味。以个大、质坚、饱满、黄白色、半透明者为佳。

【验收警示】

注意不能带有杂质及须根。

徐长卿

【来源与采制】本品为萝藦科植物徐长卿的干燥根和根茎。秋季采挖，除去杂质，阴干。

【炮制】除去杂质，迅速洗净，切段，阴干。

【性味与归经】辛，温。归肝、胃经。

【功能与主治】祛风，化湿，止痛，止痒。用于风湿痹痛，胃痛胀满，牙痛，腰痛，跌扑伤痛，风疹、湿疹。

【用法与用量】3~12g，后下。

【中国药典标准】本品根茎呈不规则柱状，有盘节，长0.5~3.5cm，直径2~4mm。有的顶端带有残茎，细圆柱形，长约2cm，直径1~2mm，断面中空，根茎节处周围着生多数根。根呈细长圆柱形，弯曲，长10~16cm，直径1~1.5mm。表面淡黄白色至淡棕黄色或棕色，具微细的纵皱纹，并有纤细的须根。质脆，易折断，断面粉性，皮部类白色或黄白色，形成层环淡棕色，木部细小。气香，味微辛凉。

【饮片主要特征】本品呈不规则的段。根茎有节，四周着生多数根。根圆柱形，表面淡黄白色至淡棕黄色或棕色，有细纵皱纹。切面粉性，皮部类白色或黄白色，形成层环淡棕色，木部细小。气香，味微辛凉。

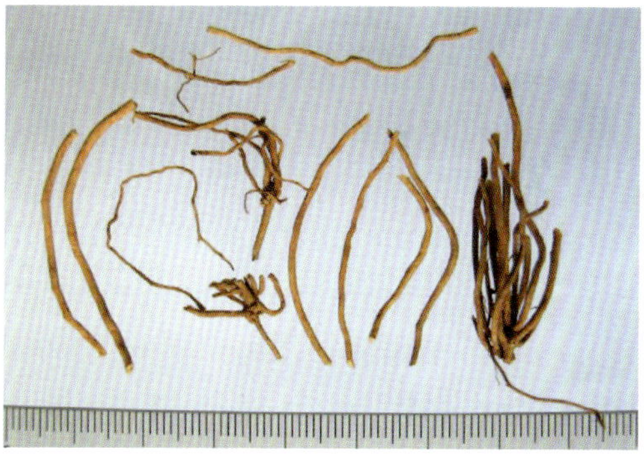

细辛

【验收警示】

注意与细辛的区别，细辛，气辛香，味辛辣、麻舌。

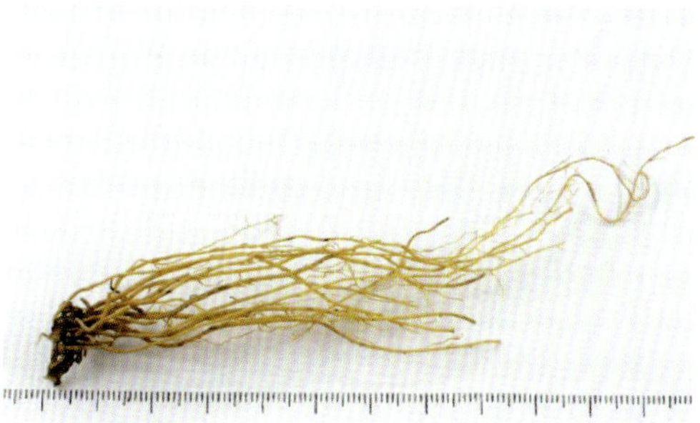

细辛

续断

【来源与采制】本品为川续断科植物川续断的干燥根。秋季采挖，除去根和须根，用微火烘至半干，堆置“发汗”至内部变绿色时，再烘干。

【炮制】洗净，润透，切厚片，干燥。

【性味与归经】苦、辛，微温。归肝、肾经。

【功能与主治】补肝肾，强筋骨，续折伤，止崩漏。用于肝肾不足，腰膝酸软，风湿痹痛，跌扑损伤，筋伤骨折，崩漏，胎漏。

【用法与用量】9~15g。

【中国药典标准】本品呈圆柱形，略扁，有的微弯曲，长5~15cm，直径0.5~2cm。表面灰褐色或黄褐色，有稍扭曲或明显扭曲的纵皱及沟纹，可见横列的皮孔样斑痕和少数须根痕。质软，久置后变硬，易折断，断面不平坦，皮部墨绿色或棕色，外缘褐色或淡褐色，木部黄褐色，导管束呈放射状排列。气微香，味苦、微甜而后涩。

【饮片主要特征】本品呈类圆形或椭圆形的厚片，直径0.5~2cm。外表皮灰褐色至黄褐色，有纵皱。切面皮部墨绿色或棕褐色，木部灰黄色或黄褐色，可见放射状排列的导管束纹，形成层部位多有深色环。气微，味苦、微甜而涩。

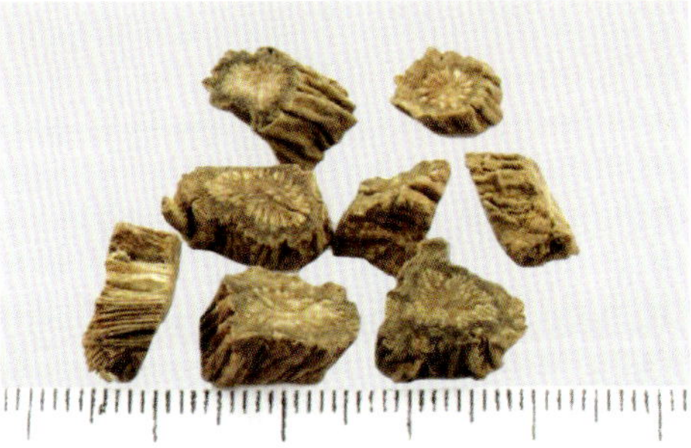

续断

【老药工经验集锦】

外表皮纵皱，皮部墨绿色或棕色，外缘褐色或淡褐色，木部黄褐色，导管束呈放射状排列。

【验收警示】

产地加工不当，没有发汗至内部变绿色的，不能入药。

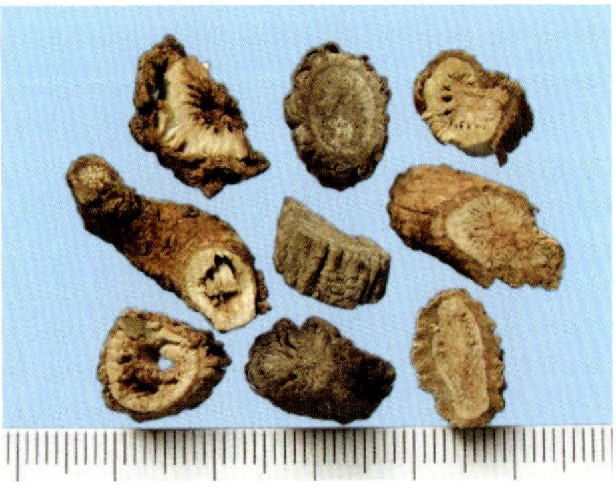

续断根头部　发汗　未发汗

玄参

【来源与采制】 本品为玄参科植物玄参的干燥根。冬季茎叶枯萎时采挖，除去根茎、幼芽、须根及泥沙，晒或烘至半干，堆放3~6天，反复数次至干燥。

【炮制】 除去残留根茎和杂质，洗净，润透，切薄片，干燥；或微泡，蒸透，稍晾，切薄片，干燥。

【性味与归经】 甘、苦、咸，微寒。归肺、胃、肾经。

【功能与主治】 清热凉血，滋阴降火，解毒散结。用于热入营血，温毒发斑，热病伤阴，舌绛烦渴，津伤便秘，骨蒸劳嗽，目赤，咽痛，白喉，瘰疬，痈肿疮毒。

【用法与用量】 9~15g。

【中国药典标准】 本品呈类圆柱形，中间略粗或上粗下细，有的微弯曲，长6~20cm，直径1~3cm。表面灰黄色或灰褐色，有不规则的纵沟、横长皮孔样突起和稀疏的横裂纹和须根痕。质坚实，不易折断，断面黑色，微有光泽。气特异似焦糖，味甘、微苦。

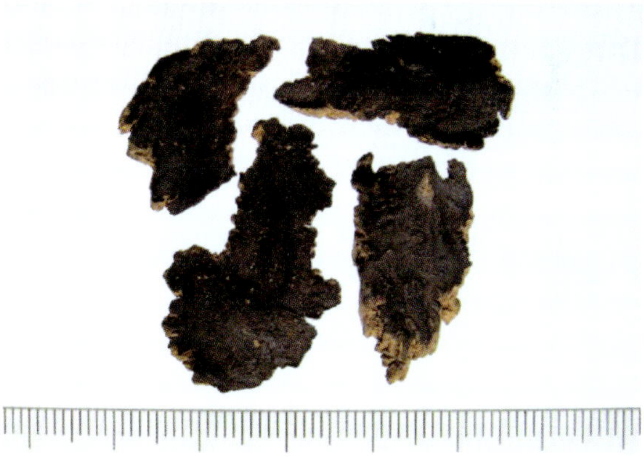

玄参

【饮片主要特征】 本品呈类圆形或椭圆形的薄片。直径1~3cm。外表皮灰黄色或灰褐色。切面黑色，微有光泽，有的具裂隙。气特异似焦糖，味甘、微苦。

【验收警示】

1. 注意有无虫蛀发霉。
2. 注意有无根茎及杂质。

延胡索（醋）

【来源与采制】本品为罂粟科植物延胡索的干燥块茎。夏初茎叶枯萎时采挖，除去须根，洗净，置沸水中煮至恰无白心时，取出，晒干。

【炮制】除去杂质，洗净，干燥，切厚片，按照2015版《中国药典》醋炙法（通则0213）炒干，或按照2015版《中国药典》醋煮法（通则0213）煮至醋吸尽，切厚片或用时捣碎。

【性味与归经】辛、苦，温。归肝、脾经。

【功能与主治】活血，行气，止痛。用于胸胁、脘腹疼痛，胸痹心痛，经闭痛经，产后瘀阻，跌扑肿痛。

【用法与用量】3~10g。研末吞服，一次1.5~3g。

【中国药典标准】本品呈不规则的扁球形，直径0.5~1.5cm。表面黄色或黄褐色，有不规则网状皱纹。顶端有略凹陷的茎痕，底部常有疙瘩状突起。质硬而脆，断面黄色，角质样，有蜡样光泽。气微，味苦。

【饮片主要特征】本品形如延胡索或片，表面和切面黄褐色，质较硬。微具醋香气。

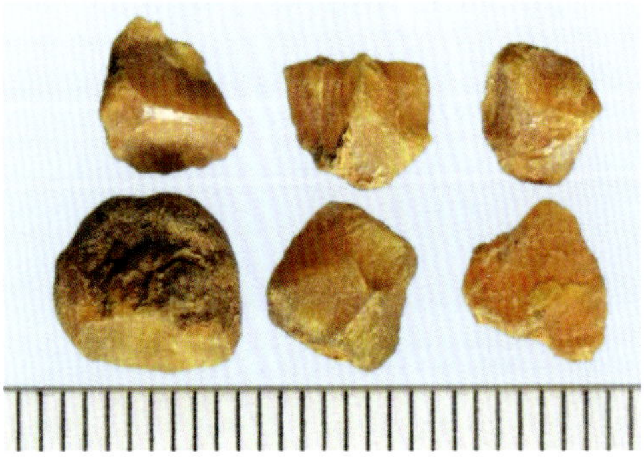

延胡索

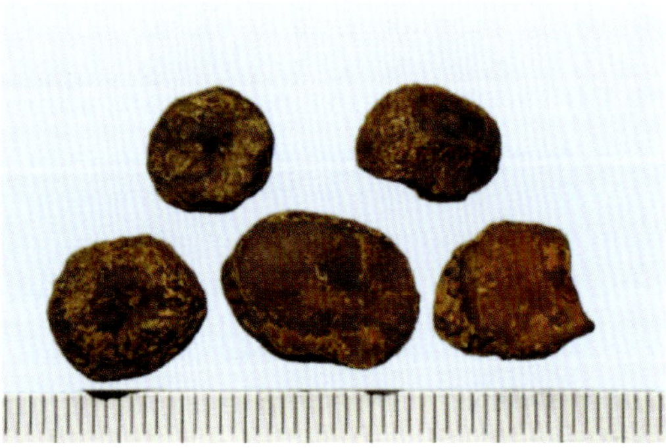

延胡索（醋制）

【老药工经验集锦】

切面黄色，角质样，具蜡样光泽。味苦。

【验收警示】

提取过的残渣，不能入药。

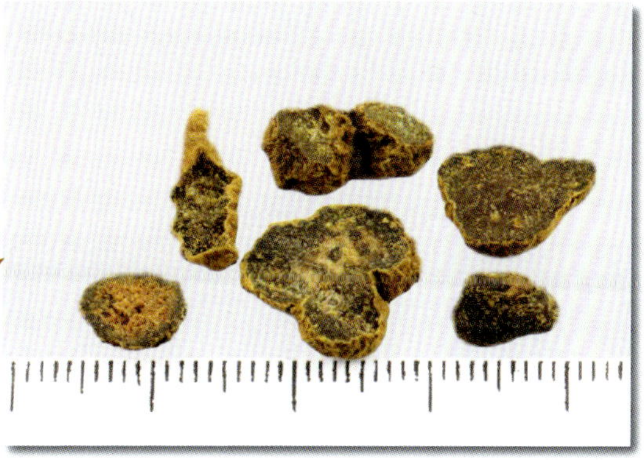

醋延胡索（劣质）

银柴胡

【来源与采制】本品为石竹科植物银柴胡的干燥根。春、夏间植株萌发或秋后茎叶枯萎时采挖；栽培品于种植后第三年9月中旬或第四年4月中旬采挖，除去残茎、须根及泥沙，晒干。

【炮制】除去杂质，洗净，润透，切厚片，干燥。

【性味与归经】甘，微寒。归肝、胃经。

【功能与主治】清虚热，除疳热。用于阴虚发热，骨蒸劳热，小儿疳热。

【用法用量】3~10g。

【中国药典标准】本品呈类圆柱形，偶有分枝，长15~40cm，直径0.5~2.5cm。表面浅棕黄色至浅棕色，有扭曲的纵皱纹和支根痕，多具孔穴状或盘状凹陷，习称“砂眼”，从砂眼处折断可见棕色裂隙中有细砂散出。根头部略膨大，有密集的呈疣状突起的芽苞、茎或根茎的残基，习称“珍珠盘”。质硬而脆，易折断，断面不平坦，较疏松，有裂隙，皮部甚薄，木部有黄、白色相间的放射状纹理。气微，味甘。

栽培品有分枝，下部多扭曲，直径0.6~1.2cm。表面浅棕黄色或浅黄棕色，纵皱纹细腻明显，细支根痕多呈点状凹陷。几无砂眼。根头部有多数疣状突起。折断面质地较紧密，几无裂隙，略显粉性，木部放射状纹理不甚明显。味微甜。

【饮片主要特征】本品直径0.5~2.5cm。断面不平坦，较疏松，有裂隙，皮部甚薄，木部有黄、白色相间的放射状纹理。气微，味甘。

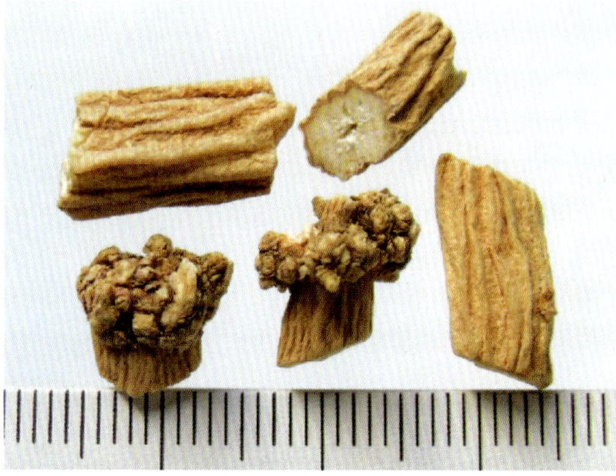

银柴胡

【验收警示】

直径不能小于0.5cm。

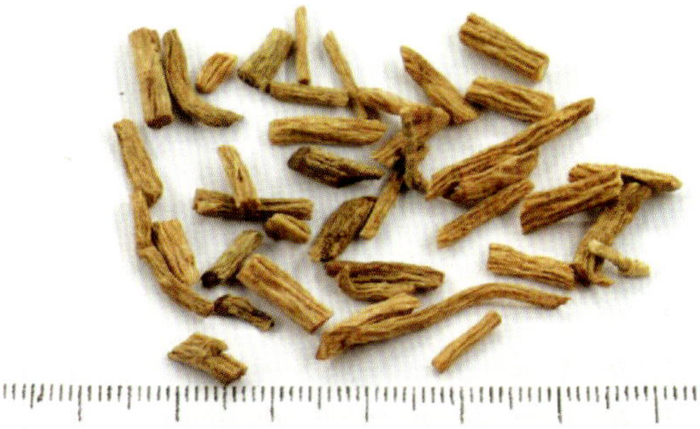

银柴胡（劣质）

郁 金

【来源与采制】本品为姜科植物温郁金、姜黄、广西莪术或蓬莪术的干燥块根。前两者分别习称“温郁金”和“黄丝郁金”，其余按性状不同习称“桂郁金”或“绿丝郁金”。冬季茎叶枯萎后采挖，除去泥沙和细根，蒸或煮至透心，干燥。

【炮制】洗净，润透，切薄片，干燥。

【性味、归经】辛、苦，寒。归肝、心、肺经。

【功能主治】活血止痛，行气解郁，清心凉血，利胆退黄。用于胸胁刺痛，胸痹心痛，经闭痛经，乳房胀痛，热病神昏，癫痫发狂，血热吐衄，黄疸尿赤。

【用法用量】3~10g。

【中国药典标准】温郁金　呈长圆形或卵圆形，稍扁，有的微弯曲，两端渐尖，长3.5~7cm，直径1.2~2.5cm。表面灰褐色或灰棕色，具不规则的纵皱纹，纵纹隆起处色较浅。质坚实，断面灰棕色，角质样，内皮层环明显。气微香，味微苦。

黄丝郁金　呈纺锤形，有的一端细长，长2.5~4.5cm，直径1~1.5cm。表面棕灰色或灰黄色，具细皱纹。断面橙黄色，外周棕黄色至棕红色。气芳香，味辛辣。

桂郁金呈　长圆锥形或长圆形，长2~6.5cm，直径1~1.8cm。表面具疏浅纵纹或较粗糙网状皱纹。气微，味微辛苦。

绿丝郁金　呈长椭圆形，较粗壮，长1.5~3.5cm，直径1~1.2cm。气微，味淡。

【饮片主要特征】本品呈椭圆形或长条形薄片。外表皮灰黄色、灰褐色至灰棕色，具不规则的纵皱纹。切面灰棕色、橙黄色至灰黑色。角质样，内皮层环明显。气微香，味微苦。

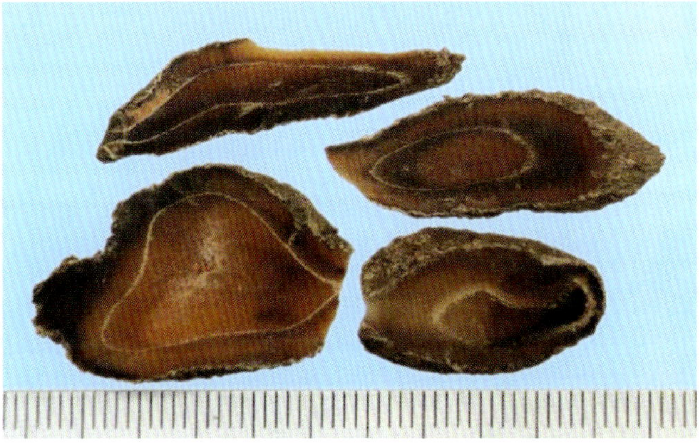

郁金

【老药工经验集锦】

呈椭圆形或长条形薄片，切面角质样，内皮层环明显。

【验收警示】

易霉变，应注意。

根及根茎类

玉 竹

【来源与采制】本品为百合科植物玉竹的干燥根茎。秋季采挖，除去须根，洗净，晒至柔软后，反复揉搓、晾晒至无硬心，晒干；或蒸透后，揉至半透明，晒干。

【炮制】除去杂质，洗净，润透，切厚片或段，干燥。

【性味与归经】甘，微寒。归肺、胃经。

【功能与主治】养阴润燥，生津止渴。用于肺胃阴伤，燥热咳嗽，咽干口渴，内热消渴。

【用法与用量】6~12g。

【中国药典标准】本品呈长圆柱形，略扁，少有分枝，长4~18cm，直径0.3~1.6cm。表面黄白色或淡黄棕色，半透明，具纵皱纹和微隆起的环节，有白色圆点状的须根痕和圆盘状茎痕。质硬而脆或稍软，易折断，断面角质样或显颗粒性。气微，味甘，嚼之发黏。

【饮片主要特征】本品呈不规则厚片或段。外表皮黄白色至淡黄棕色，半透明，有时可见环节。切面角质样或显颗粒性。气微，味甘，嚼之发黏。

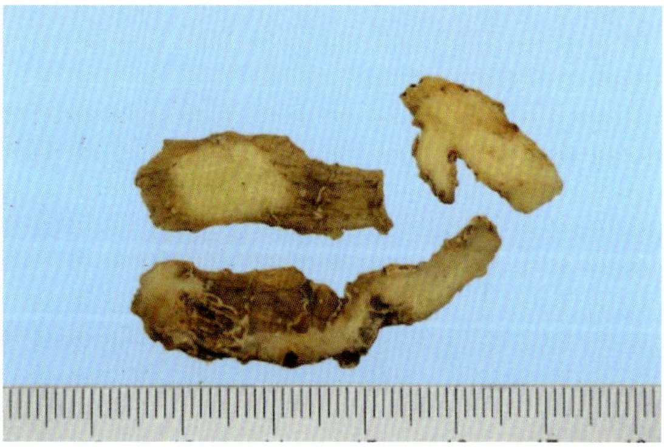

玉竹

【老药工经验集锦】

质硬而脆或稍软，易折断，断面角质样或显颗粒性。味甘，嚼之黏牙。

【验收警示】

干燥不好容易发霉。验收时注意。

远志（制）

【来源与采制】本品为远志科植物远志或卵叶远志的干燥根。春、秋二季采挖，除去须根和泥沙，晒干。

【炮制】取甘草，加适量水煎汤，去渣，加入净远志，用文火煮至汤吸尽，取出，干燥。

【性味与归经】苦、辛，温。归心、肾、肺经。

【功能与主治】安神益智，交通心肾，祛痰，消肿。用于心肾不交引起的失眠多梦、健忘惊悸、神志恍惚，咳痰不爽，疮疡肿毒，乳房肿痛。

【用法与用量】3~10g。

【中国药典标准】本品呈圆柱形，略弯曲，长3~15cm，直径0.3~0.8cm。表面灰黄色至灰棕色，有较密并深陷的横皱纹、纵皱纹及裂纹，老根的横皱纹较密更深陷，略呈结节状。质硬而脆，易折断，断面皮部棕黄色，木部黄白色，皮部易与木部剥离。气微，味苦、微辛，嚼之有刺喉感。

【饮片主要特征】本品呈圆柱形的段。表面黄棕色。味微甜。

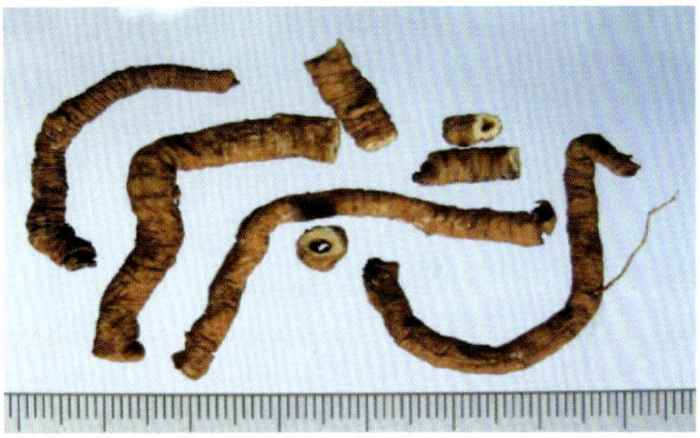

远志（制）

【老药工经验集锦】

质硬而脆，易折断，断面皮部易与木部剥离。

【验收警示】

1. 注意直径不能小于0.3cm。

2. 远志心（没有皮部只有木质部）为杂质。

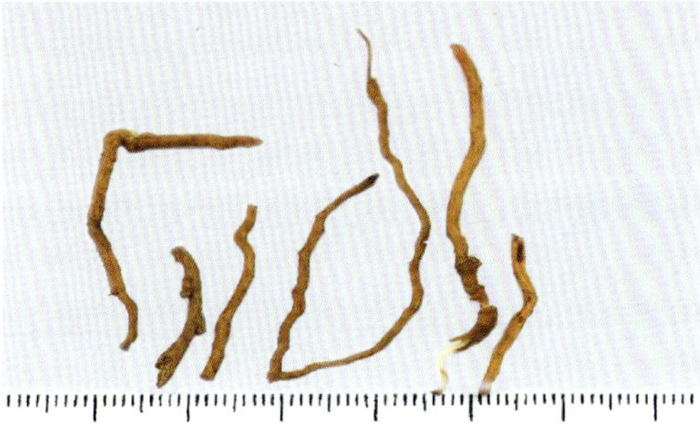

远志（劣质）

浙贝母

【来源与采制】本品为百合科植物浙贝母的干燥鳞茎。初夏植株枯萎时采挖，洗净。大小分开，大者除去芯芽，习称“大贝”；小者不去芯芽，习称“珠贝”。分别撞擦，除去外皮，拌以煅过的贝壳粉，吸去擦出的浆汁，干燥；或取鳞茎，大小分开，洗净，除去芯芽，趁鲜切成厚片，洗净，干燥，习称“浙贝片”。

【炮制】除去杂质，洗净，润透，切厚片，干燥；或打成碎块。

【性味与归经】苦，寒。归肺、心经。

【功能与主治】清热化痰止咳，解毒散结消痈。用于风热咳嗽，痰火咳嗽，肺痈，乳痈，瘰疬，疮毒。

【用法与用量】5~10g。

【中国药典标准】**大贝** 为鳞茎外层的单瓣鳞叶，略呈新月形，高1~2cm，直径2~3.5cm。外表面类白色至淡黄色，内表面白色或淡棕色，被有白色粉末。质硬而脆，易折断，断面白色至黄白色，富粉性。气微，味微苦。

珠贝 为完整的鳞茎，呈扁圆形，高1~1.5cm，直径1~2.5cm。表面类白色，外层鳞叶2瓣，肥厚，略似肾形，互相抱合，内有小鳞叶2~3枚和干缩的残茎。

浙贝母片 为鳞茎外层的单瓣鳞叶切成的片。椭圆形或类圆形，直径1~2cm，边缘表面淡黄色，切面平坦，粉白色。质脆，易折断，断面粉白色，富粉性。

【饮片主要特征】同浙贝母片。

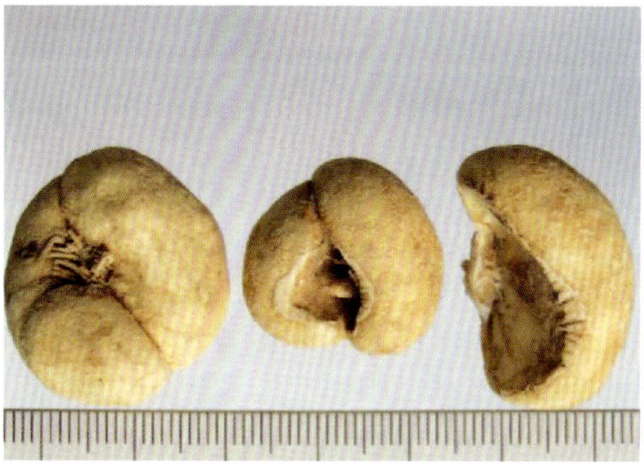

浙贝母

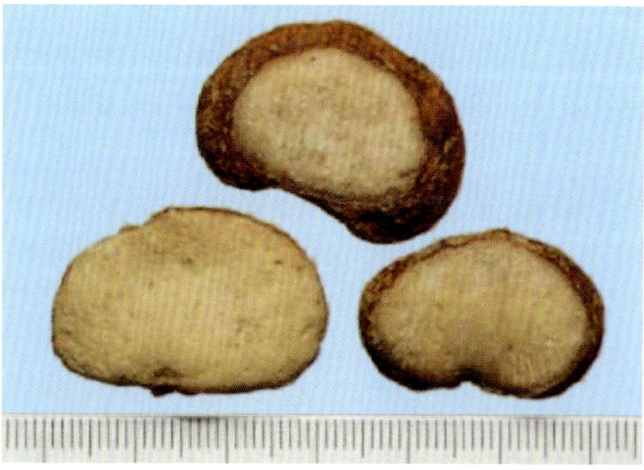

浙贝母片

【老药工经验集锦】

质硬而脆，易折断，断面白色至黄白色，富粉性。气微，味微苦。

【验收警示】

1. 硫熏标准：残留物以二氧化硫计，不得超过150ppm。

2. 切片使用时应去掉芯芽。

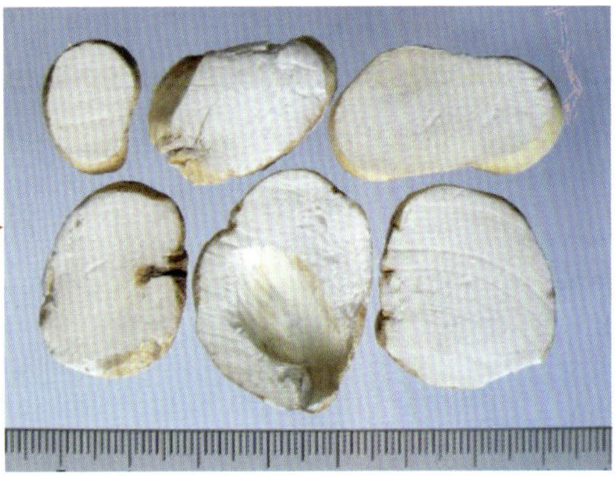

浙贝母片（硫熏超标）

泽 泻

【来源与采制】本品为泽泻科植物泽泻的干燥块茎。冬季茎叶开始枯萎时采挖，洗净，干燥，除去须根和粗皮。

【炮制】除去杂质，稍浸，润透，切厚片，干燥。

【性味与归经】甘、淡，寒。归肾、膀胱经。

【功能与主治】利水渗湿，泄热，化浊降脂。用于小便不利，水肿胀满，泄泻尿少，痰饮眩晕，热淋涩痛，高脂血症。

【用法与用量】6~10g。

【中国药典标准】本品呈类球形、椭圆形或卵圆形，长2~7cm，直径2~6cm。表面黄白色或淡黄棕色，有不规则的横向环状浅沟纹和多数细小突起的须根痕，底部有的

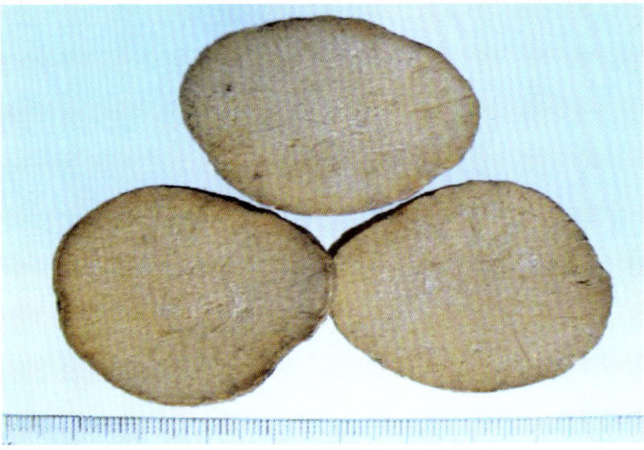

泽泻

有瘤状芽痕。质坚实，断面黄白色，粉性，有多数细孔。气微，味微苦。

【饮片主要特征】本品呈圆形或椭圆形厚片，直径2~6cm。外表皮黄白色或淡黄棕色，可见细小突起的须根痕。切面黄白色，粉性，有多数细孔。气微，味微苦。

【验收警示】

断面布满多数黑点可能是种植地水质污染，验收时注意。

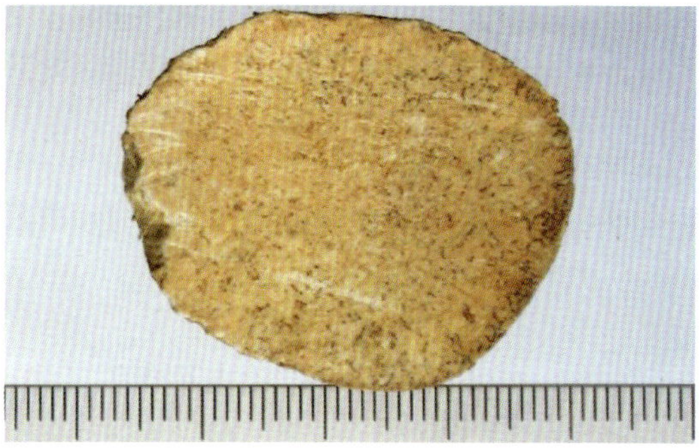
泽泻（水质污染）

紫菀

【来源与采制】本品为菊科植物紫菀的干燥根及根茎。春、秋二季采挖，除去有节的根茎（习称“母根”）和泥沙，编成辫状晒干，或直接晒干。

【性味与归经】辛、苦，温。归肺经。

【功能与主治】润肺下气，消痰止咳。用于痰多喘咳，新久咳嗽，劳嗽咯血。

【用法与用量】5~10g。

【中国药典标准】本品根茎呈不规则块状，大小不一，顶端有茎、叶的残基，质稍硬。根茎簇生多数细根，长3~15cm，直径0.1~0.3cm，多编成辫状。表面紫红色或灰红色，有纵皱纹。质较柔韧。气微香，味甜、微苦。

【饮片主要特征】根茎簇生多数细根，长3~15cm，直径0.1~0.3cm，表面紫红色或灰红色，有纵皱纹，质较柔韧。气微香，味甜、微苦。

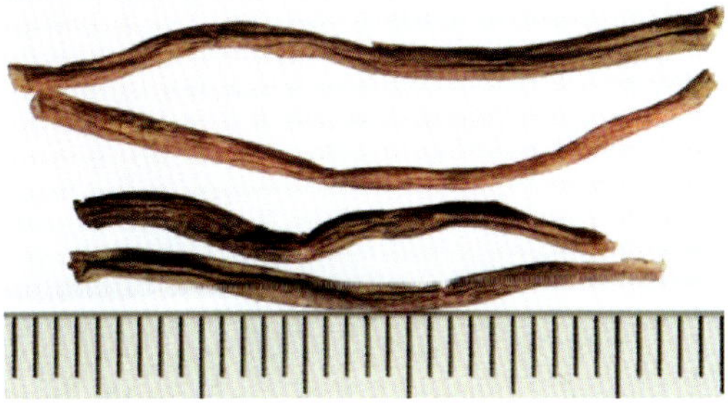

紫菀（根）

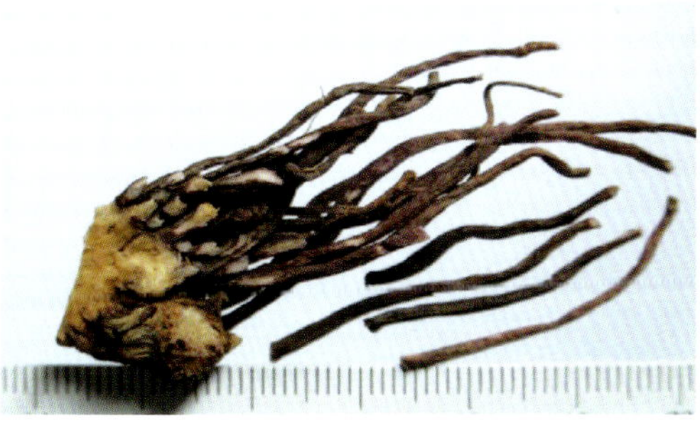

紫菀（根、根茎）

【老药工经验集锦】

色红（紫红色或灰红色），质软，味甜。

【验收警示】

提醒入药应以根为主，地上茎为非药用部位。

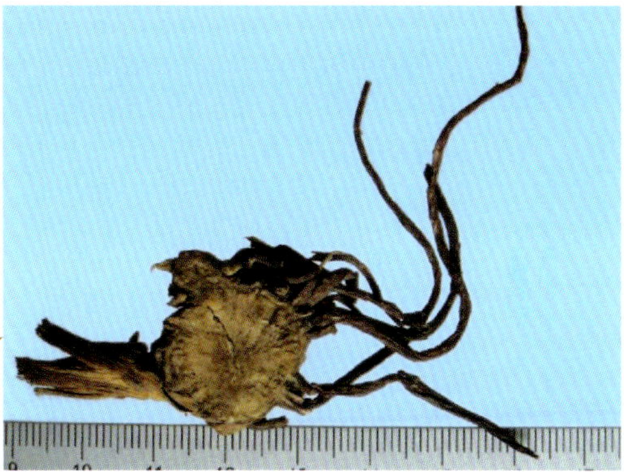

紫菀（带非药用部位地上茎）

知母

【来源与采制】本品为百合科植物知母的干燥根茎。春、秋二季采挖，除去须根和泥沙，晒干，习称“毛知母”；或除去外皮，晒干。

【炮制】知母除去杂质，洗净，润透，切厚片，干燥，去毛屑。

【性味与归经】苦、甘，寒。归肺、胃、肾经。

【功能与主治】清热泻火，滋阴润燥。用于外感热病，高热烦渴，肺热燥咳，骨蒸潮热，内热消渴，肠燥便秘。

【用法与用量】6~12g。

【中国药典标准】本品呈长条状，微弯曲，略扁，偶有分枝，长3~15cm，直径0.8~1.5cm，一端有浅黄色的茎叶残痕。表面黄棕色至棕色，上面有一凹沟，具紧密排列的环状节，节上密生黄棕色的残存叶基，由两侧向根茎上方生长，下面隆起而略皱缩，并有凹陷或突起的点状根痕。质硬，易折断，断面黄白色。气微，味微甜、略苦，嚼之带黏性。

【饮片主要特征】本品呈不规则类圆形的厚片，直径0.8~1.5cm。外表皮黄棕色或棕色，可见少量残存的黄棕色叶基纤维和凹陷或突起的点状根痕。切面黄白色至黄色。气微，味微甜、略苦，嚼之带黏性。

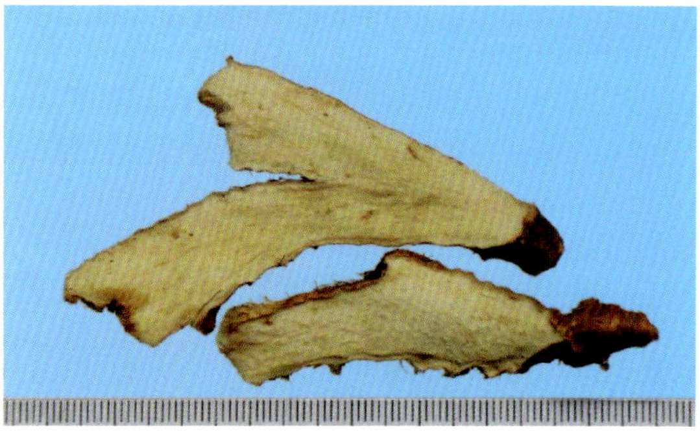

知母

【验收警示】

切面黄白色至黄色。气微，味微甜、略苦，嚼之带黏性。

紫花前胡

【来源与采制】本品为伞形科植物紫花前胡的干燥根。秋、冬二季地上部分枯萎时采挖，除去须根，晒干。

【炮制】除去杂质，洗净，润透，切薄片，晒干。

【性味与归经】苦、辛，微寒。归肺经。

【功能与主治】降气化痰，散风清热。用于痰热喘满，咯痰黄稠，风热咳嗽痰多。

【用法与用量】3~9g，或入丸、散。

【中国药典标准】本品多呈不规则圆柱形、圆锥形或纺锤形，主根较细，有少数支根，长3~15cm，直径0.8~1.7cm。表面棕色至黑棕色，根头部偶有残留茎基和膜状叶鞘残基，有浅直细纵皱纹，可见灰白色横向皮孔样突起和点状须根痕。质硬，断面类白色，皮部较窄，散有少数黄色油点。气芳香，味微苦、辛。

【饮片主要特征】 同上。

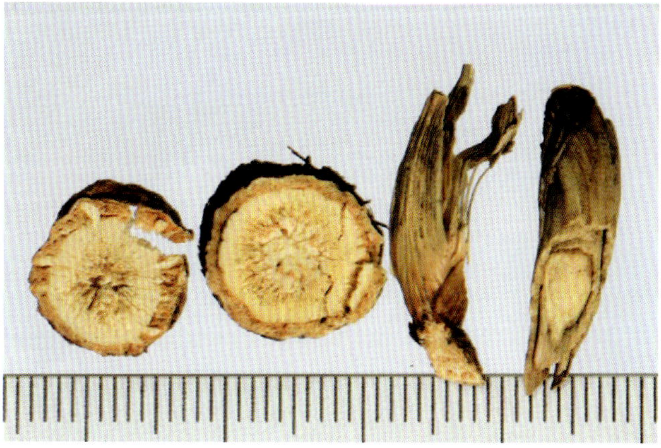

紫花前胡

【验收警示】

注意与前胡（白花前胡）的区别：紫花前胡，皮部窄木部宽，散有少数黄色油点。前胡，皮部宽木部窄，皮部散有多数棕黄色油点。

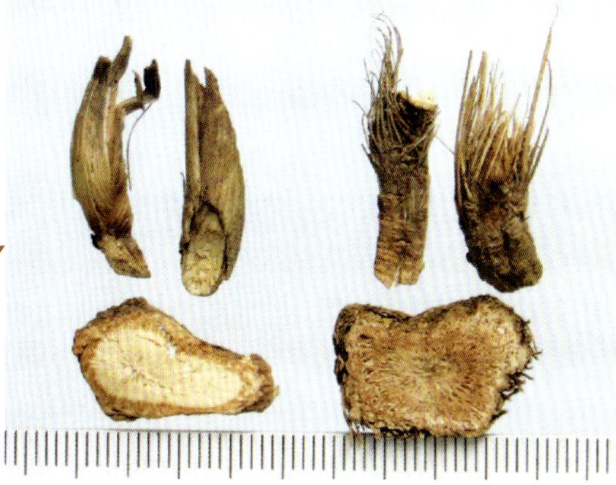

紫花前胡　　前胡

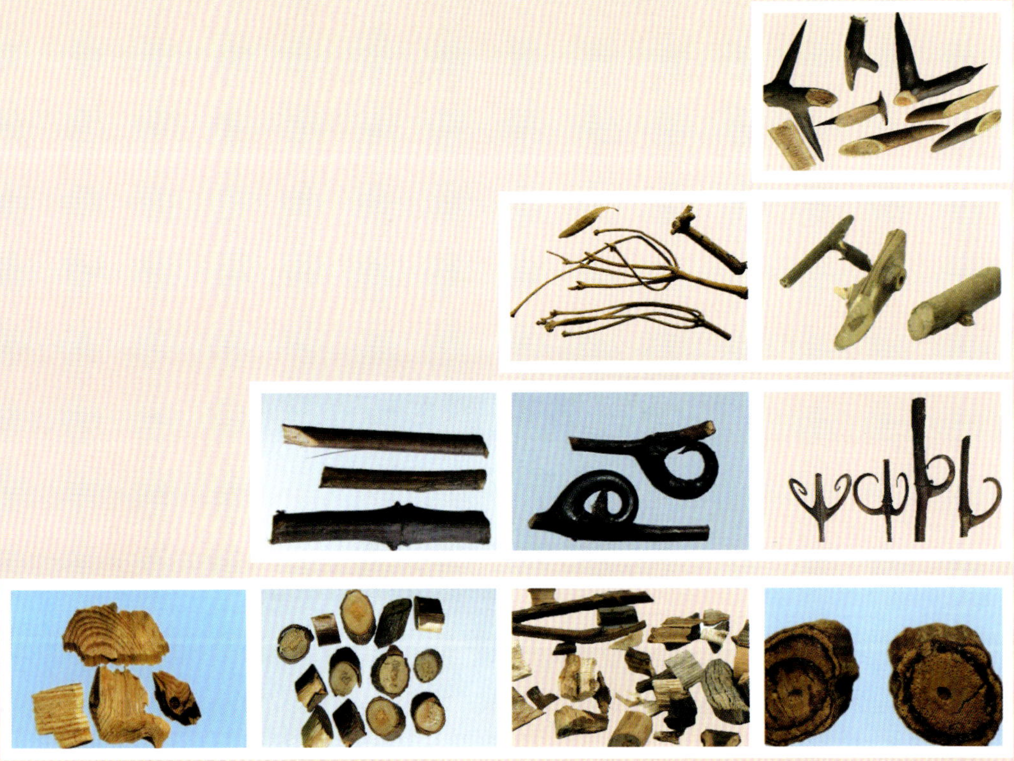

藤木类

沉　香

【来源与采制】本品为瑞香科植物白木香含有树脂的木材。全年均可采收，割取含树脂的木材，除去不含树脂的部分，阴干。

【炮制】除去枯废白木，劈成小块。用时捣碎或研成细粉。

【性味与归经】辛、苦，微温。归脾、胃、肾经。

【功能与主治】行气止痛，温中止呕，纳气平喘。用于胸腹胀闷疼痛，胃寒呕吐呃逆，肾虚气逆喘急。

【用法与用量】1~5g，后下。

【中国药典标准】本品呈不规则块、片状或盔帽状，有的为小碎块。表面凹凸不平，有刀痕，偶有孔洞，可见黑褐色树脂与黄白色木部相间的斑纹，孔洞及凹窝表面多呈朽木状。质较坚实，断面刺状。气芳香，味苦。

【饮片主要特征】同上。

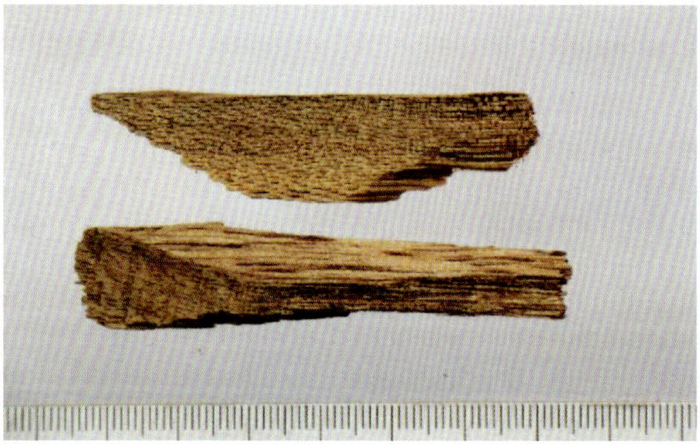

沉香

【老药工经验集锦】

1. 本品断面既有竖条纹又有 1mm 左右的横纹，棕黄相间。

2. 新剖开面火烧后立即熄灭，不应有明火，香气浓郁。

【验收警示】

有效成分为挥发油。按药典规定，浸出物不得低于 10%。

大血藤

【来源与采制】本品为木通科植物大血藤的干燥藤茎。秋、冬二季采收，除去侧枝，截段，干燥。

【炮制】除去杂质，洗净，润透，切厚片，干燥。

【性味与归经】苦，平。归大肠、肝经。

【功能与主治】清热解毒，活血，祛风止痛。用于肠痈腹痛，热毒疮疡，经闭，痛经，跌扑肿痛，风湿痹痛。

【用法与用量】9~15g。

【中国药典标准】本品呈圆柱形，略弯曲，长30~60cm，直径1~3cm。表面灰棕色，粗糙，外皮常呈鳞片状剥落，剥落处显暗红棕色，有的可见膨大的节和略凹陷的枝痕或叶痕。质硬，断面皮部红棕色，有数处向内嵌入木部，木部黄白色，有多数细孔状导管，射线呈放射状排列。气微，味微涩。

【饮片主要特征】本品为类椭圆形的厚片。外表皮灰棕色，粗糙。切面皮部红棕色，有数处向内嵌入木部，木部黄白色，有多数导管孔，射线呈放射状排列。气微，味微涩。

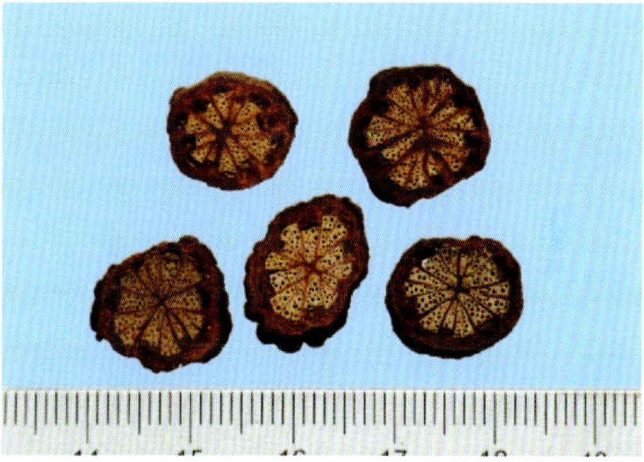

大血藤

【老药工经验集锦】

直径1~3cm。断面皮部红棕色，有数处向内嵌入木部（车轮纹），木部黄白色，射线放射状。

【验收警示】

注意饮片直径1~3cm，直径大于3cm质量次。

钩　藤

【来源与采制】本品为茜草科植物钩藤、大叶钩藤、毛钩藤、华钩藤或无柄果钩藤的干燥带钩茎枝。秋、冬二季采收，去叶，切段，晒干。

【性味与归经】甘，凉。归肝、心包经。

【功能与主治】息风定惊，清热平肝。用于肝风内动，惊痫抽搐，高热惊厥，感冒夹惊，小儿惊啼，妊娠子痫，头痛眩晕。

【用法与用量】3~12g。后下。

【中国药典标准】本品茎枝呈圆柱形或类方柱形，长2~3cm，直径0.2~0.5cm。表面红棕色至紫红色者具细纵纹，光滑无毛；黄绿色至灰褐色者有的可见白色点状皮孔，被黄褐色柔毛。多数枝节上对生两个向下弯曲的钩（不育花序梗），或仅一侧有钩，另一侧为突起的疤痕；钩略扁或稍圆，先端细尖，基部较阔；钩基部的枝上可见叶柄脱落后的窝点状痕迹和环状的托叶痕。质坚韧，断面黄棕色，皮部纤维性，髓部黄白色或中空。气微，味淡。

【饮片主要特征】同上。

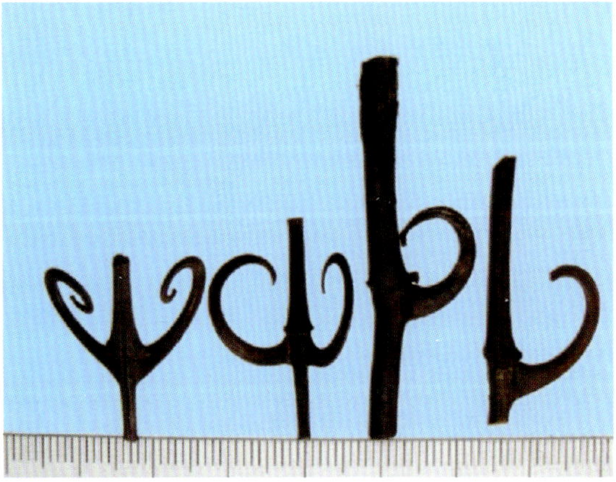

钩藤

【老药工经验集锦】

钩藤的颜色与发汗时间有关（药典要求恰到好处，不宜太黑），单双钩均可。

【验收警示】

1. 应注意不能掺入没有钩的茎。

2. 变异钩藤不能入药。

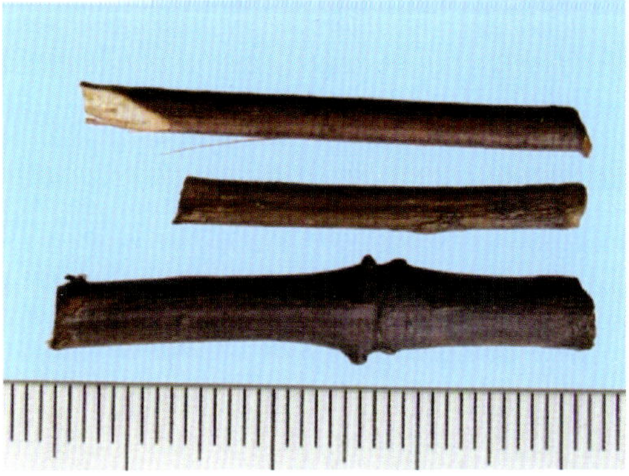

钩藤（无钩，不能入药）

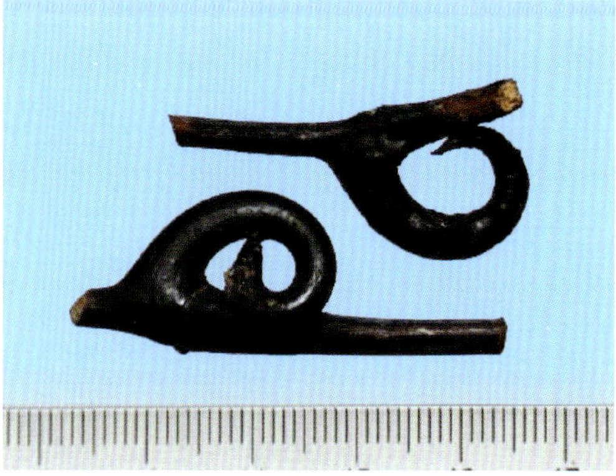

钩藤（变异，不能入药）

桂 枝

【来源与采制】本品为樟科植物肉桂的干燥嫩枝。春、夏二季采收，除去叶，晒干，或切片晒干。

【炮制】除去杂质，洗净，润透，切厚片，干燥。

【性味与归经】辛、甘，温。归心、肺、膀胱经。

【功能与主治】发汗解肌，温通经脉，助阳化气，平冲降气。用于风寒感冒，脘腹冷痛，血寒经闭，关节痹痛，痰饮，水肿，心悸，奔豚。

【用法与用量】3~10g。

【中国药典标准】本品呈长圆柱形，多分枝，长30~75cm，粗端直径0.3~1cm。表面红棕色至棕色，有纵棱线、细皱纹及小疙瘩状的叶痕、枝痕和芽痕，皮孔点状。质硬而脆，易折断。切片厚2~4mm，切面皮部红棕色，木部黄白色至浅黄棕色，髓部略呈方形。有特异香气，味甜、微辛，皮部味较浓。

【饮片主要特征】本品呈类圆形或椭圆形的厚片，直径0.3~1cm。表面红棕色至棕色，有时可见点状皮孔或纵棱线。切面皮部红棕色，木部黄白色或浅黄棕色，髓部类圆形或略呈方形，有特异香气，味甜、微辛。

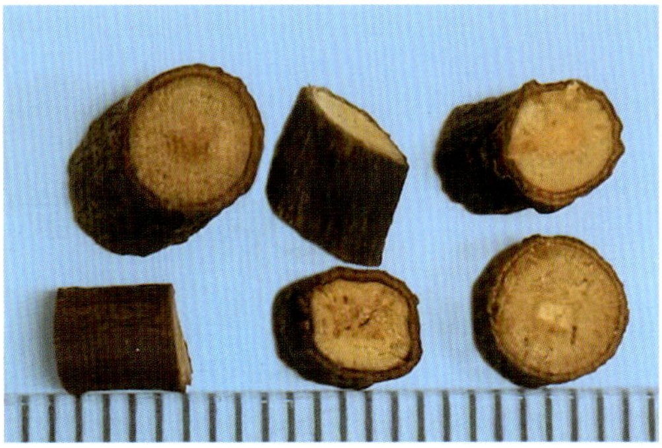

桂枝

【老药工经验集锦】

有特异香气。

【验收警示】

注意老枝不能入药。

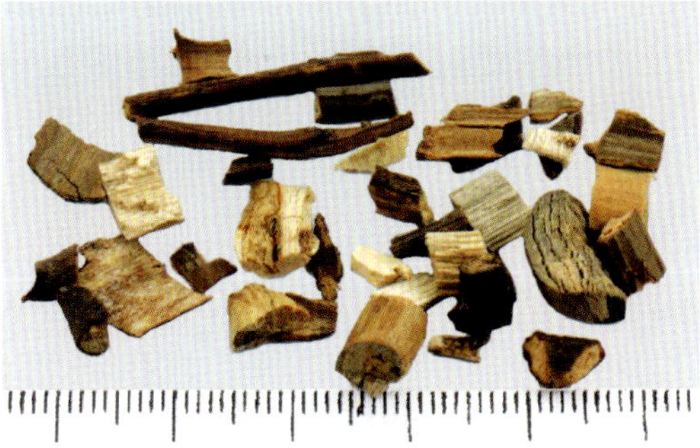

桂枝（老枝）

鸡血藤

【来源与采制】本品为豆科植物密花豆的干燥藤茎。秋、冬二季采收，除去枝叶，切片，晒干。

【性味与归经】苦、甘，温。归肝、肾经。

【功能与主治】活血补血，调经止痛，舒筋活络。用于月经不调，痛经，经闭，风湿痹痛，麻木瘫痪，血虚萎黄。

【用法与用量】9~15g。

【中国药典标准】本品为椭圆形、长矩圆形或不规则的斜切片，厚0.3~1cm。栓皮灰棕色，有的可见灰白色斑，栓皮脱落处显红棕色。质坚硬。切面木部红棕色或棕色，导管孔多数；韧皮部有树脂状分泌物呈红棕色至黑棕色，与木部相间排列呈数个同心性椭圆形环或偏心性半圆形环；髓部偏向一侧。气微，味涩。

【饮片主要特征】同上。

【老药工经验集锦】

韧皮部有树脂状分泌物呈红棕色至黑棕色，与木部相间排列呈数个同心性椭圆形环或偏心性半圆形环；髓部偏向一侧。

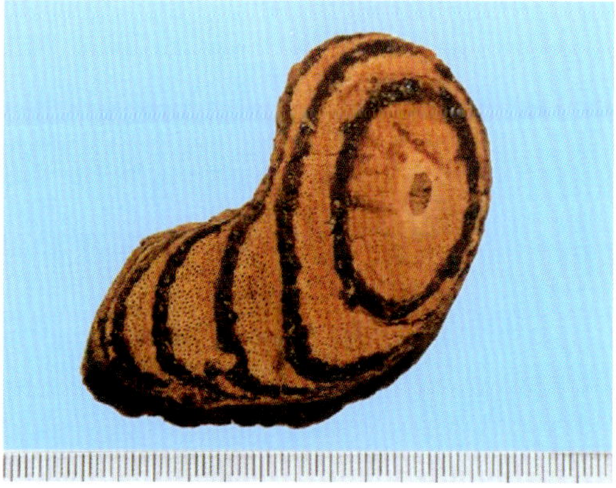

鸡血藤

【验收警示】

偏心性环必须三环以上，木质部发红为质优。

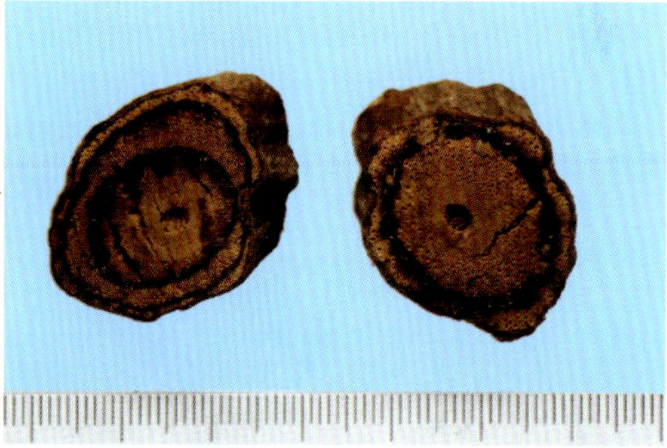

鸡血藤（三环以下，不能入药）

桑寄生

【来源与采制】本品为桑寄生科植物桑寄生的干燥带叶茎枝。冬季至次春采割，除去粗茎，切段，干燥，或蒸后干燥。

【炮制】除去杂质，略洗，润透，切厚片或短段，干燥。

【性味与归经】苦、甘，平。归肝、肾经。

【功能与主治】祛风湿，补肝肾，强筋骨，安胎元。用于风湿痹痛，腰膝酸软，筋骨无力，崩漏经多，妊娠漏血，胎动不安，头晕目眩。

【用法与用量】 9~15g。

【中国药典标准】 本品茎枝呈圆柱形，长3~4cm，直径0.2~1cm。表面红褐色或灰褐色，具细纵纹，并有多数细小突起的棕色皮孔，嫩枝有的可见棕褐色茸毛。质坚硬，断面不整齐，皮部红棕色，木部色较浅。叶多卷曲，具短柄；叶片展平后呈卵形或椭圆形，长3~8cm，宽2~5cm，表面黄褐色。幼叶被细茸毛，先端钝圆，基部圆形或宽楔形，全缘，革质。气微，味涩。

【饮片主要特征】 本品为厚片或不规则短段。外表皮红褐色或灰褐色，具细纵纹，并有多数细小突起的棕色皮孔，嫩枝有的可见棕褐色茸毛。切面皮部红棕色，木部色较浅。叶多卷曲或破碎，完整者展平后呈卵形或椭圆形，表面黄褐色，幼叶被细茸毛，先端钝圆，基部圆形或宽楔形，全缘，革质。气微，味涩。

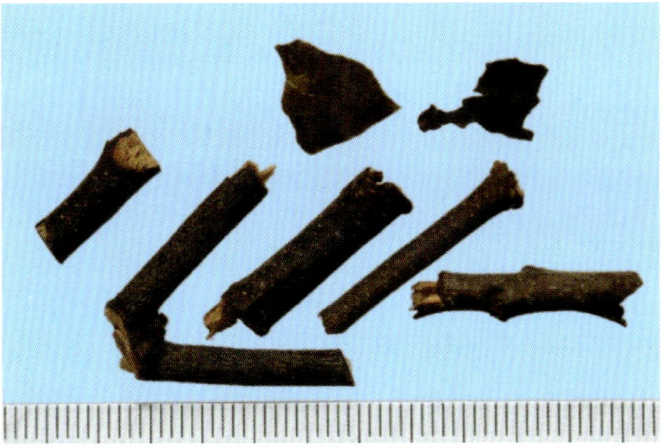

桑寄生

【验收警示】

注意与槲寄生区别。槲寄生茎外皮黄绿色、黄棕色或棕褐色，切面皮部黄色，木部浅黄色，有放射状纹理，髓部常偏向一边。桑寄生外表皮红褐色或灰褐色切面皮部红棕色，木部色较浅。

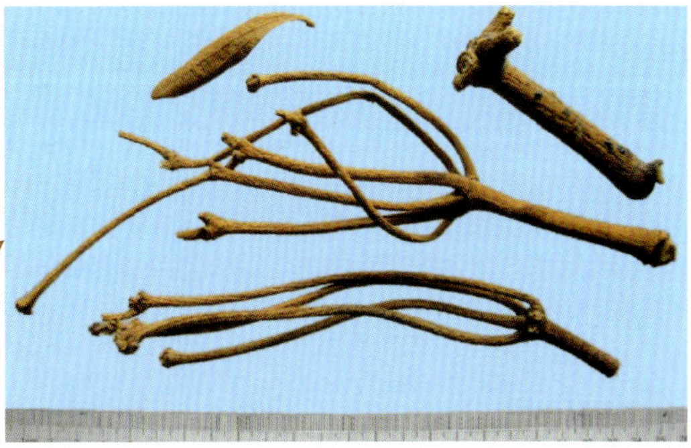

槲寄生

苏木

【来源与采制】本品为豆科植物苏木的干燥心材。多于秋季采伐，除去白色边材，干燥。

【炮制】锯成长约3cm的段，再劈成片或碾成粗粉。

【性味与归经】甘、咸，平。归心、肝、脾经。

【功能与主治】活血祛瘀，消肿止痛。用于跌打损伤，骨折筋伤，瘀滞肿痛，经闭痛经，产后瘀阻，胸腹刺痛，痈疽肿痛。

【用法与用量】3~9g。

【中国药典标准】本品呈长圆柱形或对剖半圆柱形，长10~100cm，直径3~12cm。表面黄红色至棕红色，具刀削痕，常见纵向裂缝。质坚硬。断面略具光泽，年轮明显，有的可见暗棕色、质松、带亮星的髓部。气微，味微涩。

【饮片主要特征】同上。

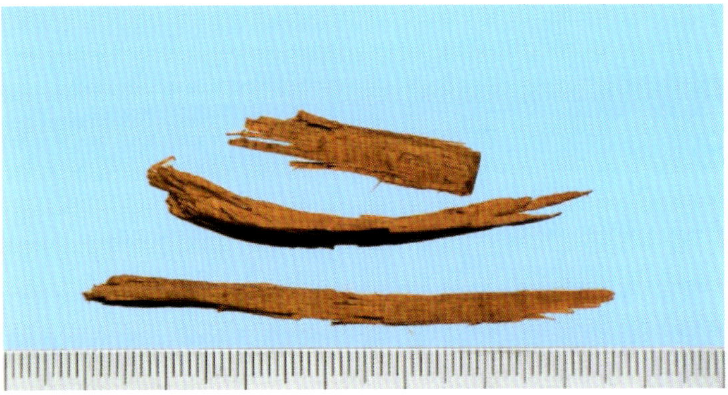

苏木

【老药工经验集锦】

药用部位是心材，颜色黄红或红。

【验收警示】

颜色黄色为边材，是非药用部位。颜色过红则有泡水可能。

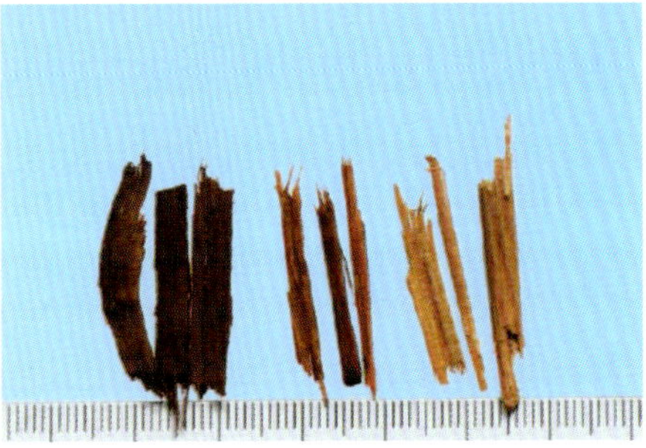

泡水　　苏木　　边材

首乌藤

【来源与采制】 本品为蓼科植物何首乌的干燥藤茎。秋、冬二季采割，除去残叶，捆成把或趁鲜切段，干燥。

【炮制】 除去杂质，洗净，切段，干燥。

【性味与归经】 甘，平。归心、肝经。

【功能与主治】 养血安神，祛风通络。用于失眠多梦，血虚身痛，风湿痹痛，皮肤瘙痒。

【用法与用量】 9~15g。外用适量，煎水洗患处。

【中国药典标准】 本品呈长圆柱形，稍扭曲，具分枝，长短不一，直径4~7mm。表面紫红色或紫褐色，粗糙，具扭曲的纵皱纹，节部略膨大，有侧枝痕，外皮菲薄，可剥离。质脆，易折断。断面皮部紫红色，木部黄白色或淡棕色，导管孔明显，髓部疏松，类白色。气微，味微苦色。

【饮片主要特征】 本品呈圆柱形的段。外表面紫红色或紫褐色。切面皮部紫红色，木部黄白色或淡棕色，导管孔明显，髓部疏松，类白色。气微，味微苦涩。

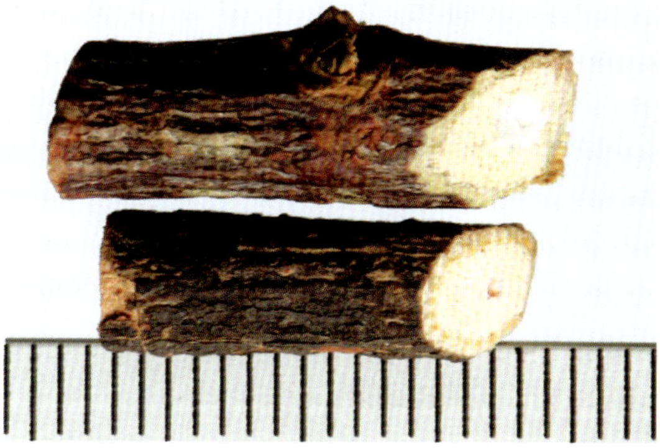

首乌藤

【老药工经验集锦】

断面皮部紫红色，木部黄白色或淡棕色，导管孔明显，髓部疏松，类白色。

【验收警示】

直径不能大于7mm。

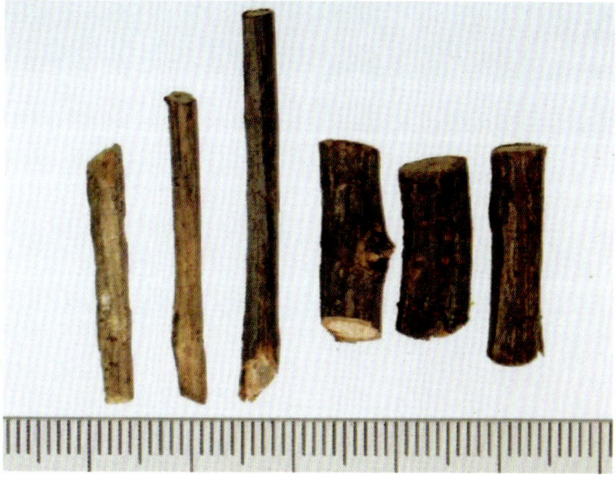

地上茎　　首乌藤

通　草

【来源与采制】本品为五加科植物通脱木的干燥茎髓。秋季割取茎，截成段，趁鲜取出髓部，理直，晒干。

【炮制】除去杂质，切厚片。

【性味与归经】甘、淡，微寒。归肺、胃经。

【功能与主治】清热利尿，通气下乳。用于湿热淋证，水肿尿少，乳汁不下。

【用法与用量】3~5g。

【中国药典标准】本品呈圆柱形，长20~40cm，直径1~2.5cm。表面白色或淡黄色，有浅纵沟纹。体轻，质松软，稍有弹性，易折断，断面平坦，显银白色光泽，中部有直径0.3~0.5cm的空心或半透明的薄膜，纵剖面呈梯状排列，实心者少见。气微，味淡。

【饮片主要特征】直径1~2.5cm，体轻，质松软，断面平坦，显银白色光泽，中部有直径0.3~0.5cm的空心或半透明的薄膜，纵剖面呈梯状排列，实心者少见。气微，味淡。

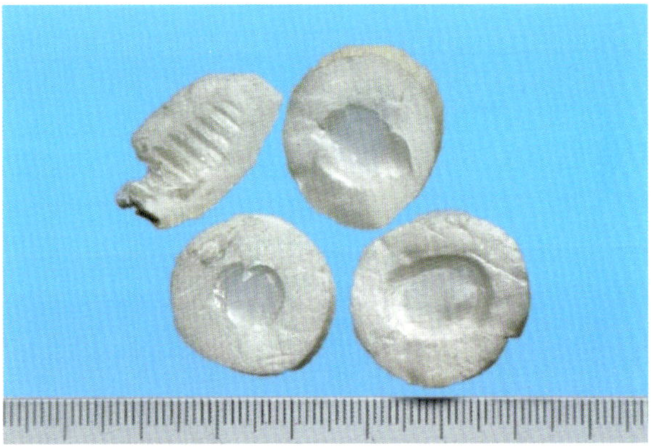

通草

【老药工经验集锦】

直径1~2.5cm，体轻，断面中部有半透明的薄膜，纵剖面呈梯状排列，实心者少见。

【验收警示】

若大部分实心应考虑为梗通草。

油松节

【来源与采制】本品为松科植物油松或马尾松的干燥瘤状节或分枝节。全年均可采收，锯取后阴干。

【炮制】劈成薄片或小块。

【性味与归经】苦、辛，温。入肝、肾经。

【功能与主治】祛风除湿，通络止痛。用于风寒湿痹，历节风痛，转筋挛急，跌打伤痛。

【用法与用量】9~15g。

【中国药典标准】本品呈扁圆节段状或不规则的块状，长短粗细不一。外表面黄棕色、灰棕色或红棕色，有时带有棕色至黑棕色油斑，或有残存的栓皮。质坚硬。横截面木部淡棕色，心材色稍深，可见明显的年轮环纹，显油性；髓部小，淡黄棕色。纵断面具纵直或扭曲纹理。有松节油香气，味微苦辛。

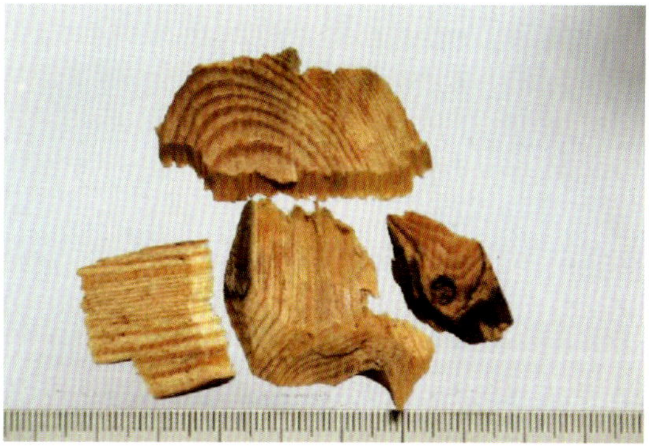

油松节

【饮片主要特征】横截面木部淡棕色，心材色稍深，可见明显的年轮环纹，显油性；髓部小，淡黄棕色。纵断面具纵直或扭曲纹理。有松节油香气，味微苦辛。

【老药工经验集锦】

有明显的年轮环纹，显油性。纵断面具纵直或扭曲纹理。有松节油香气，味微苦辛。

【验收警示】

油松节的有效成分具有挥发性，无松节油香气的可能陈旧或存放不当，质量次。

皂角刺

【来源与采制】 本品为豆科植物皂荚的干燥棘刺。全年均可采收，干燥，或趁鲜切片，干燥。

【炮制】 除去杂质；未切片者略泡，润透，切厚片，干燥。

【性味与归经】 辛，温。归肝、胃经。

【功能与主治】 消肿托毒，排脓，杀虫。用于痈疽初起或脓成不溃，外治疥癣麻风。

【用法与用量】 3~10g。外用适量，醋蒸取汁涂患处。

【中国药典标准】 本品为主刺和1~2次分枝的棘刺。主刺长圆锥形，长3~15cm或更长，直径0.3~1cm；分枝刺长1~6cm，刺端锐尖。表面紫棕色或棕褐色。体轻，质坚硬，不易折断。切片厚0.1~0.3cm，常带有尖细的刺端。木部黄白色，髓部疏松，淡红棕色。质脆，易折断。气微，味淡。

【饮片主要特征】 表面紫棕色或棕褐色。体轻，质坚硬，不易折断。切片厚0.1~0.3cm，常带有尖细的刺端。木部黄白色，髓部疏松，淡红棕色。质脆，易折断。气微，味淡。

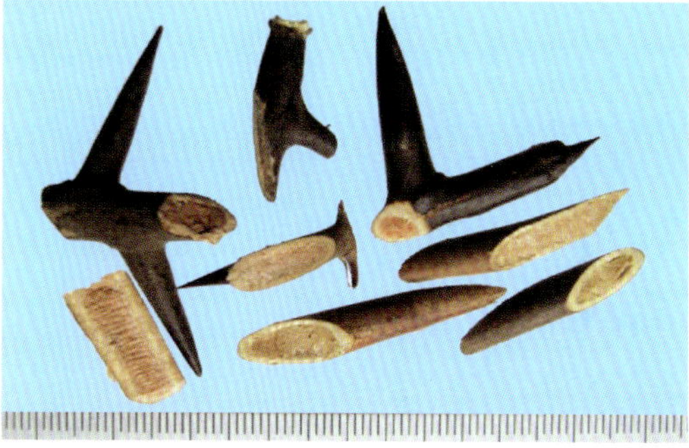

皂角刺

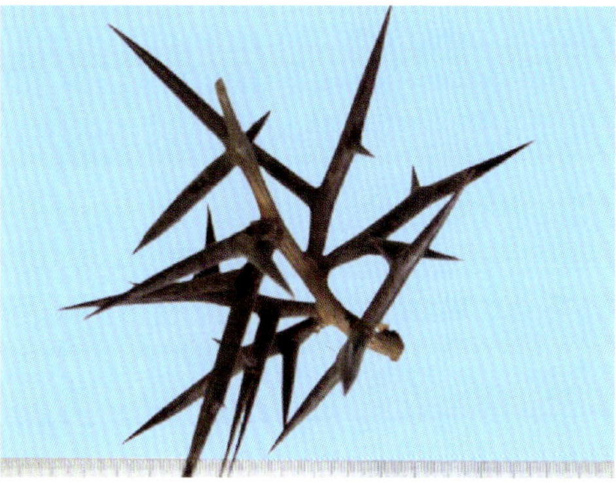

皂角刺（优质）

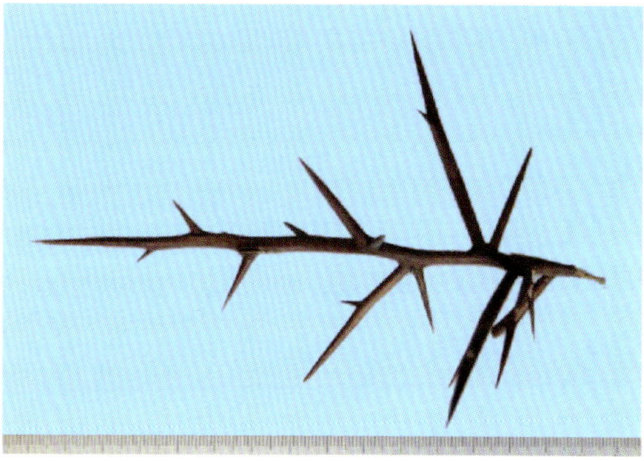

皂角刺（劣质）

【老药工经验集锦】

主刺圆锥形，髓淡红。刺互生，长度不小于 1cm，髓应为红色，茎部不宜太细，一般大于 3mm。

【验收警示】

不能掺入伪品及非药用部位。

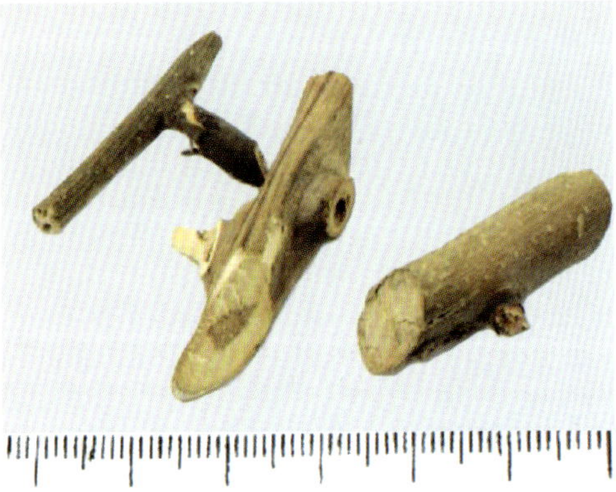

皂角刺（伪品）

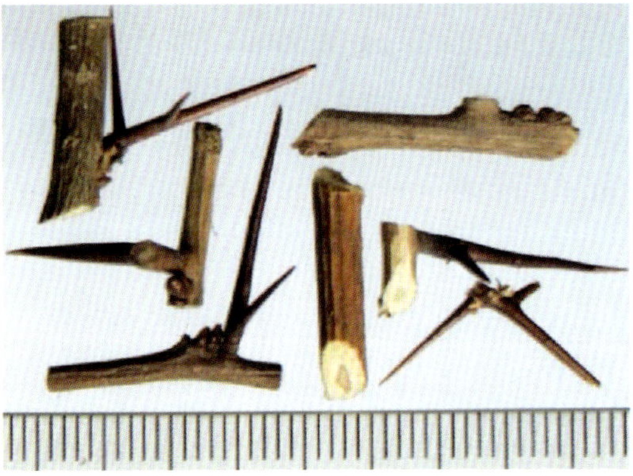

皂角刺（伪品）

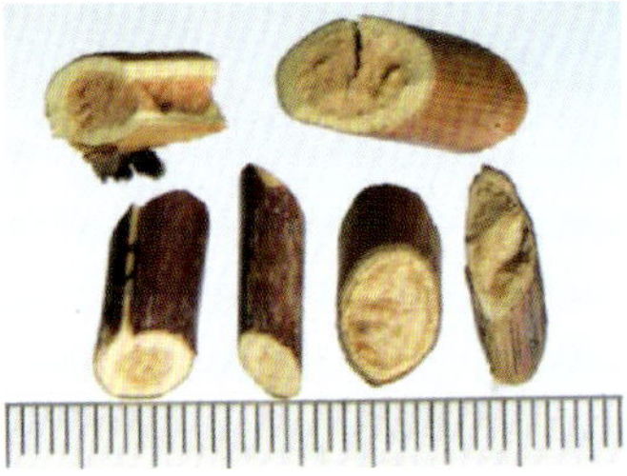

皂角刺（伪品）

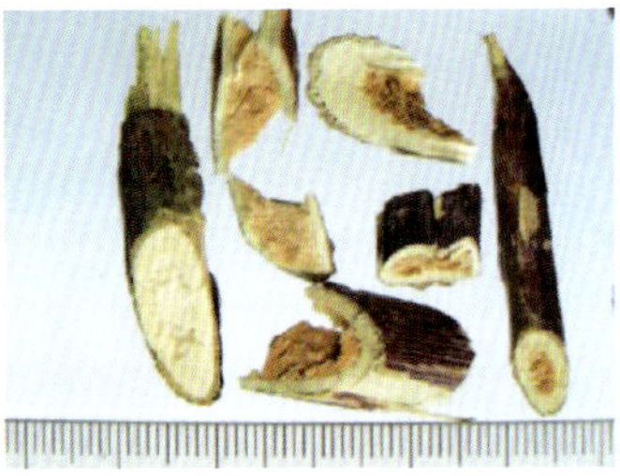

皂角刺（伪品）

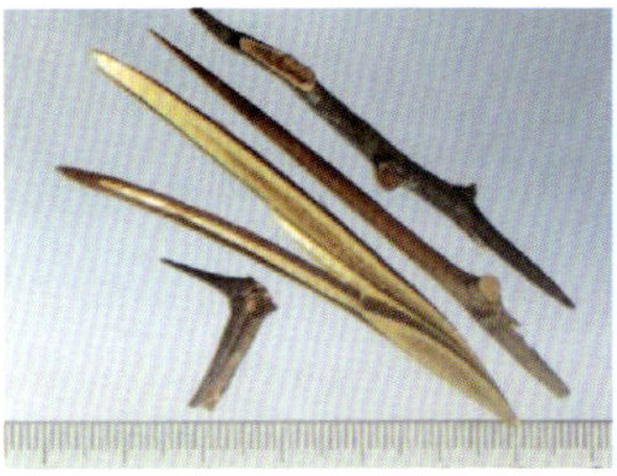

皂角刺（伪品）

皮　类

白鲜皮

【来源与采制】 本品为芸香科植物白鲜的干燥根皮。春、秋二季采挖根部，除去泥沙和粗皮，剥取根皮，干燥。

【炮制】 除去杂质，洗净，稍润，切厚片，干燥。

【性味与归经】 苦，寒。归脾、胃、膀胱经。

【功能与主治】 清热燥湿，祛风解毒。用于湿热疮毒，黄水淋漓，湿疹，风疹，疥癣疮癞，风湿热痹，黄疸尿赤。

【用法与用量】 5~10g。外用适量，煎汤洗或研粉敷。

【中国药典标准】 本品呈卷筒状，长5~15cm，直径1~2cm，厚0.2~0.5cm。外表面灰白色或淡灰黄色，具细纵皱纹和细根痕，常有突起的颗粒状小点。内表面类白色，有细纵纹。质脆，折断时有粉尘飞扬，断面不平坦，略呈层片状，剥去外层，迎光可见闪烁的小亮点。有羊膻气，味微苦。

【饮片主要特征】 本品呈不规则的厚片。外表皮灰白色或淡灰黄色，具细纵皱纹及细根痕，常有突起的颗粒状小点；内表面类白色，有细纵纹。切面类白色，略呈层片状。有羊膻气，味微苦。

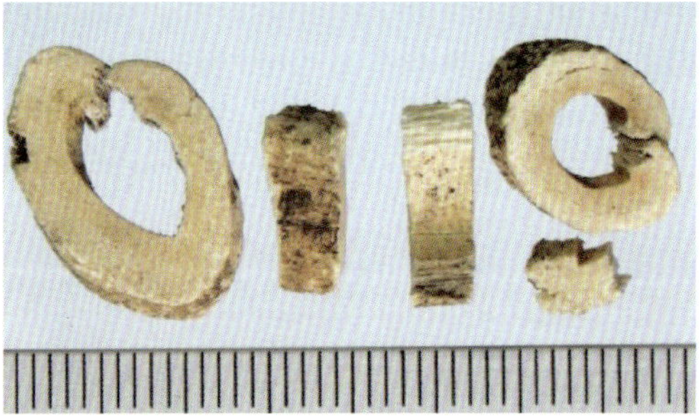

白鲜皮

【老药工经验集锦】

外表皮灰白色或淡灰黄色，常有突起的颗粒状小点；切面类白色，略呈层片状，剥去外层，迎光可见闪烁的小亮点。有羊膻气，味微苦。

【验收警示】

注意药用部位只有根皮，木心不能入药。

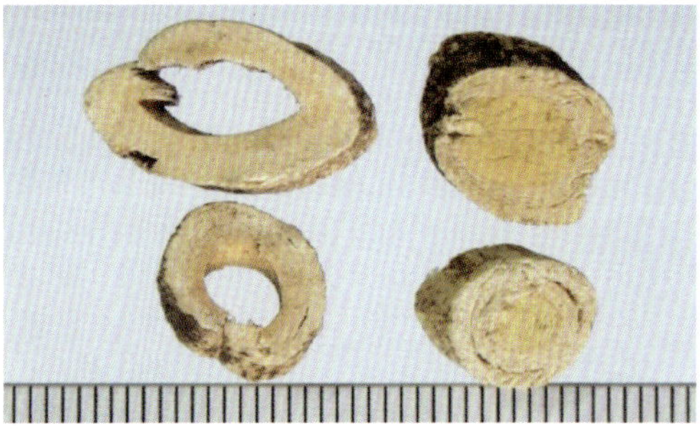

白鲜皮未去心白鲜皮

地枫皮

【来源与采制】本品为木兰科植物地枫皮的干燥树皮。春、秋二季剥取，晒干或低温干燥。

【炮制】除去杂质，洗净，打碎，干燥。

【性味与归经】微辛、涩，温；有小毒。归膀胱、肾经。

【功能与主治】祛风除湿，行气止痛。用于风湿痹痛，劳伤腰痛。

【用法与用量】6~9g。

【中国药典标准】本品呈卷筒状或槽状，长5~15cm，直径1~4cm，厚0.2~0.3cm。外表面灰棕色至深棕色，有的可见灰白色地衣斑，粗皮易剥离或脱落，脱落处棕红色。内表面棕色或棕红色，具明显的细纵皱纹。质松脆，易折断，断面颗粒状。气微香，味微涩。

【饮片主要特征】同上。

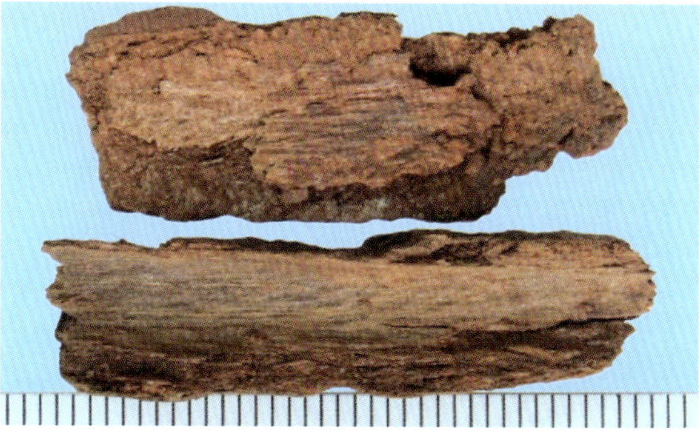

地枫皮

【验收警示】

1. 不要带有木质部分。
2. 厚0.2~0.3cm。

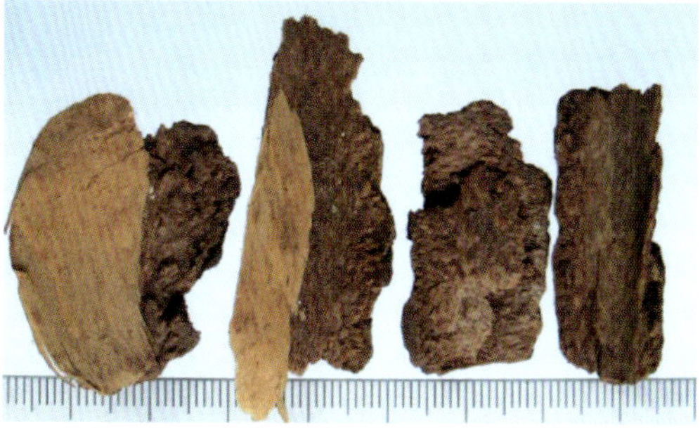

地枫皮带木质部　　优质地枫皮

地骨皮

【来源与采制】本品为茄科植物枸杞或宁夏枸杞的干燥根皮。春初或秋后采挖根部，洗净，剥取根皮，晒干。

【性味与归经】甘，寒。归肺、肝、肾经。

【功能与主治】凉血除蒸，清肺降火。用于阴虚潮热，骨蒸盗汗，肺热咳嗽，咯血，衄血，内热消渴。

【用法与用量】9~15g。

【中国药典标准】本品呈筒状或槽状，长3~10cm，宽0.5~1.5cm，厚0.1~0.3cm。外表面灰黄色至棕黄色，粗糙，有不规则纵裂纹，易成鳞片状剥落。内表面黄白色至灰黄色，味微甘而后苦。

【饮片主要特征】同上。

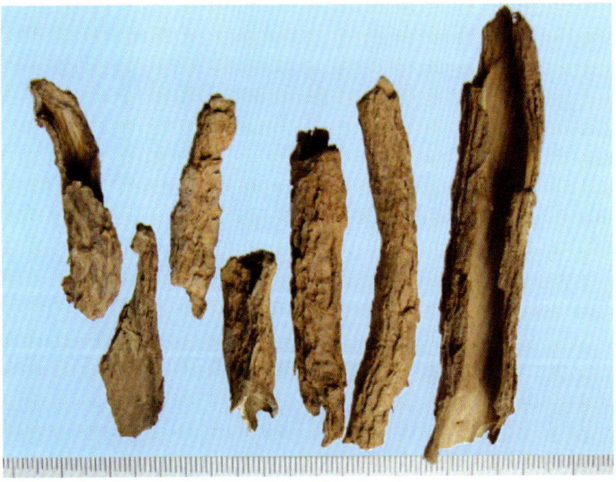

地骨皮

【老药工经验集锦】

皮糙，里白，无香气。

【验收警示】

1. 外表面易呈鳞片状剥落。

2. 不能带有木心。

杜 仲

【来源与采制】本品为杜仲科植物杜仲的干燥树皮。4~6月剥取，刮去粗皮，堆置“发汗”至内皮呈紫褐色，晒干。

【炮制】刮去残留粗皮，洗净，切块或丝，干燥。

【性味与归经】甘，温。归肝、肾经。

【功能与主治】补肝肾，强筋骨，安胎。用于肝肾不足，腰膝酸痛，筋骨无力，头晕目眩，妊娠漏血，胎动不安。

【用法与用量】6~10g。

【中国药典标准】本品呈板片状或两边稍向内卷，大小不一，厚3~7mm。外表面淡棕色或灰褐色，有明显的皱纹或纵裂槽纹，有的树皮较薄，未去粗皮，可见明显的皮孔。内表面暗紫色，光滑。质脆，易折断，断面有细密、银白色、富弹性的橡胶丝相连。气微，味稍苦。

【饮片主要特征】本品呈小方块或丝状。外表面淡棕色或灰褐色，有明显的皱纹。内表面暗紫色，光滑。断面有细密、银白色、富弹性的橡胶丝相连。气微，味稍苦。

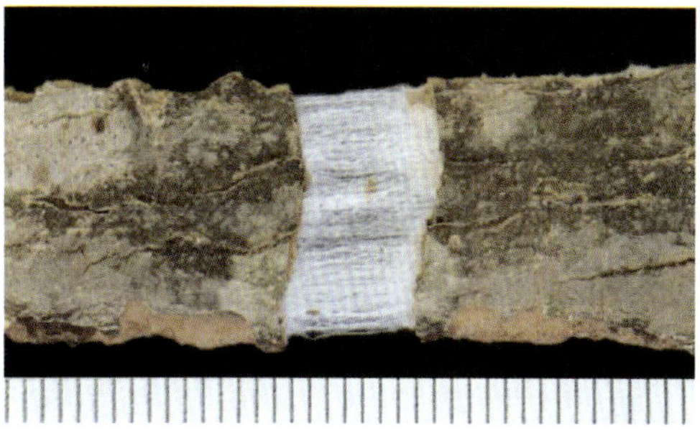

杜仲外表皮

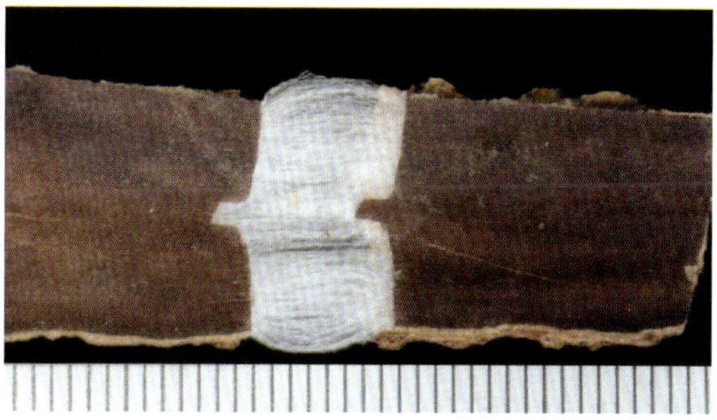

杜仲内表皮

【老药工经验集锦】

内表面暗紫色，光滑。质脆，易折断，断面有细密、银白色、富弹性的橡胶丝相连。

【验收警示】

1. 内面黑褐色或紫色而光，折断时白丝多者为佳。

2. 皮薄、断面丝少或皮厚带粗皮者质次。

黄 柏

【来源与采制】本品为芸香科植物黄皮树的干燥树皮。习称“川黄柏”。剥取树皮后，除去粗皮，晒干。

【炮制】除去杂质，喷淋清水，润透，切丝，干燥。

【性味与归经】苦，寒。归肾、膀胱经。

【功能与主治】清热燥湿，泻火除蒸，解毒疗疮。用于湿热泻痢，黄疸尿赤，带下阴痒，热淋涩痛，脚气痿躄，骨蒸劳热，盗汗，遗精，疮疡肿毒，湿疹湿疮。

【用法与用量】3~12g。外用适量。

【中国药典标准】本品呈板片状或浅槽状，长宽不一，厚1~6mm。外表面黄褐色或黄棕色，平坦或具纵沟纹，有的可见皮孔痕及残存的灰褐色粗皮。内表面暗黄色或淡棕色，具细密的纵棱纹。体轻，质硬，断面纤维性，呈裂片状分层，深黄色。气微，味极苦，嚼之有黏性。

【饮片主要特征】本品呈丝条状。外表面黄褐色或黄棕色。内表面暗黄色或淡棕色，具纵棱纹。切面纤维性，呈裂片状分层，深黄色。味极苦。

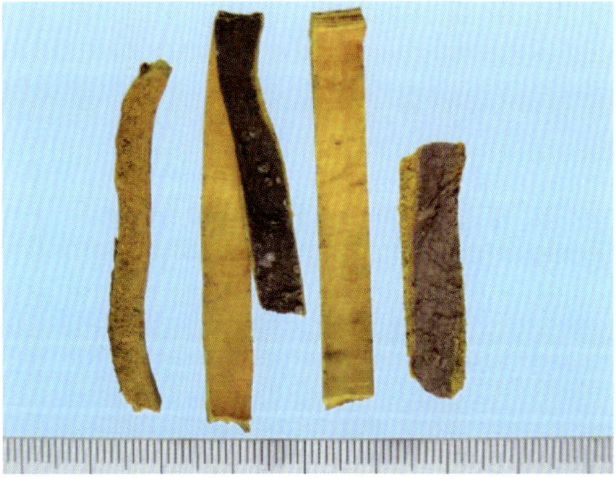

黄柏

【老药工经验集锦】

外表面黄褐色或黄棕色，可见皮孔痕及残存的灰褐色粗皮。内表面暗黄色或淡棕色，具细密的纵棱纹。断面纤维性，呈裂片状分层。

【验收警示】

1. 注意与易混品种关黄柏的区别：关黄柏外表面黄绿色或淡棕黄色，皮孔痕小而少见，内表面黄色或黄棕色，不具细密的纵棱纹。

2. 其他树皮染色冒充，特点是里外都黄。

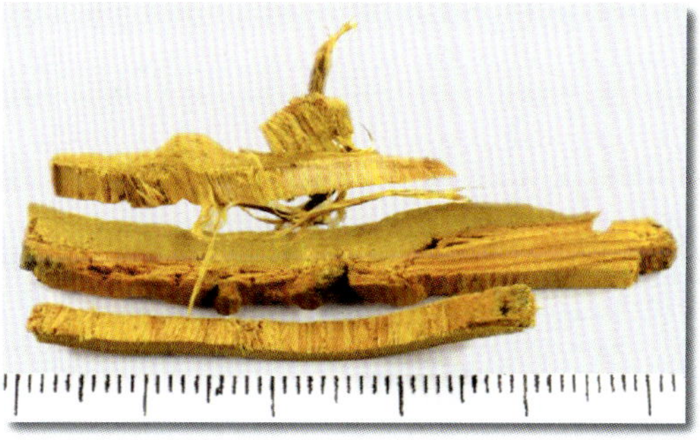

黄柏伪品

合欢皮

【来源与采制】 本品为豆科植物合欢的干燥树皮。夏、秋二季剥取，晒干。

【炮制】 除去杂质，洗净，润透，切丝或块，干燥。

【性味与归经】 甘，平。归心、肝、肺经。

【功能与主治】 解郁安神，活血消肿。用于心神不安，忧郁失眠，肺痈，疮肿，跌扑伤痛。

【用法与用量】 6~12g。外用适量，研末调敷。

【中国药典标准】 本品呈卷曲筒状或半筒状，长40~80cm，厚0.1~0.3cm。外表面灰棕色至灰褐色，稍有纵皱纹，有的成浅裂纹，密生明显的椭圆形横向皮孔，棕色或棕红色，偶有突起的横棱或较大的圆形枝痕，常附有地衣斑。内表面淡黄棕色或黄白色，平滑，有细密纵纹。质硬而脆，易折断，断面呈纤维性片状，淡黄棕色或黄白色。气微香，味淡、微涩、稍刺舌，而后喉头有不适感。

【饮片主要特征】 本品呈弯曲的丝或块片状。外表面灰棕色至灰褐色，稍有纵皱纹，密生明显的椭圆形横向皮孔，棕色或棕红色。内表面淡黄棕色或黄白色，平滑，具细密纵纹。切面呈纤维性片状，淡黄棕色或黄白色。气微香，味淡、微涩、稍刺舌，而后喉头有不适感。

【老药工经验集锦】

外皮灰棕色至灰褐色，椭圆形横向皮孔明显。

【验收警示】

没有皮孔的为山合欢皮。

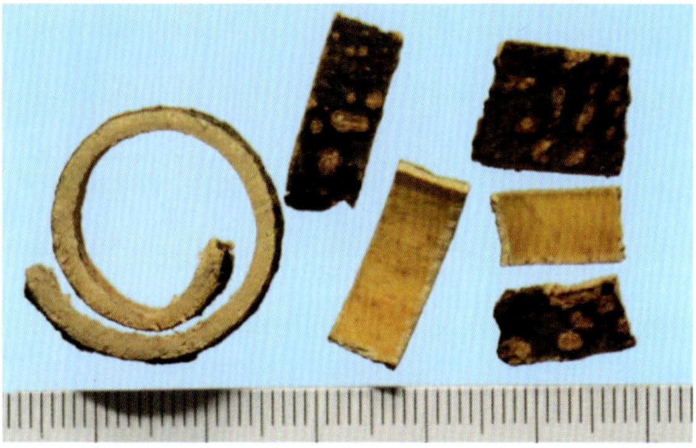

合欢皮

厚 朴

【来源与采制】本品为木兰科植物厚朴或凹叶厚朴的干燥干皮、根皮及枝皮。4~6月剥取，根皮和枝皮直接阴干；干皮置沸水中微煮后，堆置阴湿处，“发汗”至内表面变紫褐色或棕褐色时，蒸软，取出，卷成筒状，干燥。

【炮制】刮去粗皮，洗净，润透，切丝，干燥。

【性味与归经】苦、辛，温。归脾、胃、肺、大肠经。

【功能与主治】燥湿消痰，下气除满。用于湿滞伤中，脘痞吐泻，食积气滞，腹胀便秘，痰饮喘咳。

【用法与用量】3~10g。

【中国药典标准】干皮　呈卷筒状或双卷筒状，长30~35cm，厚0.2~0.7cm，习称“筒朴”；近根部的干皮一端展开如喇叭口，长13~25cm，厚0.3~0.8cm，习称“靴筒朴”。外表面灰棕色或灰褐色，粗糙，有时呈鳞片状，较易剥落，有明显椭圆形皮孔和纵皱纹，刮去粗皮者显黄棕色。内表面紫棕色或深紫褐色，较平滑，具细密纵纹，划之显油痕。质坚硬，不易折断，断面颗粒性，外层灰棕色，内层紫褐色或棕色，有油性，有的可见多数小亮星。气香，味辛辣、微苦。

根皮（根朴）　呈单筒状或不规则块片，有的弯曲似鸡肠，习称“鸡肠朴”。质硬，较易折断，断面纤维性。

枝皮（枝朴）　呈单筒状，长10~20cm，厚0.1~0.2cm。质脆，易折断，断面纤维性。

【饮片主要特征】 本品呈弯曲的丝条状或单、双卷筒状。外表面灰褐色，有时可见椭圆形皮孔或纵皱纹。内表面紫棕色或深紫褐色，较平滑，具细密纵纹，划之显油痕。切面颗粒性，有油性，有的可见小亮星。气香，味辛辣、微苦。

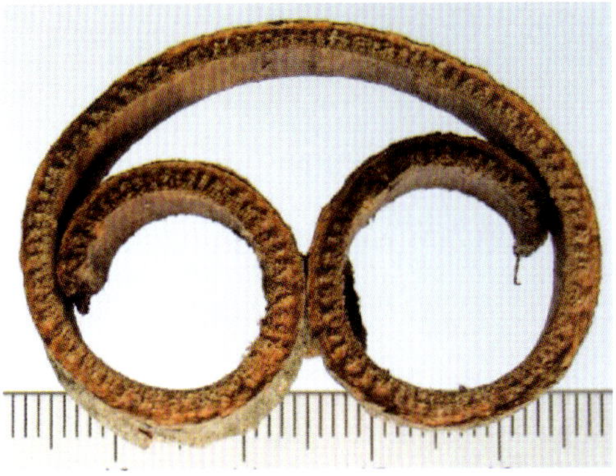

厚朴断面

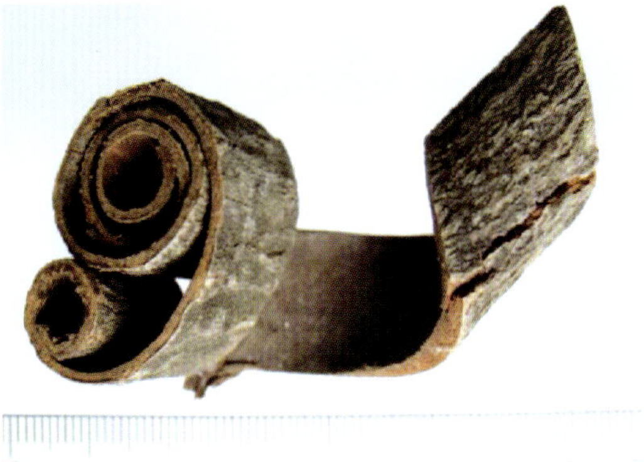

厚朴

【老药工经验集锦】

断面颗粒性，外层灰棕色，内层紫褐色或棕色，有油性，有的可见多数小亮星。

【验收警示】

干枯的为提取过有效成分的残渣，不能入药。

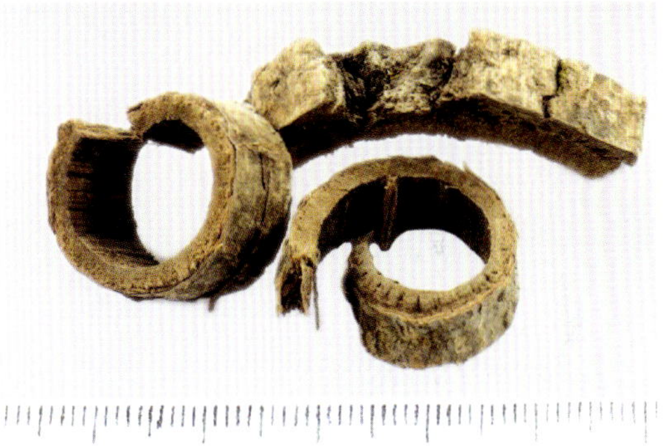

厚朴（干枯）

1，2- 正品厚朴
3- 厚朴酚/和厚朴酚
4，5- 厚朴伪劣品（断面无小亮晶）

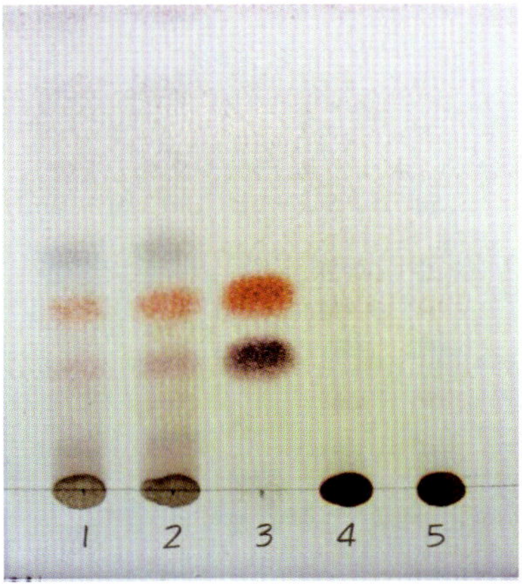

厚朴薄层色谱图

皮类

牡丹皮

【来源与采制】本品为毛茛科植物牡丹的干燥根皮。秋季采挖根部，除去细根和泥沙，剥取根皮，晒干或刮去粗皮，除去木心，晒干。前者习称连丹皮，后者习称刮丹皮。

【炮制】迅速洗净，润后切薄片，晒干。

【性味与归经】苦、辛，微寒。归心、肝、肾经。

【功能与主治】清热凉血，活血化瘀。用于热入营血，温毒发斑，吐血衄血，夜热早凉，无汗骨蒸，经闭痛经，跌扑伤痛，痈肿疮毒。

【用法与用量】6~12g。

【中国药典标准】连丹皮　呈筒状或半筒状，有纵剖开的裂缝，略向内卷曲或张开，长5~20cm，直径0.5~1.2cm，厚0.1~0.4cm。外表面灰褐色或黄褐色，有多数横长皮孔样突起和细根痕，栓皮脱落处粉红色。内表面淡灰黄色或浅棕色，有明显的细纵纹，常见发亮的结晶。质硬而脆，易折断，断面较平坦，淡粉红色，粉性。气芳香，味微苦而涩。

刮丹皮　外表面有刮刀削痕，红棕色或淡灰黄色，有时可见灰褐色斑点状残存外皮。

【饮片主要特征】本品呈圆形或卷曲形的薄片。连丹皮外表面灰褐色或黄褐色，栓皮脱落处粉红色；刮丹皮外表面红棕色或淡灰黄色。内表面有时可见发亮的结晶。切面淡粉红色，粉性。气芳香，味微苦涩。

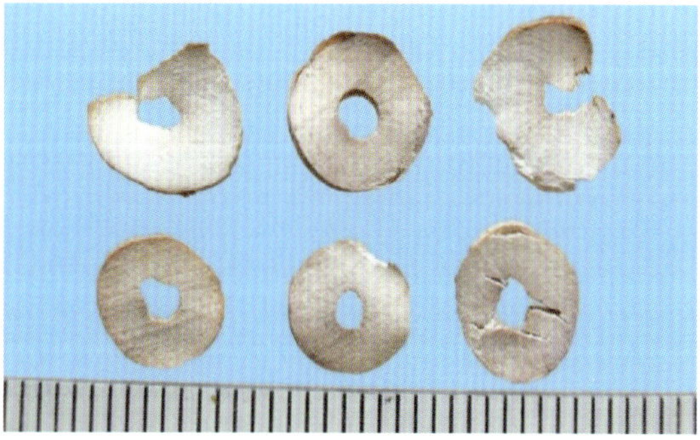

牡丹皮

【验收警示】

1. 木芯是非药用部位，应去除干净。

2. 硫熏标准：残留物以二氧化硫计，不得超过150ppm。

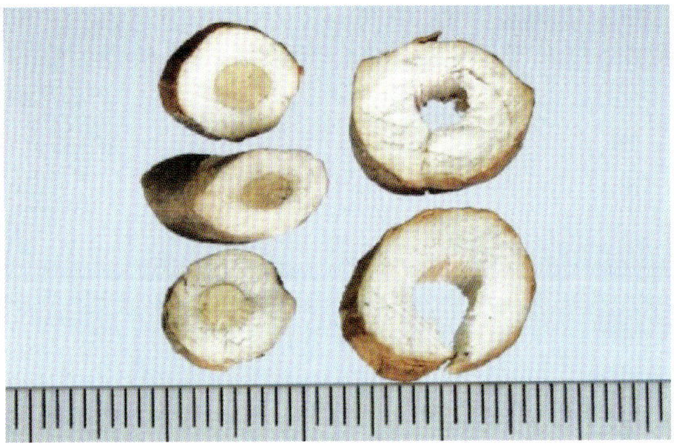
未去木心丹皮　　正品丹皮

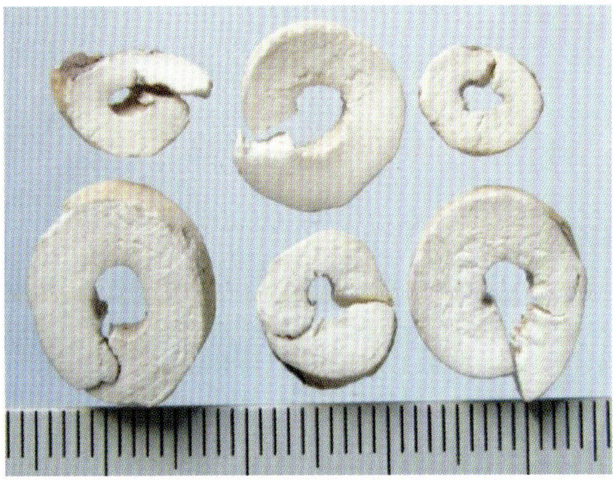
牡丹皮（硫熏）

秦　皮

【来源与采制】 本品为木樨科植物苦枥白蜡树、白蜡树、尖叶白蜡树或宿柱白蜡树的干燥枝皮或干皮。春、秋二季剥取，晒干。

【炮制】 除去杂质，洗净，润透，切丝，干燥。

【性味与归经】 苦、涩，寒。归肝、胆、大肠经。

【功能与主治】 清热燥湿，收涩止痢，止带，明目。用于湿热泻痢，赤白带下，目赤肿痛，目生翳膜。

【用法与用量】 6~12g。外用适量，煎洗患处。

【中国药典标准】 **枝皮**　呈卷筒状或槽状，长10~60mm，厚1.5~3mm。外表面灰白色、灰棕色至黑棕色或相间呈斑状，平坦或稍粗糙，并有灰白色圆点状皮孔及细斜皱纹，有的具分枝痕。内表面黄白色或棕色，平滑。质硬而脆，断面纤维性，黄白色。气微，味苦。

干皮　为长条状块片，厚3~6mm。外表面灰棕色，具龟裂状沟纹及红棕色圆形或横长的皮孔。质坚硬，断面纤维性较强。

【饮片主要特征】 本品为长短不一的丝条状。外表面灰白色、灰棕色或黑棕色。内表面黄白色或棕色，平滑。切面纤维性。质硬。气微，味苦。

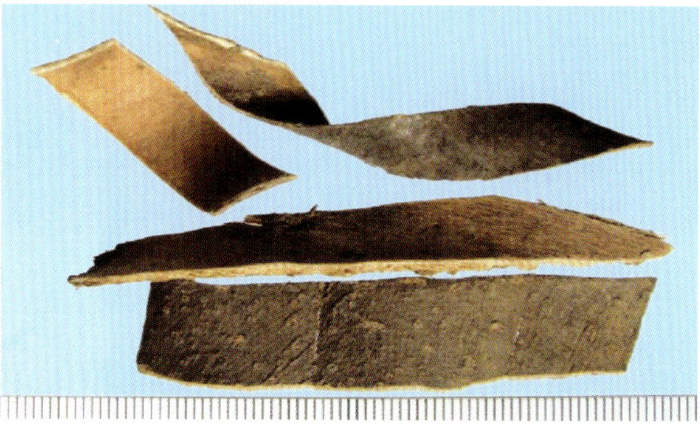

秦皮

【验收警示】

取本品，加热水浸泡，浸出液在日光下可见碧蓝色荧光。

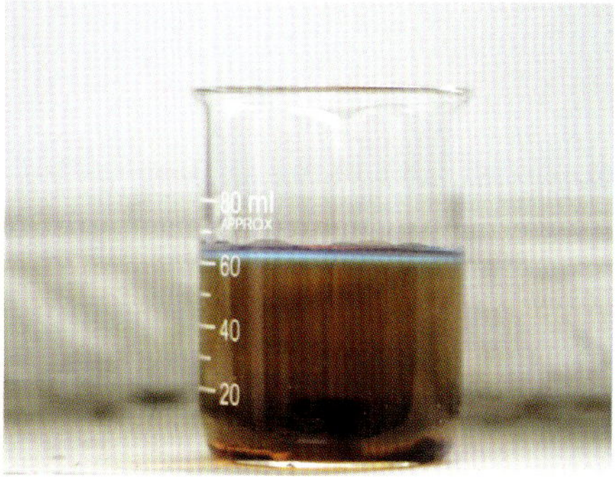

秦皮（日光下荧光）

肉　桂

【来源与采制】本品为樟科植物肉桂的干燥树皮。多于秋季剥取，阴干。

【性味与归经】辛、甘，大热。归肾、脾、心、肝经。

【功能与主治】补火助阳，引火归元，散寒止痛，温通经脉。用于阳痿宫冷，腰膝冷痛，肾虚作喘，虚阳上浮，眩晕目赤，心腹冷痛，虚寒吐泻，寒疝腹痛，痛经经闭。

【用法与用量】1~5g。

【中国药典标准】本品呈槽状或卷筒状，长30~40cm，宽或直径3~10cm，厚0.2~0.8cm。外表面灰棕色，稍粗糙，有不规则的细皱纹和横向突起的皮孔，有的可见灰白色的斑纹。内表面红棕色，略平坦，有细纵纹，划之显油痕。质硬而脆，易折断，断面不平坦，外层棕色而较粗糙，内层红棕色而油润，两层间有1条黄棕色的线纹。气香浓烈，味甜、辣。

【饮片主要特征】同上。

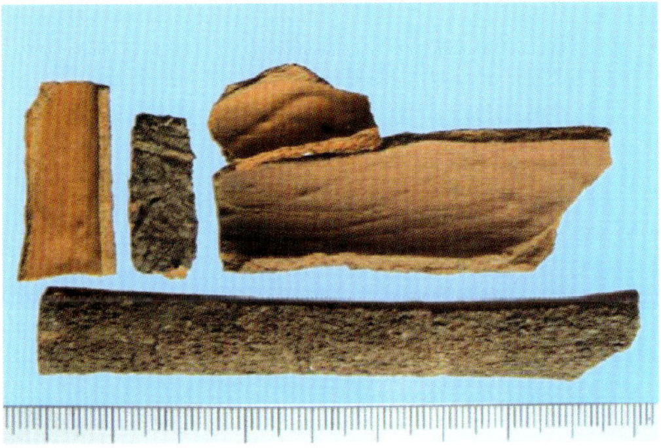

肉桂

【老药工经验集锦】

断面两层间有1条黄棕色的线纹。气香浓烈，味甜、辣。

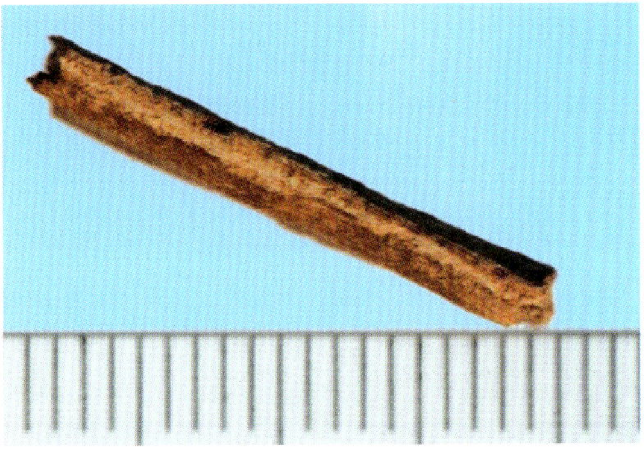

肉桂

【验收警示】

药材香气淡薄、内表面指甲划后不显油质、干枯严重者均为劣药。

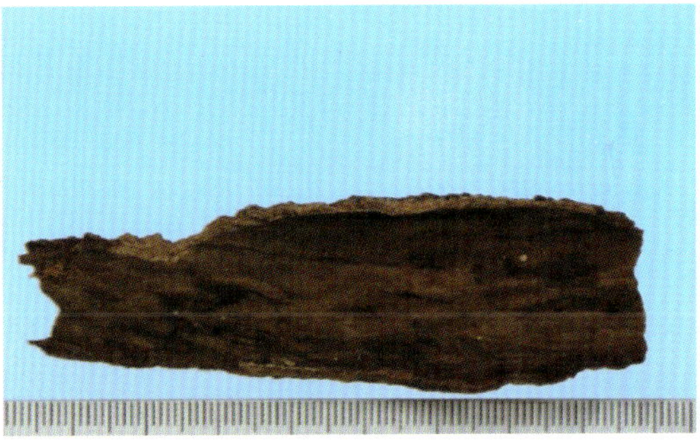

肉桂（劣质）

桑白皮

【来源与采制】本品为桑科植物桑的干燥根皮。秋末叶落时至次春发芽前采挖根部，刮去黄棕色粗皮，纵向剖开，剥取根皮，晒干。

【炮制】洗净，稍润，切丝，干燥。

【性味与归经】甘，寒。归肺经。

【功能与主治】泻肺平喘，利水消肿。用于肺热喘咳，水肿胀满尿少，面目肌肤浮肿。

【用法与用量】6~12g。

【中国药典标准】本品呈扭曲的卷筒状、槽状或板片状，长短宽窄不一，厚1~4mm。外表面白色或淡黄白色，较平坦，有的残留橙黄色或棕黄色鳞片状粗皮。内表面黄白色或灰黄色，有细纵纹。体轻，质韧，纤维性强，难折断，易纵向撕裂，撕裂时有粉尘飞扬。气微，味微甘。

【饮片主要特征】同上。

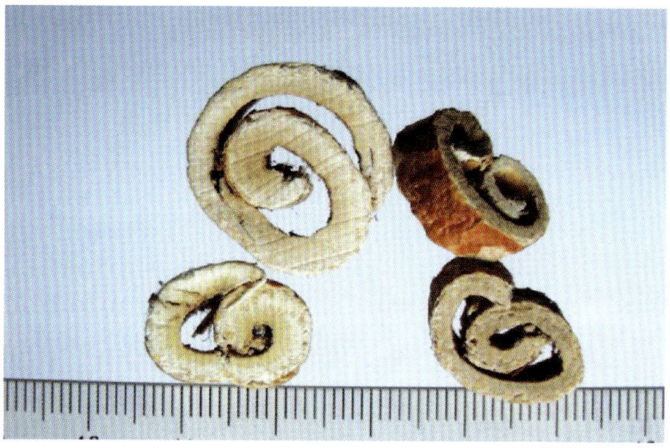

桑白皮

【老药工经验集锦】

残留有橙黄色或棕黄色鳞片状粗皮。味微甘。

五加皮

【来源与采制】本品为五加科植物细柱五加的干燥根皮。夏、秋二季采挖根部，洗净，剥取根皮，晒干。

【炮制】除去杂质，洗净，润透，切厚片，干燥。

【性味与归经】辛、苦，温。归肝、肾经。

【功能与主治】祛风除湿，补益肝肾，强筋壮骨，利水消肿。用于风湿痹病，筋骨痿软，小儿行迟，体虚乏力，水肿，脚气。

【用法与用量】 5~10g。

【中国药典标准】 本品呈不规则卷筒状，长5~15cm，直径0.4~1.4cm，厚约0.2cm。外表面灰褐色，有稍扭曲的纵皱纹和横长皮孔样斑痕。内表面淡黄色或灰黄色，有细纵纹。体轻，质脆，易折断，断面不整齐，灰白色。气微香，味微辣而苦。

【饮片主要特征】 外表面灰褐色，有稍扭曲的纵皱纹和横长皮孔样斑痕。断面不整齐，灰白色。气微香，味微辣而苦。

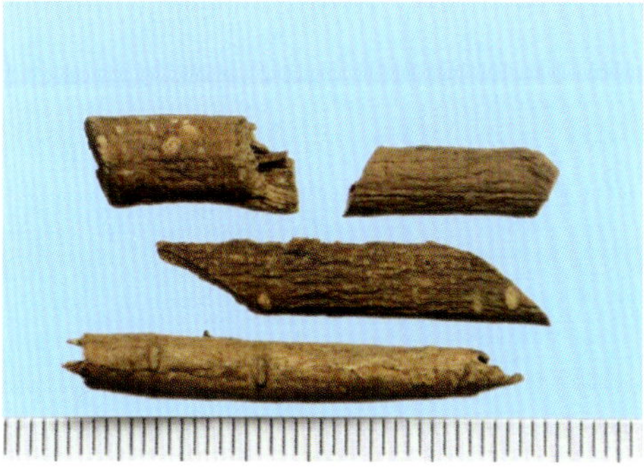

五加皮

【老药工经验集锦】

有稍扭曲的纵皱纹和横长皮孔样斑痕。

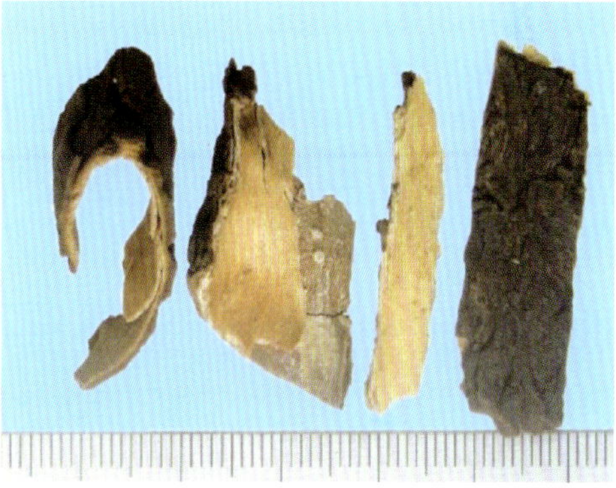

五加皮（劣质）

皮类

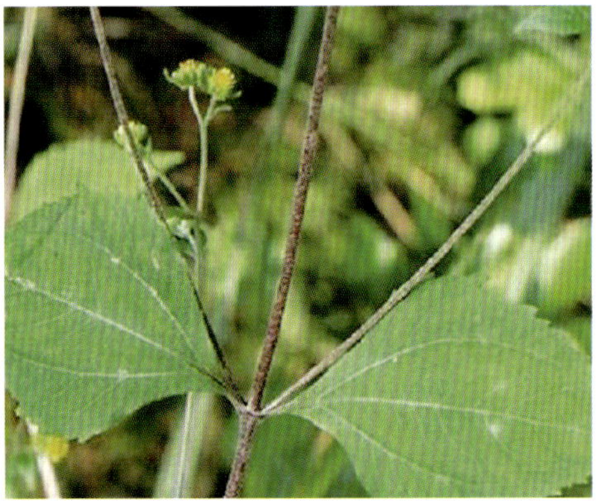
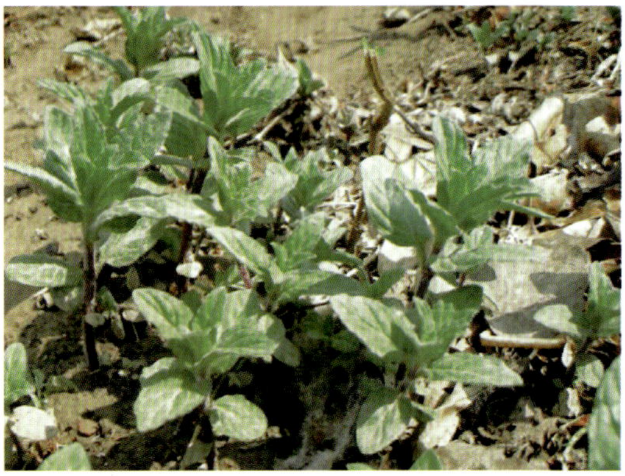
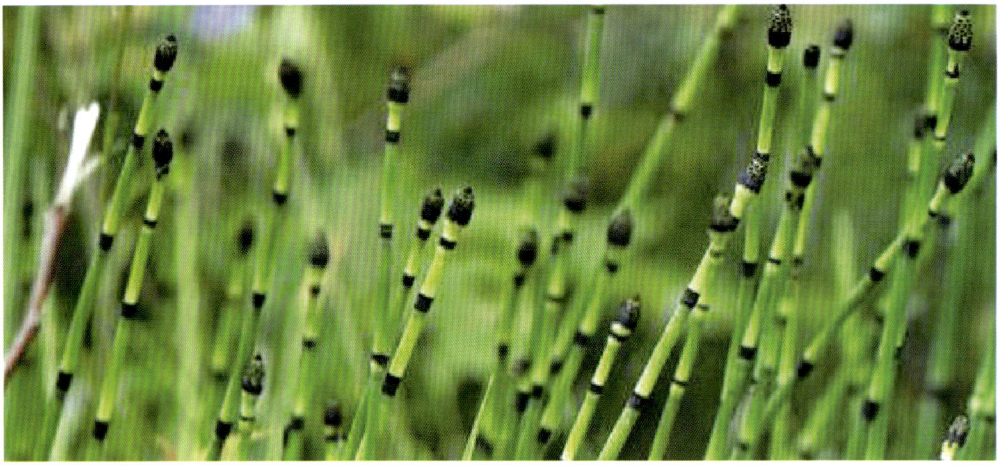
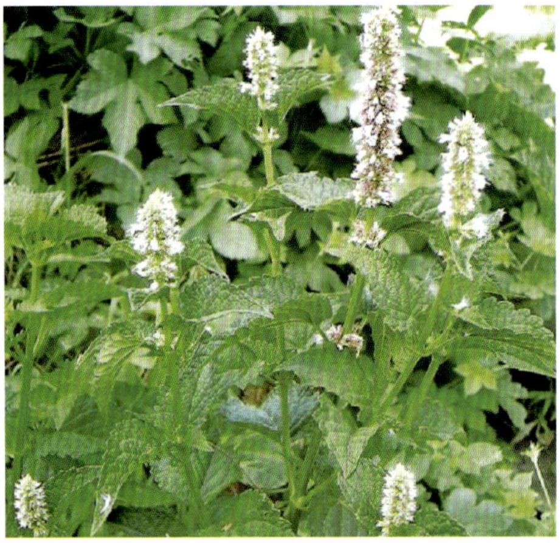
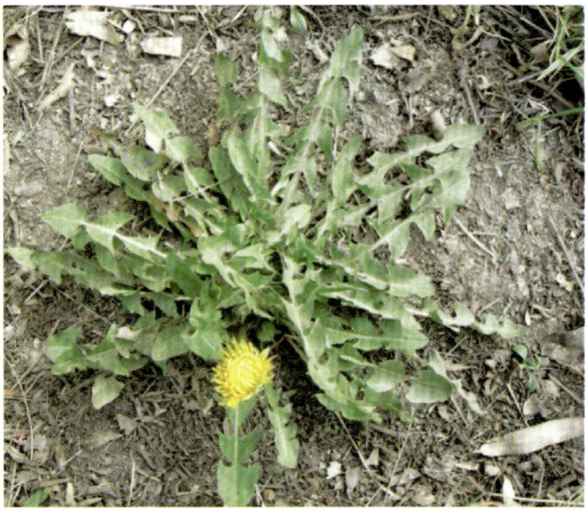

草 类

半枝莲

【来源与采制】本品为唇形科植物半枝莲的干燥全草。夏、秋二季茎叶茂盛时采挖，洗净，晒干。

【炮制】除去杂质，洗净，切段，干燥。

【性味与归经】辛、苦，寒。归肺、肝、肾经。

【功能与主治】清热解毒，化瘀利尿。用于疔疮肿毒，咽喉肿痛，跌扑伤痛，水肿，黄疸，蛇虫咬伤。

【用法与用量】15~30g。

【中国药典标准】本品长15~35cm，无毛或花轴上疏被毛。根纤细。茎丛生，较细，方柱形。表面暗紫色或棕绿色。叶对生，有短柄；叶片多皱缩，展平后呈三角状卵形或披针形，长1.5~3cm，宽0.5~1cm，先端钝，基部宽楔形，全缘或有少数不明显的钝齿，上表面暗绿色，下表面灰绿色。花单生于茎枝上部叶腋，花萼裂片钝或较圆，花冠二唇形，棕黄色或浅蓝紫色，长约1.2cm，被毛。果实扁球形，浅棕色。气微，味微苦。

【饮片主要特征】本品呈不规则的段。茎方柱形，中空，表面暗紫色或棕绿色。叶对生，多破碎，上表面暗绿色，下表面灰绿色。花萼下唇裂片钝或较圆，花冠唇形，棕黄色或浅蓝紫色，被毛。果实扁球形，浅棕色。气微，味微苦。

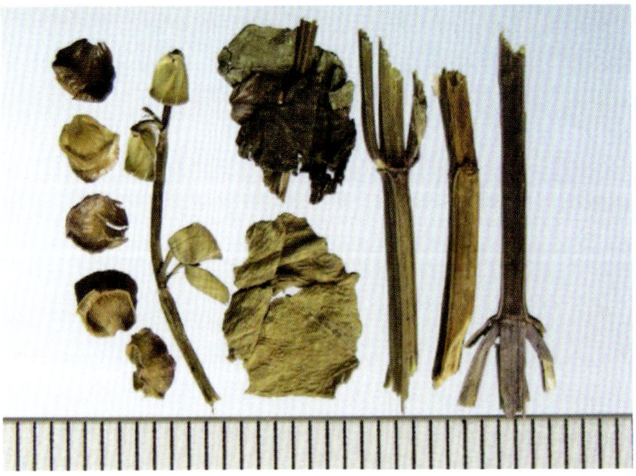

半枝莲

【老药工经验集锦】

茎四棱形，中空，具残存的宿萼，有时内藏四个小坚果。

【验收警示】

要有浅棕色的球形果实。

北刘寄奴

【来源与采制】本品为玄参科植物阴行草的干燥全草。秋季采收，除去杂质，晒干。

【炮制】除去杂质，洗净，切段，干燥。

【性味与归经】苦，寒。归脾、胃、肝、胆经。

【功能与主治】活血祛瘀，通经止痛，凉血，止血，清热利湿。用于跌打损伤，外伤出血，瘀血经闭，月经不调，产后瘀痛，癥瘕积聚，血痢，血淋，湿热黄疸，水肿腹胀，白带过多。

【用法与用量】6~9g。

【中国药典标准】本品长30~80cm，全体被短毛。根短而弯曲，稍有分枝。茎圆柱形，有棱，有的上部有分枝，表面棕褐色或黑棕色。质脆，易折断，断面黄白色，中空或有白色髓。叶对生，多脱落破碎，完整者羽状深裂，黑绿色。总状花序顶生，花有短梗，花萼长筒状，黄棕色至黑棕色，有明显10条纵棱，先端5裂，花冠棕黄色，多脱落。蒴果狭卵状椭圆形，较萼稍短，棕黑色。种子细小。气微，味淡。

【饮片主要特征】茎圆柱形，有棱，有的上部有分枝，表面棕褐色或黑棕色。质脆，易折断，断面黄白色，中空或有白色髓。总状花序顶生，花有短梗，花萼长筒状，黄棕色至黑棕色，有明显10条纵棱，先端5裂，花冠棕黄色，多脱落。蒴果狭卵状椭圆形，较萼稍短，棕黑色。种子细小。气微，味淡。

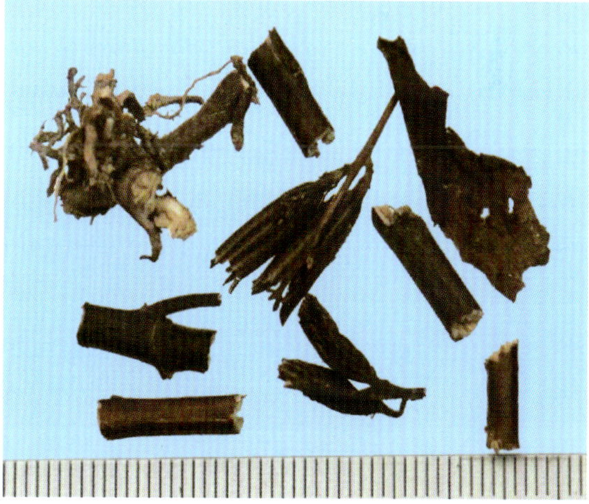

北刘寄奴

【验收警示】

果实上应有黑棱。

薄 荷

【来源与采制】本品为唇形科植物薄荷的干燥地上部分。夏、秋二季茎叶茂盛或花开至三轮时，选晴天，分次采割，晒干或阴干。

【炮制】除去老茎及杂质，略喷清水，稍润，切短段，及时低温干燥。

【性味与归经】辛，凉。归肺、肝经。

【功能与主治】疏散风热，清利头目，利咽，透疹，疏肝理气。用于风热感冒，风温初起，头痛，目赤，喉痹，口疮，风疹，麻疹，胸胁胀闷。

【用法与用量】3~6g。后下。

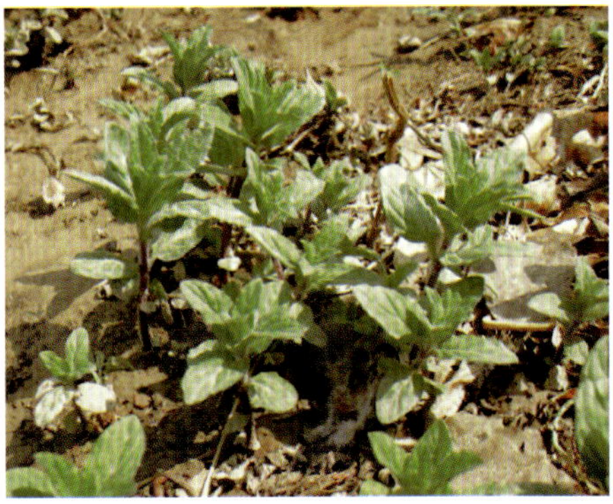
薄荷（原植物）

【中国药典标准】本品茎呈方柱形，有对生分枝，长15~40cm，直径0.2~0.4cm。表面紫棕色或淡绿色，棱角处具茸毛，节间长2~5cm。质脆，断面白色，髓部中空。叶对生，有短柄；叶片皱缩卷曲，完整者展平后呈宽披针形、长椭圆形或卵形，长2~7cm，宽1~3cm。上表面深绿色，下表面灰绿色，稀被茸毛，有凹点状腺鳞。轮伞花序腋生，花萼钟状，先端5齿裂，花冠淡紫色。揉搓后有特殊清凉香气，味辛凉。

【饮片主要特征】本品呈不规则的段。茎方柱形，表面紫棕色或淡绿色，具纵棱线，棱角处具茸毛。切面白色，中空。叶多破碎，上表面深绿

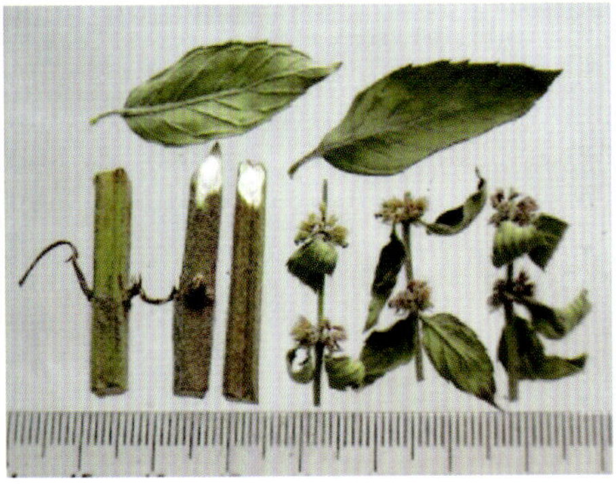
薄荷

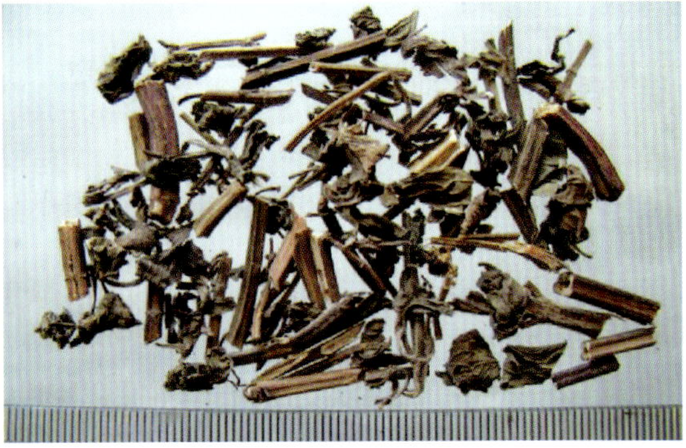
薄荷

色，下表面灰绿色，稀被茸毛。轮伞花腋生，花萼钟状，先端5齿裂，花冠淡紫色。揉搓后有特殊清凉香气，味辛凉。

【老药工经验集锦】

揉搓后有特殊清凉香气，味辛凉。

【验收警示】

1. 叶不得少于30%。

2. 注意与留兰香区别，留兰香只有香味无辛凉感。

大 蓟

【来源与采制】本品为菊科植物蓟的干燥地上部分。夏、秋二季花开时采割地上部分，除去杂质，晒干。

【炮制】除去杂质，清水洗或润软后，切段，干燥。

【性味与归经】甘、苦，凉。归心、肝经。

【功能与主治】凉血止血，散瘀解毒消痈。用于衄血，吐血，尿血，便血，崩漏，外伤出血，痈肿疮毒。

【用法与用量】9~15g。

【中国药典标准】本品茎呈圆柱形，基部直径可达1.2cm。表面绿褐色或棕褐色，有数条纵棱，被丝状毛。断面灰白色，髓部疏松或中空。叶皱缩，多破碎，完整叶片展平后呈倒披针形或倒卵状椭圆形，羽状深裂，边缘具不等长的针刺，上表面灰绿色或黄棕色，下表面色较浅，两面均具灰白色丝状毛。头状花序顶生，球形或椭圆形，总苞黄褐色，羽状冠毛灰白色。气微，味淡。

【饮片主要特征】本品呈不规则的段。茎短圆柱形，表面绿褐色，有数条纵棱，被丝状毛。切面灰白色，髓部疏松或中空。叶皱缩，多破碎，边缘具不等长的针刺，两面均具灰白色丝状毛。头状花序多破碎。气微，味淡。

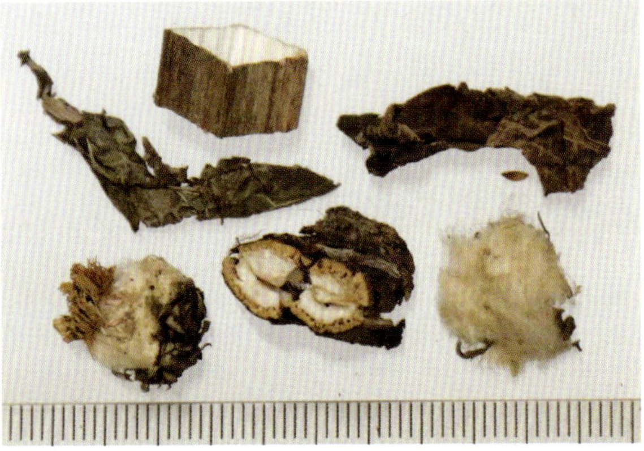

大蓟

【老药工经验集锦】

茎呈圆柱形，基部直径可达1.2cm。头状花序，总苞黄褐色，羽状冠毛灰白色。气微，味淡。

【验收警示】

注意与小蓟区别。直径比小蓟大。

凤尾草

【来源与采制】本品为凤尾蕨科植物井栏边草、凤尾草、剑叶凤尾蕨、溪边凤尾蕨及蜈蚣草的新鲜或干燥全草。全年均可采收，鲜用或晒干。

【性味与归经】微苦，凉。归肝、胃、大肠经。

【功能与主治】清湿热,凉血止血，消肿解毒。用于黄疸，痢疾，泄泻，淋浊,带下，吐血，便血，崩漏，尿血，湿疹，痈肿疮毒。

【用法与用量】9~12g。

【卫生部标准】本品长25~70cm。根茎短，密生棕褐色披针形的鳞片及弯曲的细根。叶二型，丛生，灰绿色或绿色。叶柄细而有棱，长10~30cm，禾秆色或棕绿色。能育叶片为一回羽状分裂，下部羽片常具2~3枚小羽片，羽片和小羽片下面边缘连续着生，覆有膜质的囊群盖；不育叶的羽片和小羽片较宽，边缘有锯齿。气微，味淡或稍涩。

【饮片主要特征】 同上。

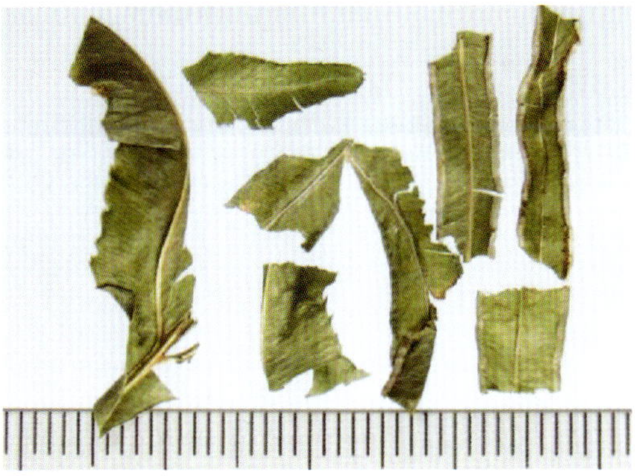

凤尾草

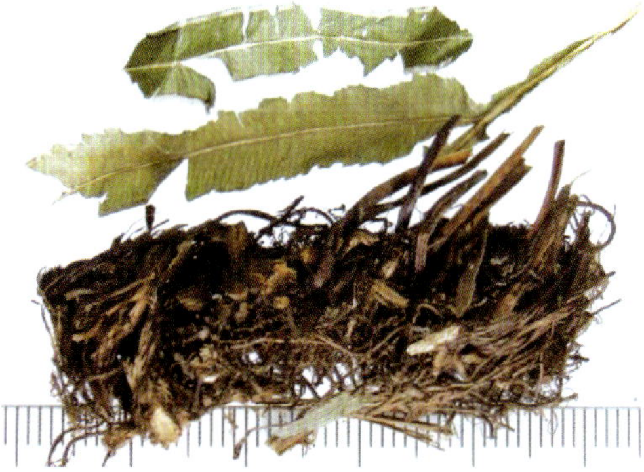

凤尾草

【老药工经验集锦】

两条孢子囊群生于羽片下面的边缘。

【验收警示】

有能育叶和不育叶两种，其中能育叶有孢子囊群。

浮萍

【来源与采制】 本品为浮萍科植物紫萍的干燥全草。6~9月采收，洗净，除去杂质，晒干。

【性味与归经】 辛，寒。归肺经。

【功能与主治】 宣散风热，透疹，利尿。用于麻疹不透，风疹瘙痒，水肿尿少。

【用法与用量】 3~9g。外用适量，煎汤浸洗。

【中国药典标准】 本品为扁平叶状体，呈卵形或卵圆形，长径2~5mm。上表面淡绿色至灰绿色，边侧有1小凹陷，边缘整齐或微卷曲，下表面紫绿色至紫棕色，着生数条须根。体轻，手捻易碎。气微，味淡。

【饮片主要特征】同上。

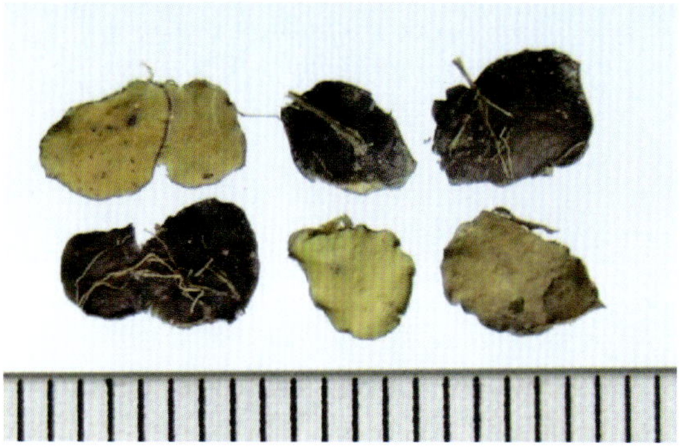

浮萍

【老药工经验集锦】

上表面淡绿色至灰绿色，下表面紫绿色至紫棕色。

【验收警示】

质轻，浮于水面。

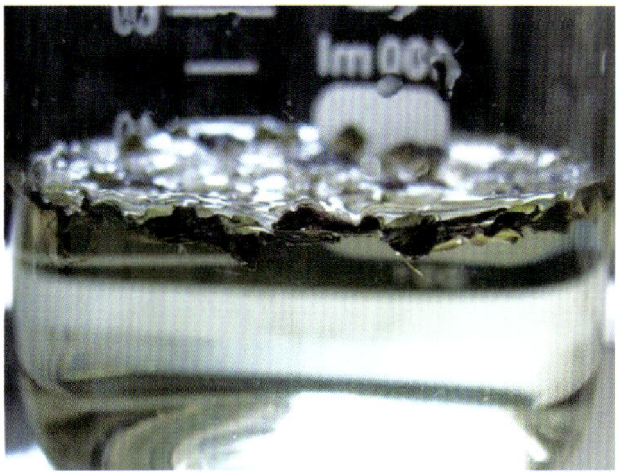

浮萍（泡水）

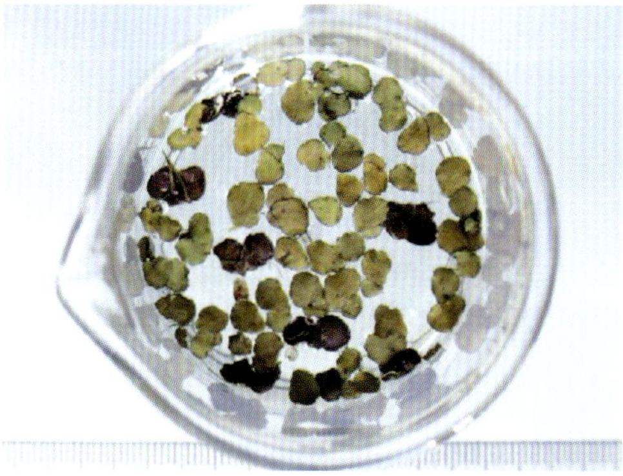

浮萍（泡水）

广藿香

【来源与采制】本品为唇形科植物广藿香的干燥地上部分。枝叶茂盛时采割，日晒夜闷，反复至干。

【炮制】除去残根和杂质，先抖下叶，筛净另放；茎洗净，润透，切段，晒干，再与叶混匀。

【性味与归经】辛，微温。归脾、胃、肺经。

【功能与主治】芳香化浊，和中止呕，发表解暑。用于湿浊中阻，脘痞呕吐，暑湿表证，湿温初起，发热倦怠，胸闷不舒，寒湿闭暑，腹痛吐泻，鼻渊头痛。

【用法与用量】 3~10g。

【中国药典标准】 本品茎略呈方柱形，多分枝，枝条稍曲折，长30~60cm，直径0.2~0.7cm，表面被柔毛。质脆，易折断，断面中部有髓。老茎类圆柱形，直径1~1.2cm，被灰褐色栓皮。叶对生，皱缩成团，展平后叶片呈卵形或椭圆形，长4~9cm，宽3~7cm，两面均被灰白色绒毛。先端短尖或钝圆，基部楔形或钝圆，边缘具大小不规则的钝齿。叶柄细，长2~5cm，被柔毛。气香特异，味微苦。

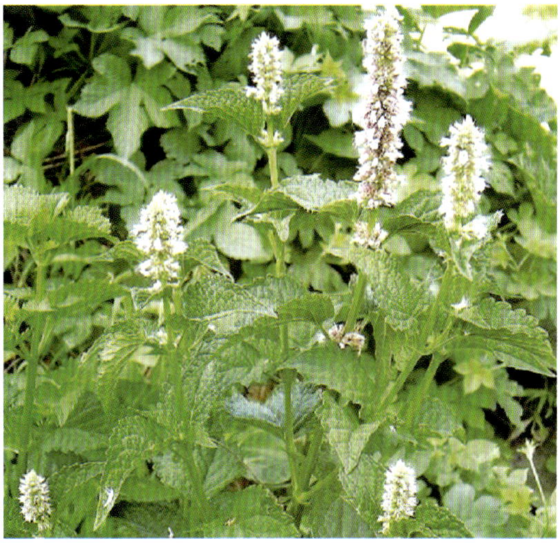

广藿香（原植物）

【饮片主要特征】 本品呈不规则的段。茎略呈方柱形，表面灰褐色、灰黄色或带红棕色，被柔毛。切面有白色髓。叶破碎或皱缩成团，完整者展平后呈卵形或椭圆形，两面均被灰白色绒毛。基部楔形或钝圆，边缘具大小不规则的钝齿，叶柄细，被柔毛。气香特异，味微苦。

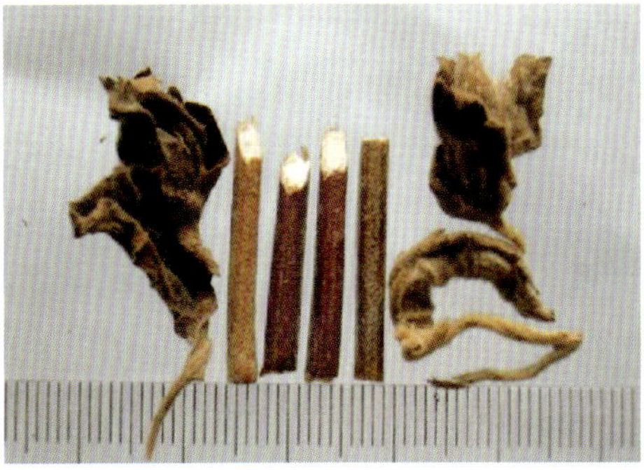

广藿香

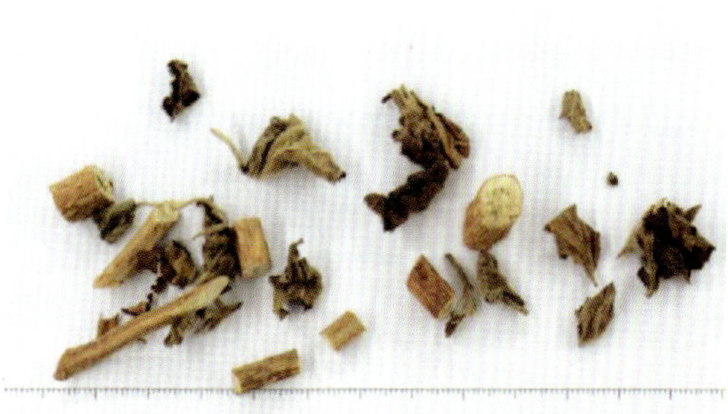

广藿香

【验收警示】

叶子不得少于20%。

草类

鸡骨草

【来源与采制】本品为豆科植物广州相思子的干燥全株。全年均可采挖，除去泥沙，干燥。

【炮制】除去杂质和荚果，切段。

【性味与归经】甘、微苦，凉。归肝、胃经。

【功能与主治】利湿退黄，清热解毒，疏肝止痛。用于湿热黄疸，胁肋不舒，胃脘胀痛，乳痈肿痛。

【用法与用量】15~30g。

【中国药典标准】本品根多呈圆锥形，上粗下细，有分枝，长短不一，直径0.5~1.5cm。表面灰棕色，粗糙，有细纵纹，支根极细，有的断落或留有残基。质硬。茎丛生，长50~100cm，直径约0.2cm，灰棕色至紫褐色，小枝纤细，疏被短柔毛。羽状复叶互生，小叶8~11对，多脱落，小叶矩圆形，长0.8~1.2cm，先端平截，有小突尖，下表面被浮毛。气微香，味微苦。

【饮片主要特征】同上。

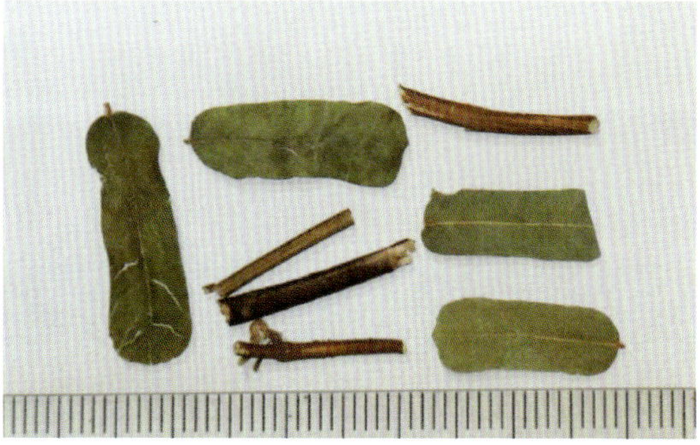

优质鸡骨草

【老药工经验集锦】

小叶矩圆形，先端平截，有小突尖，下表面被浮毛。

【验收警示】

鸡骨草荚果有小毒，不能入药。

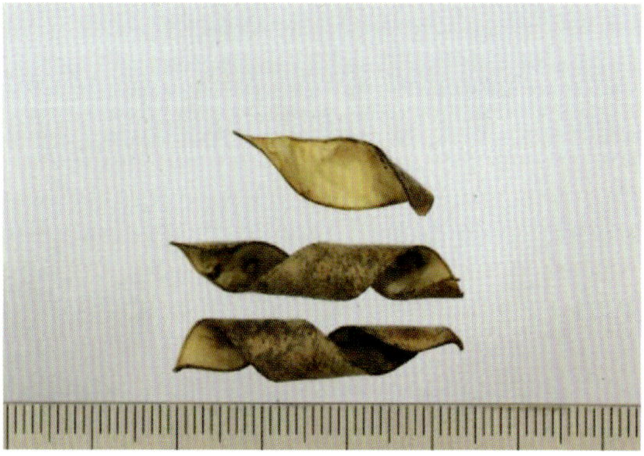

鸡骨草荚果壳

荆 芥

【来源与采制】本品为唇形科植物荆芥的干燥地上部分。夏、秋二季花开到顶、穗绿时采割，除去杂质，晒干。

【炮制】除去杂质，喷淋清水，洗净，润透，于50℃烘1小时，切段，干燥。

【性味与归经】辛，微温。归肺、肝经。

【功能与主治】解表散风，透疹，消疮。用于感冒，头痛，麻疹，风疹，疮疡初起。

【用法与用量】5~10g。

【中国药典标准】本品茎呈方柱形，上部有分枝，长50~80cm，直径0.2~0.4cm，表面淡黄绿色或淡紫红色，被短柔毛。体轻，质脆，断面类白色。叶对生，多已脱落，叶片3~5羽状分裂，裂片细长。穗状轮伞花序顶生，长2~9cm，直径约0.7cm。花冠多脱落，宿萼钟状，先端5齿裂，淡棕色或黄绿色，被短柔毛，小坚果棕黑色。气芳香，味微涩而辛凉。

【饮片主要特征】本品呈不规则的段。茎呈方柱形，表面淡黄绿色或淡紫红色，被短柔毛。切面类白色。叶多已脱落。穗状轮伞花序。气芳香，味微涩而辛凉。

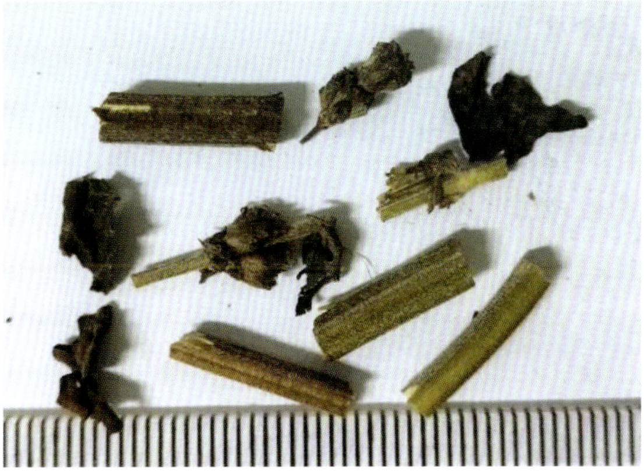

荆芥

【老药工经验集锦】

茎方柱形，被短柔毛，断面类白色。

【验收警示】

注意与紫苏梗区别：紫苏梗茎方柱形，四棱钝圆。味淡。荆芥茎方柱形，味微涩而辛凉。

景天三七

【来源与采制】本品为景天科植物景天三七的干燥全草。夏、秋二季采挖，除去泥沙，晒干。

【炮制】除去杂质，洗净，切段，晒干。

【性味与归经】甘、微酸，平。

【功能与主治】散瘀，止血，安神。用于溃疡病、肺结核、支气管扩张及血小板减少性紫癜等血液病的中少量出血，外伤出血，烦躁不安。

【用法与用量】30~60g；鲜品60~90g。煎或捣汁内服。

【中国药典标准77版】本片根茎短小，略呈块状。表面灰棕色，根数条，粗细不等。质硬，断面呈暗棕色或类灰白色。茎圆柱形，长15~40cm，直径0.2~0.5cm；表面暗棕色或紫棕色，有纵棱。质脆，易折断，断面常中空。叶互生或近对生，几无柄。叶片皱缩，展平后呈长披针形至倒披针形，长3~8cm，宽1~2cm；灰绿色或棕褐色，先端渐尖，基部楔形，边缘上部有锯齿，下部全缘。聚伞花序顶生，花黄色。气微，味微涩。

【饮片主要特征】同上。

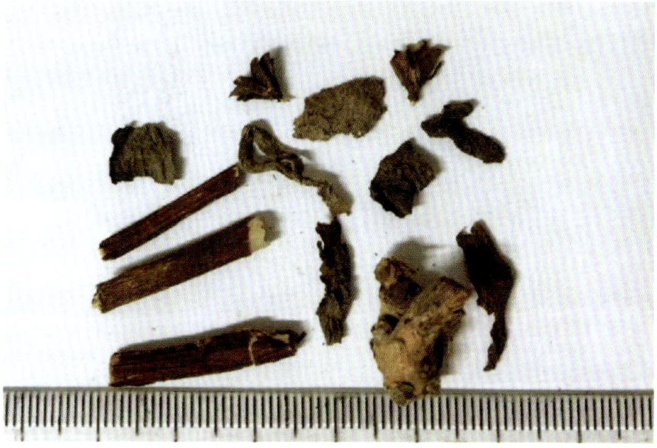

景天三七

【老药工经验集锦】

茎圆柱形，直径0.2~0.5cm。表面暗棕色或紫棕色，有纵棱。质脆，易折断，断面常中空。

【验收警示】

全草入药，应有花、果实。

瞿麦

【来源与采制】本品为石竹科植物瞿麦或石竹的干燥地上部分。夏、秋二季花果期采割，除去杂质，干燥。

【炮制】除去杂质，洗净，稍润，切段，干燥。

【性味与归经】苦，寒。归心、小肠经。

【功能与主治】利尿通淋，活血通经。用于热淋，血淋，石淋，小便不通，淋漓涩痛，经闭瘀阴。

【用法与用量】9~15g。

【中国药典标准】瞿麦　茎圆柱形，上部有分枝，长30~60cm。表面淡绿色或黄绿色，光滑无毛，节明显，略膨大，断面中空。叶对生，多皱缩，展平叶片呈条形至条状披针形。枝端具花及果实，花萼筒状，长2.7~3.7cm。苞片4~6，宽卵形，长约为萼筒的1/4。花瓣棕紫色或棕黄色，卷曲，先端深裂成丝状。蒴果长筒形，与宿萼等长。种子细小，多数。气微，味淡。

石竹　萼筒长1.4~1.8cm，苞片长约为萼筒的1/2，花瓣先端浅齿裂。

【饮片主要特征】本品呈不规则段。茎圆柱形，表面淡绿色或黄绿色，节明显，略膨大。切面中空。叶多破碎。花萼筒状，苞片4~6。蒴果长筒形，与宿萼等长。种子细小，多数。气微，味淡。

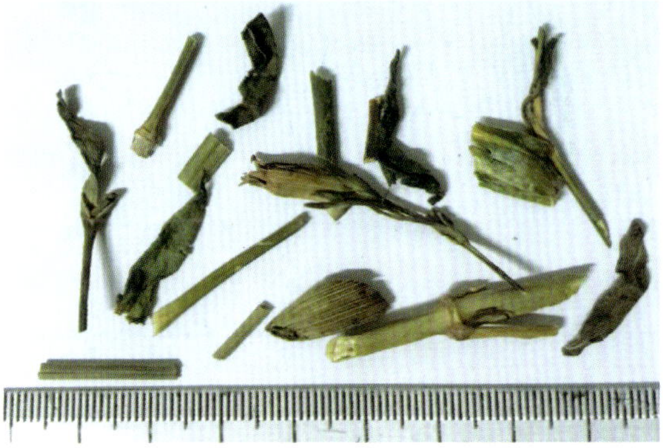

瞿麦

【老药工经验集锦】

茎圆柱形，表面淡绿色或黄绿色，节明显，略膨大。切面中空。叶多破碎。花萼筒状，蒴果长筒形，与宿萼等长。

【验收警示】

注意看有无花果。

络石藤

【来源与采制】本品为夹竹桃科植物络石的干燥带叶藤茎。冬季至次春采割，除去杂质，晒干。

【炮制】除去杂质，洗净，稍润，切段，干燥。

【性味与归经】苦，微寒。归心、肝、肾经。

【功能与主治】祛风通络，凉血消肿。用于风湿热痹，筋脉拘挛，腰膝酸痛，喉痹，跌扑损伤。

【用法与用量】6~12g。

【中国药典标准】本品茎呈圆柱形，弯曲，长短不一，直径1~5mm。表面红褐色，有点状皮孔和不定根。质硬，断面淡黄白色，常中空。叶对生，有短柄；展平后叶片呈椭圆形或卵状披针形，长1~8cm，宽0.7~3.5cm，全缘，略反卷，上表面暗绿色或棕绿色，下表面色较淡。革质。气微，味微苦。

【饮片主要特征】本品呈不规则的段。茎圆柱形，表面红褐色，可见点状皮孔。切面黄白色，中空。叶全缘，略反卷。革质。气微，味微苦。

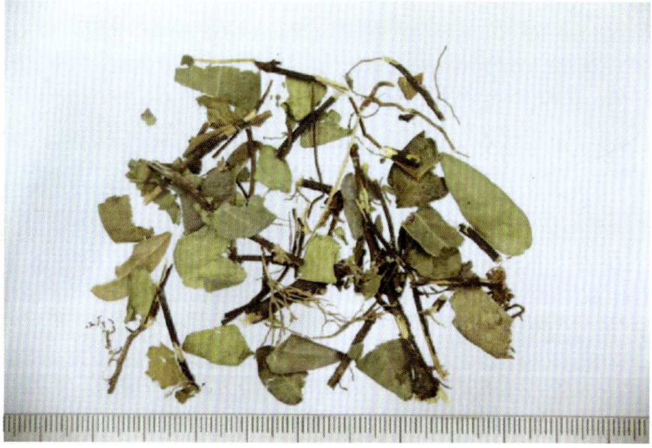

络石藤

【老药工经验集锦】

茎圆柱形，直径1~5mm，表面红褐色，有点状皮孔和不定根。

【验收警示】

络石藤带叶药用（藤类只有络石藤带叶药用）。

六月雪

【来源与采制】本品为茜草科植物六月雪或白马骨的干燥全株。全年均可采挖，除去泥沙，晒干。

【炮制】除去杂质，洗净，润透，切段，干燥。

【性味与归经】淡，微辛，凉。

【功能与主治】健脾利湿，疏肝活血。用于小儿疳积，急、慢性肝炎，经闭，白带，风湿腰痛。

【用法与用量】15~30g。

【中国药典标准77版】六月雪长 40~100cm。根细长，灰白色。茎圆柱形，多分枝，直径0.3~0.8cm，表面深灰色，有纵裂隙，外皮易剥离；嫩枝灰色，微有绒毛。叶对生或丛生，有短柄；叶片卵形至长卵圆形，长1.5~3cm，宽0.8~1cm，绿黄色，全缘。小花无梗，苞片及萼片刺毛状，灰绿色，花冠漏斗状，白色。核果近球形。气微，味淡。

白马骨 叶较小，狭卵形，长0.7~1.5cm。苞片与萼片非刺毛状。

【饮片主要特征】同上。

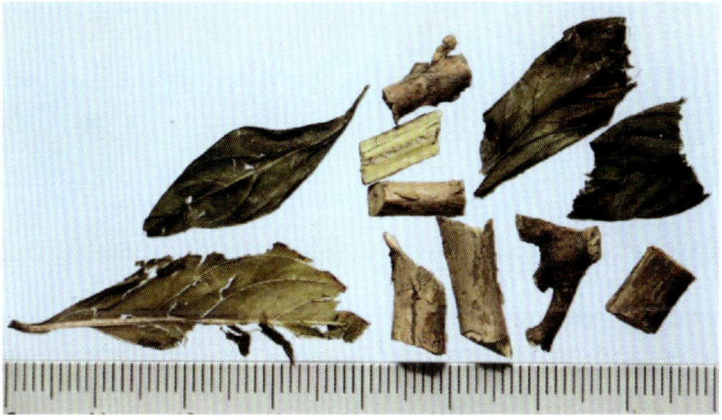

六月雪

【老药工经验集锦】

六月雪灰白色，叶子卵形至长卵圆形。

【验收警示】

注意潮湿发霉。

麻黄

【来源与采制】本品为麻黄科植物草麻黄、中麻黄或木贼麻黄的干燥草质茎。秋末采挖，除去残茎、须根和泥沙，干燥。

【炮制】除去木质茎、残根及杂质，切段。

【性味与归经】辛、微苦，温。归肺、膀胱经。

【功能与主治】发汗散寒，宣肺平喘，利水消肿。用于风寒感冒，胸闷喘咳，风水浮肿。

【用法与用量】2~10g。

【中国药典标准】**草麻黄** 呈细长圆柱形，少分枝，直径1~2mm。有的带少量棕色木质茎。表面淡绿色至黄绿色，有细纵脊线，触之微有粗糙感。节明显，节间长2~6cm。节上有膜质鳞叶，长3~4mm，裂片2（稀3），锐三角形，先端灰白色，反曲，基部联合成筒状，红棕色。体轻，质脆，易折断，断面略呈纤维性，周边绿黄色，髓部红棕色，近圆形。气微香，味涩、微苦。

中麻黄 多分枝，直径1.5~3mm，有粗糙感。节上膜质鳞叶长2~3mm，裂片3（稀2），先端锐尖。断面髓部呈三角状圆形。

木贼麻黄 较多分枝，直径1~1.5mm，无粗糙感。节间长1.5~3cm。膜质鳞叶长1~2mm，裂片2（稀3），上部为短三角形，灰白色，先端多不反曲，基部棕红色至棕黑色。

【饮片主要特征】本品呈圆柱形的段。表面淡黄绿色至黄绿色，粗糙，有细纵脊线，节上有细小鳞叶。切面中心显红黄色。气微香，味涩、微苦。

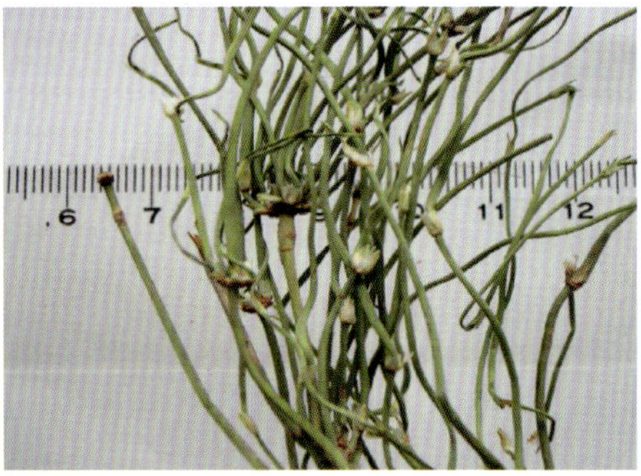

麻黄

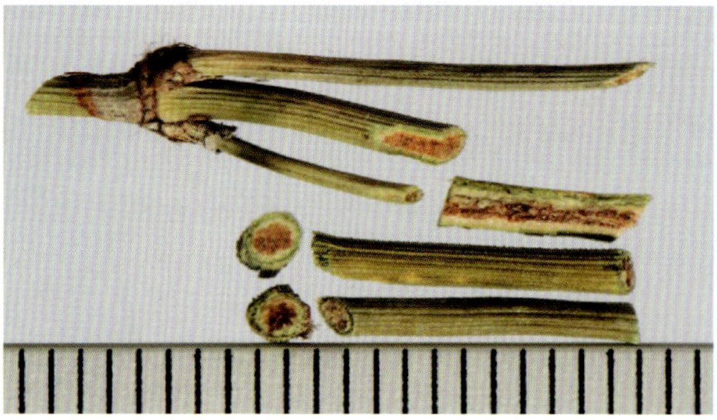

麻黄（断面）

【老药工经验集锦】

圆柱形的段，淡黄绿色至黄绿色，粗糙，有细纵脊线，节上有细小鳞叶。切面中心显红黄色。味涩、微苦。

【验收警示】

1. 麻黄根与麻黄功效截然相反，不能掺入麻黄根。

2. 木质茎不能入药。

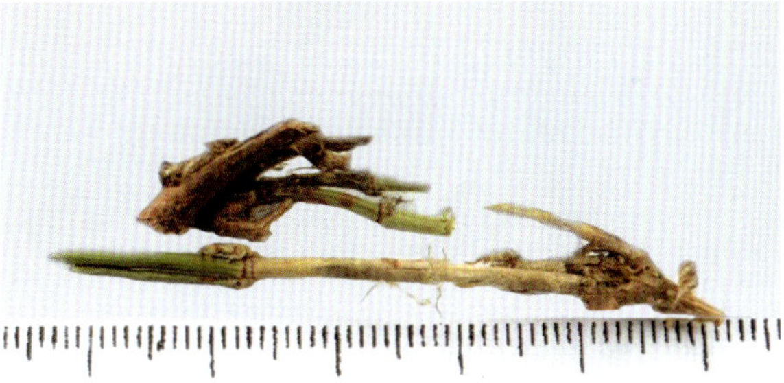

麻黄（带根、木质茎）

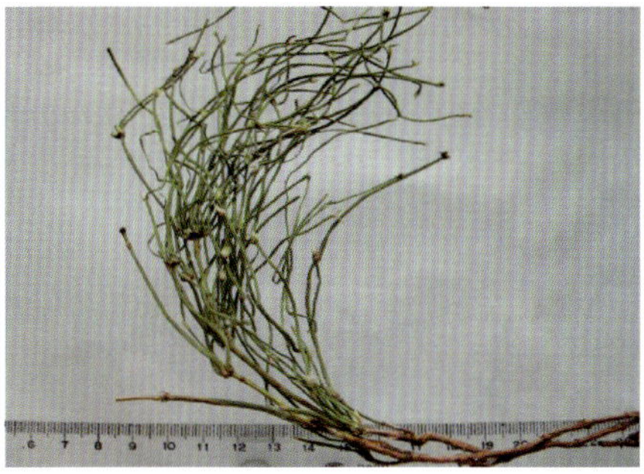

麻黄（带木质茎）

木贼

【来源与采制】本品为木贼科植物木贼的干燥地上部分。夏、秋二季采割，除去杂质，晒干或阴干。

【炮制】除去枯茎及残根，喷淋清水，稍润，切段，干燥。

【性味与归经】甘、苦，平。归肺、肝经。

【功能主治】疏散风热，明目退翳。用于风热目赤，迎风流泪，目生云翳。

【用法用量】3~9g。

【中国药典标准】本品呈长管状，不分枝，长40~60cm，直径0.2~0.7cm。表面灰绿色或黄绿色，有18~30条纵棱，棱上有多数细小光亮的疣状突起。节明显，节上着生筒状鳞叶，叶鞘基部和鞘齿黑棕色，中部淡棕黄色。体轻，质脆，易折断，断面中空，周边有多数圆形的小空腔。气微，味甘淡、微涩，嚼之有沙粒感。

【饮片主要特征】 本品呈管状的段。表面灰绿色或黄绿色，有18~30条纵棱，棱上有多数细小光亮的疣状突起。节明显，节上着生筒状鳞叶，叶鞘基部和鞘齿黑棕色，中部淡棕黄色。切面中空，周边有多数圆形的小空腔。气微，味甘淡、微涩，嚼之有沙粒感。

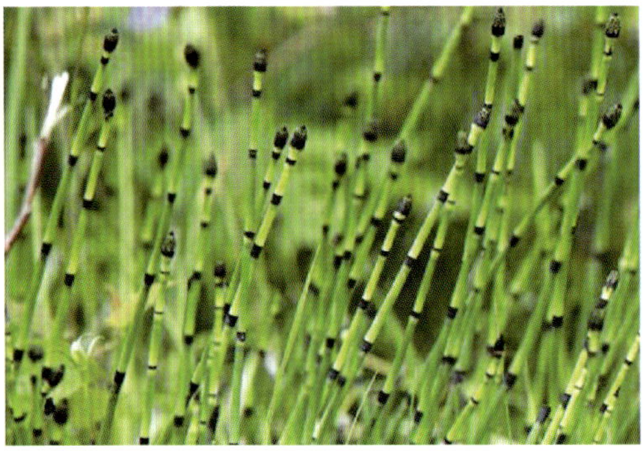

木贼（原植物）

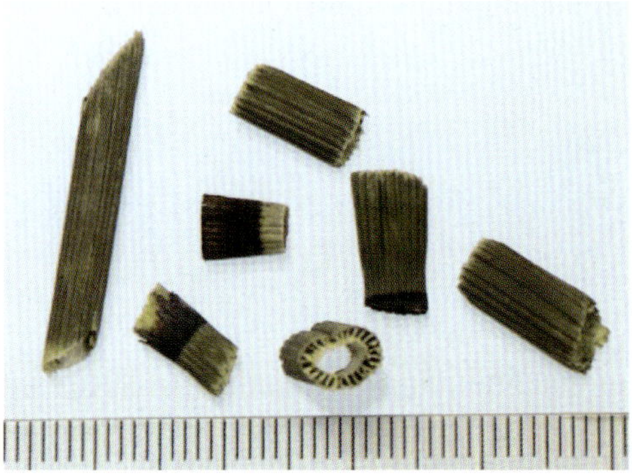

木贼

【老药工经验集锦】

表面灰绿色或黄绿色，有18~30条纵棱，质脆，易折断，断面中空，周边有多数圆形的小空腔。

【验收警示】

变质的不能入药。

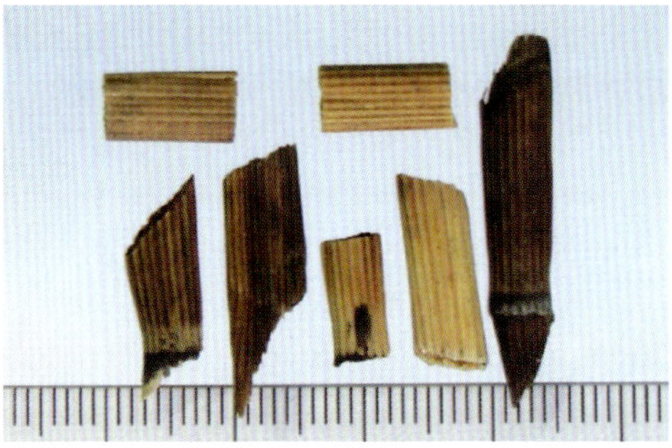

木贼（变质）

蒲公英

【来源与采制】 本品为菊科植物蒲公英、碱地蒲公英或同属种植物的干燥全草。春至秋季花初开时采挖，除去杂质，洗净，晒干。

【炮制】 除去杂质，洗净，切断，干燥。

【性味与归经】 苦、甘，寒。归肝、胃经。

【功能与主治】 清热解毒，消肿散结，利尿通淋。用于疔疮肿毒，乳痈，瘰疬，目赤，咽痛，肺痈，肠痈，湿热黄疸，热淋涩痛。

【用法与用量】10~15g。

【中国药典标准】本品呈皱缩卷曲的团块。根呈圆锥状，多弯曲，长3~7cm。表面棕褐色，抽皱。根头部有棕褐色或黄白色的茸毛，有的已脱落。叶基生，多皱缩破碎，完整叶片呈倒披针形，绿褐色或暗灰绿色，先端尖或钝，边缘浅裂或羽状分裂，基部渐狭，下延呈柄状，下表面主脉明显。花茎1至数条，每条顶生头状花序，总苞片多层，内面一层较长，花冠黄褐色或淡黄白色。有的可见多数具白色冠毛的长椭圆形瘦果。气微，味微苦。

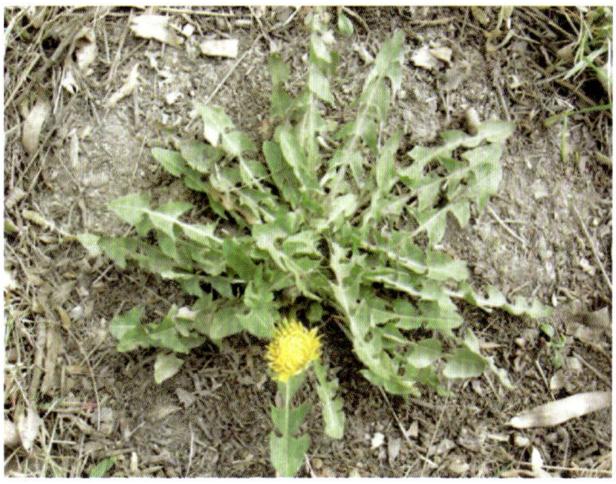

蒲公英（原植物）

【饮片主要特征】本品为不规则的段。根表面棕褐色，抽皱。根头部有棕褐色或黄白色的茸毛，有的已脱落。叶多皱缩破碎，绿褐色或暗灰绿色，完整者展平后呈倒披针形，先端尖或钝，边缘浅裂或羽状分裂，基部渐狭，下延呈柄状。头状花序，总苞片多层，花冠黄褐色或淡黄白色。有时可见白色冠毛的长椭圆形瘦果。气微，味微苦。

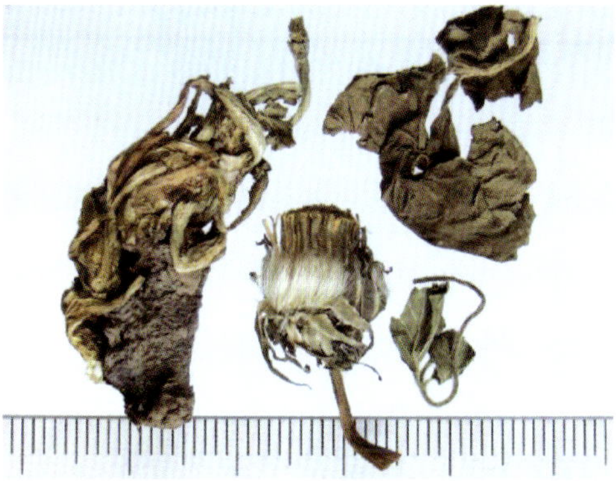

蒲公英

【老药工经验集锦】

必须看到花和根，叶子颜色是绿褐色或暗灰绿色。

【验收警示】

1.容易掺入苦杆叶，叶颜色浅绿色。

2.人工种植的不建议作为药用。

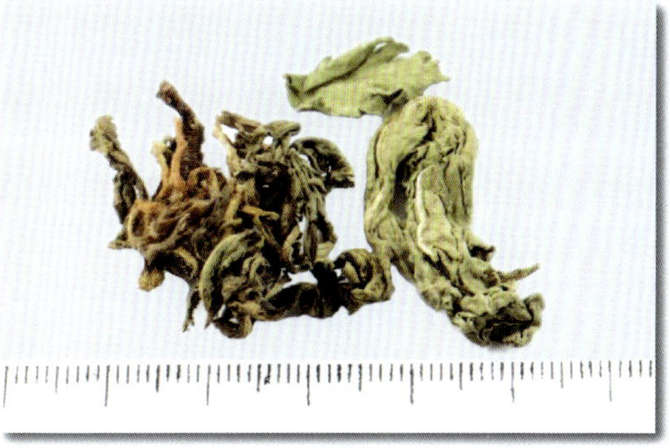

蒲公英伪品

肉苁蓉（片）

【来源与采制】本品为列当科植物肉苁蓉或管花肉苁蓉的干燥带鳞叶的肉质茎。春季苗刚出土时或秋季冻土之前采挖，除去茎尖。切段，晒干。

【炮制】除去杂质，洗净，润透，切厚片，干燥。

【性味与归经】甘、咸，温。归肾、大肠经。

【功能与主治】补肾阳，益精血，润肠通便。用于肾阳不足，精血亏虚，阳痿不孕，腰膝酸软，筋骨无力，肠燥便秘。

【用法与用量】6~10g。

【中国药典标准】**肉苁蓉** 呈扁圆柱形，稍弯曲，长3~15cm，直径2~8cm。表面棕褐色或灰棕色，密被覆瓦状排列的肉质鳞叶，通常鳞叶先端已断。体重，质硬，微有柔性，不易折断，断面棕褐色，有淡棕色点状维管束，排列成波状环纹。气微，味甜、微苦。

管花肉苁蓉 呈类纺锤形、扁纺锤形或扁柱形，稍弯曲，长5~25cm，直径2.5~9cm。表面棕褐色至黑褐色。断面颗粒状，灰棕色至灰褐色，散生点状维管束。

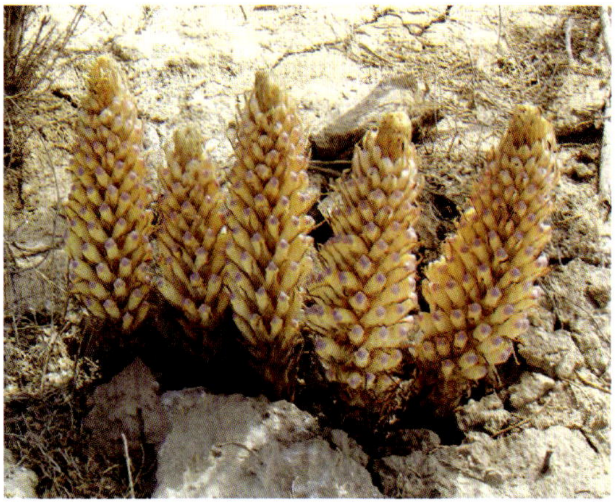

肉苁蓉（原植物）

【饮片主要特征】肉苁蓉片呈不规则形的厚片，直径2~8cm。表面棕褐色或灰棕色。有的可见肉质鳞叶。切面有淡棕色或棕黄色点状维管束，排列成波状环纹。气微，味甜、微苦。

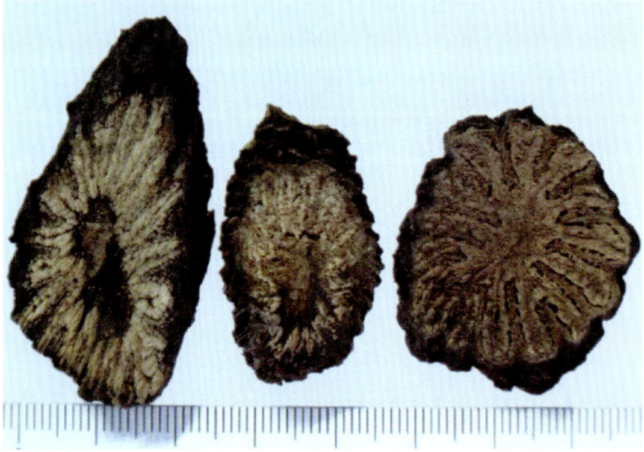

肉苁蓉

【老药工经验集锦】

断面棕褐色，有淡棕色点状维管束，排列成波状环纹。纤维不宜太多，木质化不明显，直径不宜太细，斜切片呈锯齿状，鳞叶三角形。

【验收警示】

1. 注意口尝，如有咸味为盐水浸泡增重的不能使用。

2. 断面颜色过深过黑为添加铁黑染色的劣品。

3. 花茎不能入药。

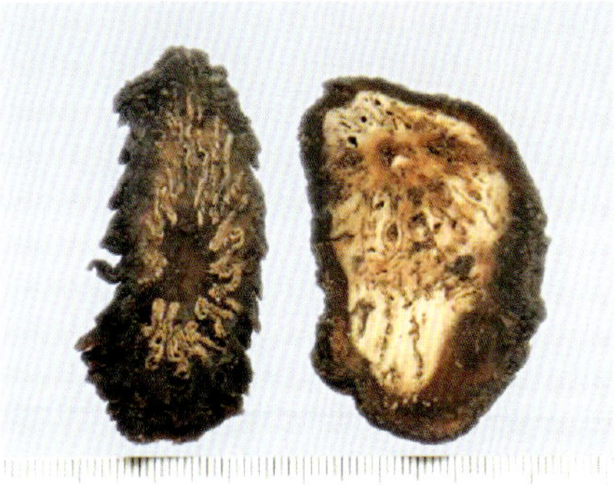

肉苁蓉肉质茎（左）肉苁蓉花茎（右）

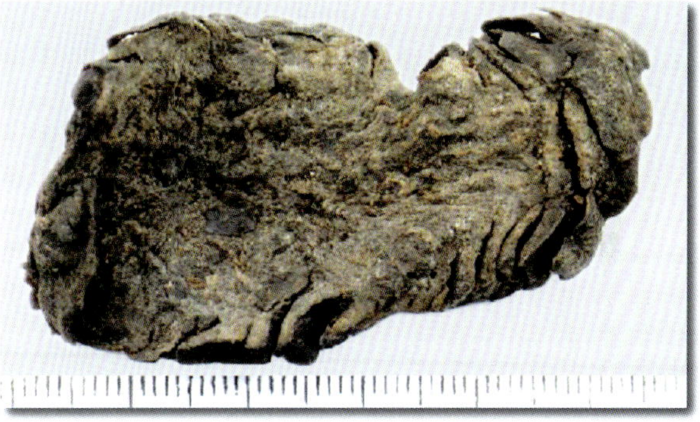

肉苁蓉（掺杂增重）

蛇　莓

【来源与采制】本品为蔷薇科植物蛇莓的干燥全草。花期前后采收，洗净，晒干。

【性味与归经】甘，苦，寒；小毒。

【功能与主治】清热解毒，凉血止血，散结消肿。用于热病，惊痫，咳嗽，吐血，咽喉肿痛，痢疾，痈肿，疔疮。

【用法与用量】10~15g。外用适量，敷患处。

【贵州2003地方标准】本品根茎粗短。有多数长而纤细的匍匐茎，全体有白色绢毛。叶互生，掌状复叶，小叶3片，完整叶展平后呈菱状卵形，边缘具钝齿，顶生小叶较大，侧生二小叶较小。花黄色，花柄通常长于叶柄，柔软，被疏长毛。果序球形或长椭圆形，鲜红色。气微，味微酸。

【饮片主要特征】同上。

【老药工经验集锦】

叶子边缘呈锯齿状。

【验收警示】

注意全草入药。

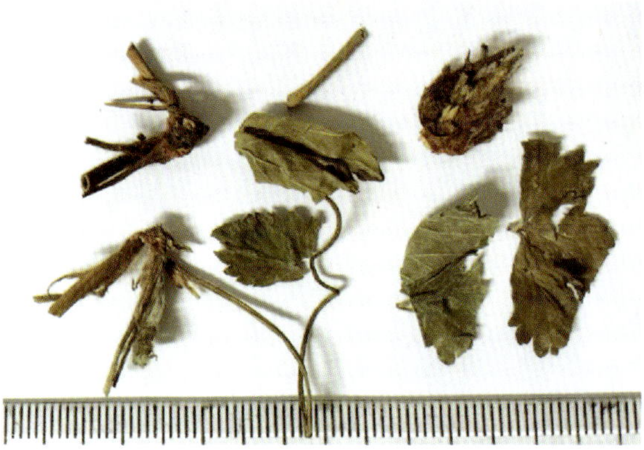

蛇莓

锁阳

【来源与采制】本品为锁阳科植物锁阳的干燥肉质茎。春季采挖，除去花序，切段，晒干。

【炮制】洗净，润透，切薄片，干燥。

【性味与归经】甘，温。归脾、肾、大肠经。

【功能与主治】补肾阳，益精血，润肠通便。用于肾阳不足，精血亏虚，腰膝痿软，阳痿滑精，肠燥便秘。

【用法与用量】5~10g。

【中国药典标准】本品呈扁圆柱形，微弯曲，长5~15cm，直径1.5~5cm。表面棕色或棕褐色，粗糙，具明显纵沟及不规则凹陷，有的残存三角形的黑棕色鳞片。体重，质硬，难折断，断面浅棕色或棕褐色，有黄色三角状维管束。气微，味甘而涩。

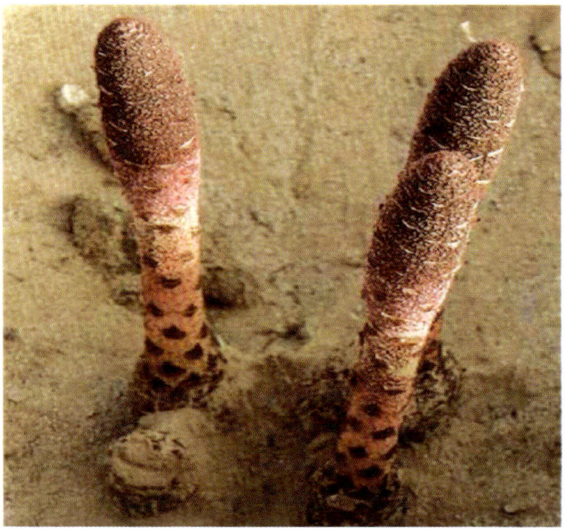

锁阳（原植物）

【饮片主要特征】同上。

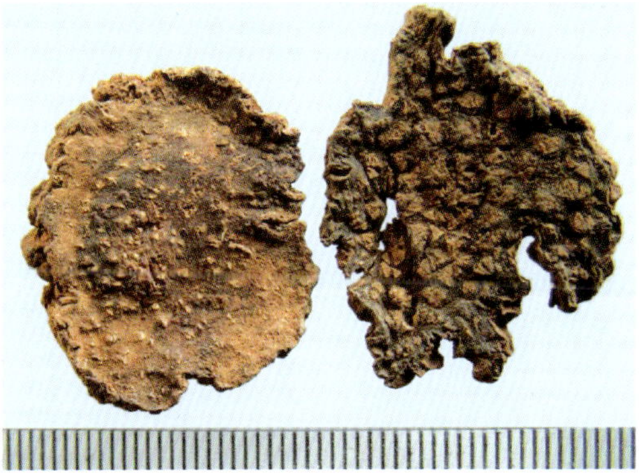

锁阳

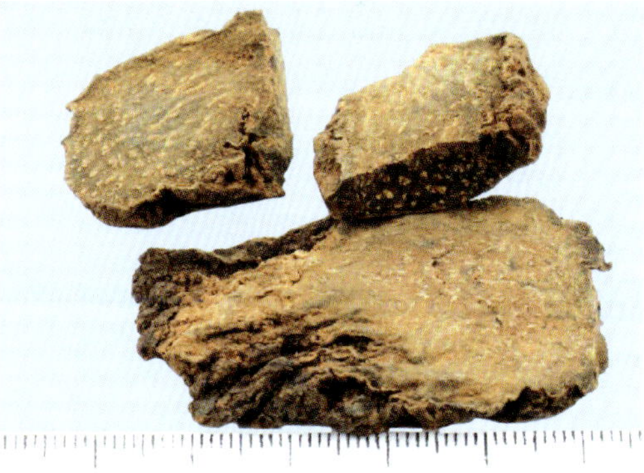

锁阳

【老药工经验集锦】

断面浅棕色或棕褐色，有黄色三角状维管束。

【验收警示】

发霉的不能入药。

豨莶草

【来源与采制】本品为菊科植物豨莶腺梗豨莶或毛梗豨莶的干燥地上部分。夏、秋二季花开前和花期均可采割，除去杂质，晒干。

【炮制】除去杂质，洗净，稍润，切段，干燥。

【性味与归经】辛、苦，寒。归肝、肾经。

【功能与主治】祛风湿，利关节，解毒。用于风湿痹痛，筋骨无力，腰膝酸软，四肢麻痹，半身不遂，风疹湿疮。

【用法与用量】9~12g。

【中国药典标准】本品茎略呈方柱形，多分枝，长30~110cm，直径0.3~1cm。表面灰绿色、黄棕色或紫棕色，有纵沟和细纵纹，被灰色柔毛。节明显，略膨大。质脆，易折断，断面黄白色或带绿色，髓部宽广，类白色，中空。叶对生，叶片多皱缩、卷曲，展平后呈卵圆形，灰绿色，边缘有钝锯齿，两面皆有白色柔毛，主脉3出。有的可见黄色头状花序，总苞片匙形。气微，味微苦。

【饮片主要特征】本品呈不规则的段。茎略呈方柱形，表面灰绿色、黄棕色或紫棕色，有纵沟和细纵纹，被灰色柔毛。切面髓部类白色。叶多破碎。灰绿色，边缘有钝锯齿，两面皆具白色柔毛。有时可见黄色头状花序。气微，味微苦。

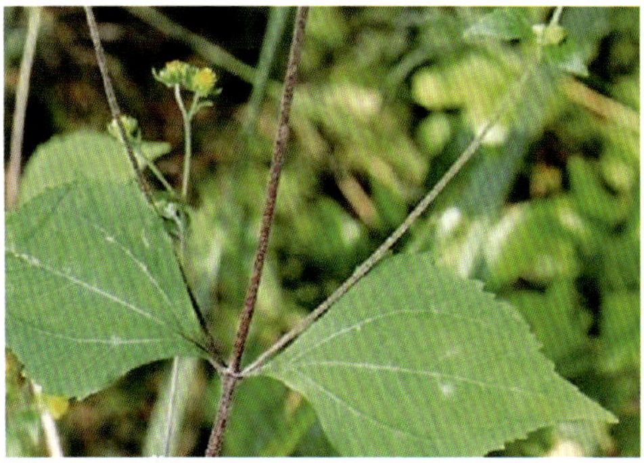

豨莶草（原植物）

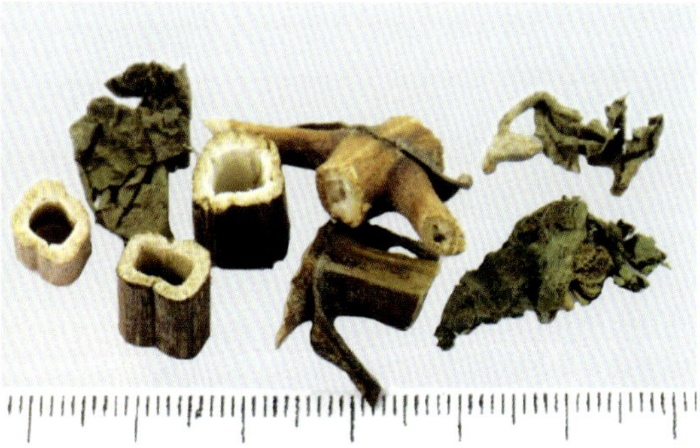

豨莶草

【老药工经验集锦】

茎方柱、被灰色柔毛。切面髓部类白色、中空。叶边缘锯齿，两面皆具白色柔毛。

【验收警示】

注意发霉、变质。

小蓟

【来源与采制】本品为菊科植物刺儿菜的干燥地上部分。夏、秋二季花开时采割，除去杂质，晒干。

【炮制】除去杂质，洗净，稍润，切段，干燥。

【性味与归经】甘、苦，凉。归心、肝经。

【功能与主治】凉血止血，散瘀解毒消痈。用于衄血，吐血，尿血，血淋，便血，崩漏，外伤出血，痈肿疮毒。

【用法与用量】 5~12g。

【中国药典标准】 本品茎呈圆柱形，有的上部分枝，长5~30cm，直径0.2~0.5cm。表面灰绿色或带紫色，具纵棱及白色柔毛。质脆，易折断，断面中空。叶互生，无柄或有短柄，叶片皱缩或破碎，完整者展平后呈长椭圆形或长圆状披针形，长3~12cm，宽0.5~3cm，全缘或微齿裂至羽状深裂，齿尖具针刺，上表面绿褐色，下表面灰绿色，两面均具白色柔毛。头状花序单个或数个顶生，总苞钟状，苞片5~8层，黄绿色，花紫红色。气微，味微苦。

【饮片主要特征】 本品呈不规则的段。茎呈圆柱形，表面灰绿色或带紫色，具纵棱和白色柔毛。切面中空。叶片多皱缩或破碎，叶齿尖，具针刺，两面均具白色柔毛。头状花序，总苞钟状，花紫红色。气微，味苦。

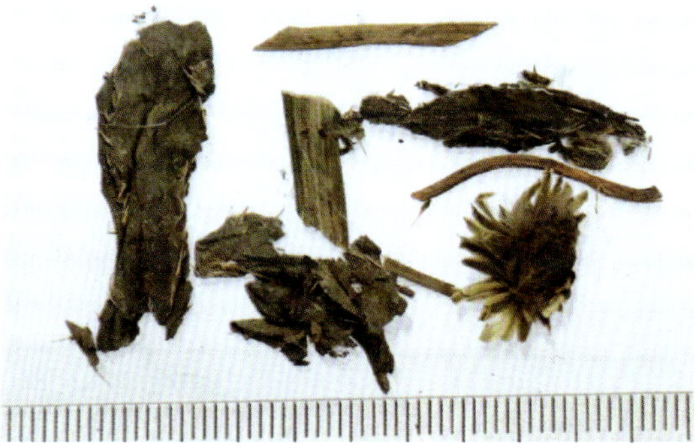

小蓟

【老药工经验集锦】

茎呈圆柱形，直径0.2~0.5cm。叶片两面均具白色柔毛，多皱缩或破碎，叶齿尖，具针刺。

【验收警示】

注意与大蓟区别。直径比大蓟小。

益母草（干）

【来源与采制】 本品为唇形科植物益母草的新鲜或干燥地上部分。鲜品春季幼苗期至初夏花前期采割；干品夏季茎叶茂盛、花未开或初开时采割，晒干，或切段晒干。

【炮制】除去杂质，迅速洗净，略润，切段，干燥。

【性味与归经】苦、辛，微寒。归肝、心包、膀胱经。

【功能与主治】活血调经，利尿消肿，清热解毒。用于月经不调，痛经经闭，恶露不尽，水肿尿少，疮疡肿毒。

【用法与用量】9~30g。

【中国药典标准】本品茎表面灰绿色或黄绿色。体轻，质韧，断面中部有髓。叶片灰绿色，多皱缩、破碎，易脱落。轮伞花序腋生，小花淡紫色，花萼筒状，花冠二唇形。切段者长约2cm。

【饮片主要特征】本品呈不规则的段。茎方形，四面凹下成纵沟，灰绿色或黄绿色。切面中部有白髓。叶片灰绿色，多皱缩、破碎。轮伞花序腋生，花黄棕色，花萼筒状，花冠二唇形。气微，味微苦。

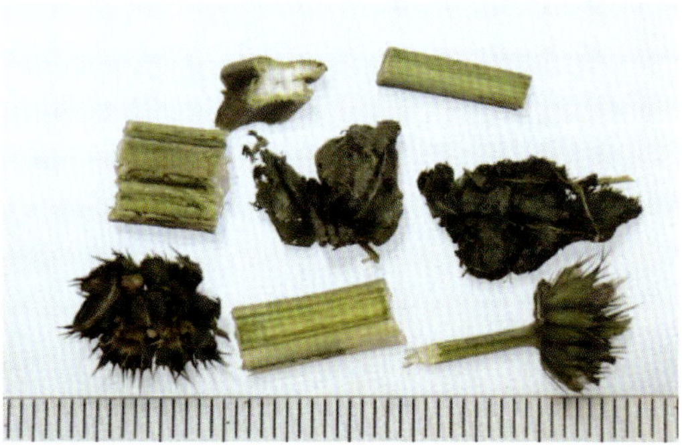

益母草

【老药工经验集锦】

1. 叶灰绿色。

2. 轮伞花序。

【验收警示】

注意颜色，应为灰绿色或黄绿色，颜色发黄者为陈旧、质次的益母草。

茵陈

【来源与采制】本品为菊科植物滨蒿或茵陈蒿的干燥地上部分。春季幼苗高6~10cm时采收或秋季花蕾长成至花初开时采割，除去杂质和老茎，晒干。春季采收的习称“绵茵陈”，秋季采割的称“花茵陈”。

【炮制】除去残根和杂质，搓碎或切碎。绵茵陈筛去灰屑。

【性味与归经】苦、辛，微寒。归脾、胃、肝、胆经。

【功能与主治】清利湿热，利胆退黄。用于黄疸尿少，湿温暑湿，湿疮瘙痒。

【用法与用量】6~15g。外用适量，煎汤熏洗。

【中国药典标准】绵茵陈　多卷曲成团状，灰白色或灰绿色，全体密被白色茸毛，绵软如绒。茎细小，长1.5~2.5cm，直径0.1~0.2cm，除去表面白色茸毛后可见明显纵纹。质脆，易折断。叶具柄，展平后叶片呈一至三回羽状分裂，叶片长1~3cm，宽约1cm。小裂片卵形或稍呈倒披针形、条形，先端锐尖。气清香，味微苦。

花茵陈　茎呈圆柱形，多分枝，长30~100cm，直径2~8mm。表面淡紫色或紫色，有纵条纹，被短柔毛。体轻，质脆，断面类白色。叶密集，或多脱落；下部叶二至三回羽状深裂，裂片条形或细条形，两面密被白色柔毛；茎生叶一至二回羽状全裂，基部抱茎，裂片细丝状。头状花序卵形，多数集成圆锥状，长1.2~1.5mm，直径1~1.2mm，有短梗。总苞片3~4层，卵形，苞片3裂，外层雌花6~10个，可多达15个，内层两性花2~10个。瘦果长圆形，黄棕色。气芳香，味微苦。

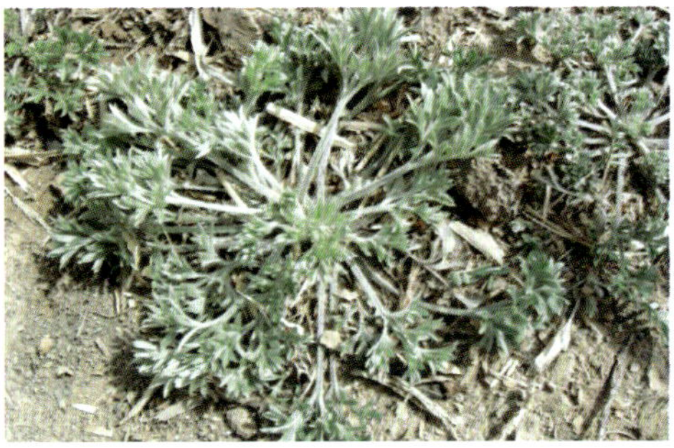

茵陈（原植物）

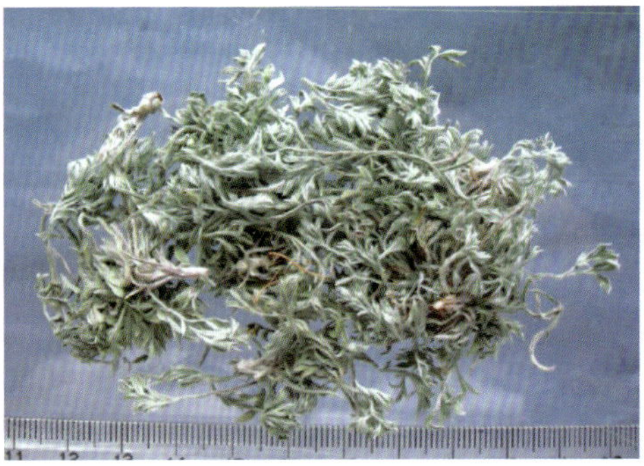

茵陈

【饮片主要特征】同绵茵陈。

【老药工经验集锦】
灰白色或灰绿色，绵软如绒，气清香。

草类

【验收警示】

根、老茎不是药用部位。

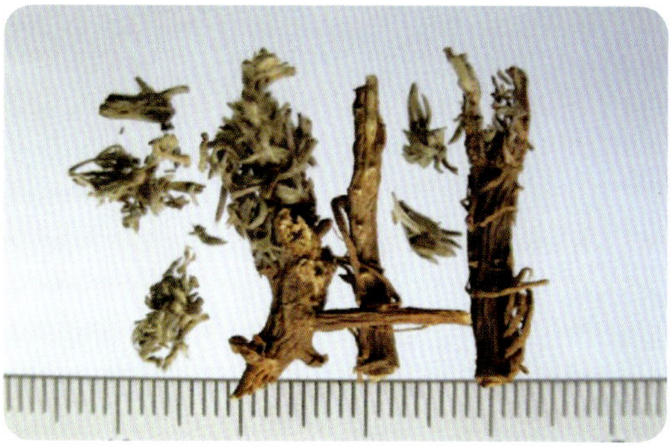

茵陈（掺入的根、老茎）

淫羊藿

【来源与采制】 本品为小檗科植物淫羊藿、箭叶淫羊藿、柔毛淫羊藿或朝鲜淫羊藿的干燥叶。夏、秋季茎叶茂盛时采收，晒干或阴干。

【炮制】 除去杂质，喷淋清水，稍润，切丝，干燥。

【性味与归经】 辛、甘，温。归肝、肾经。

【功能与主治】 补肾阳，强筋骨，祛风湿。用于肾阳虚衰，阳痿遗精，筋骨痿软，风湿痹痛，麻木拘挛。

【用法与用量】 6~10g。

【中国药典标准】 **淫羊藿** 三出复叶，小叶片卵圆形，长3~8cm，宽2~6cm。先端微尖，顶生小叶基部心形，两侧小叶较小，偏心形，外侧较大，呈耳状，边缘具黄色刺毛状细锯齿。上表面黄绿色，下表面灰绿色，主脉7~9条，基部有稀疏细长毛，细脉两面突起，网脉明显。小叶柄长1~5cm。叶片近革质。气微，味微苦。

箭叶淫羊藿 三出复叶，小叶片长卵形至卵状披针形，长

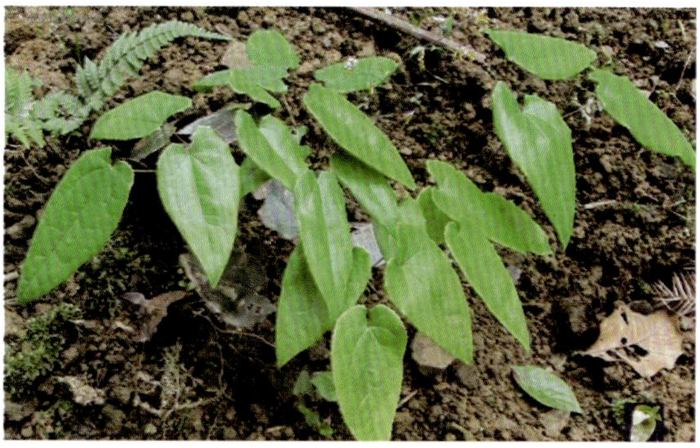

淫羊藿（原植物）

4~12cm，宽2.5~5cm。先端渐尖，两侧小叶基部明显偏斜，外侧呈箭形。下表面疏被粗短浮毛或近无毛。叶片革质。

柔毛淫羊藿 叶下表面及叶柄密被绒毛状柔毛。

朝鲜淫羊藿 小叶较大，长4~10cm，宽3.5~7cm，先端长尖。叶片较薄。

【饮片主要特征】 本品呈丝片状。上表面绿色、黄绿色或浅黄色，下表面灰绿色，网脉明显，中脉及细脉凸出，边缘具黄色刺毛状细锯齿。近革质。气微，味微苦。

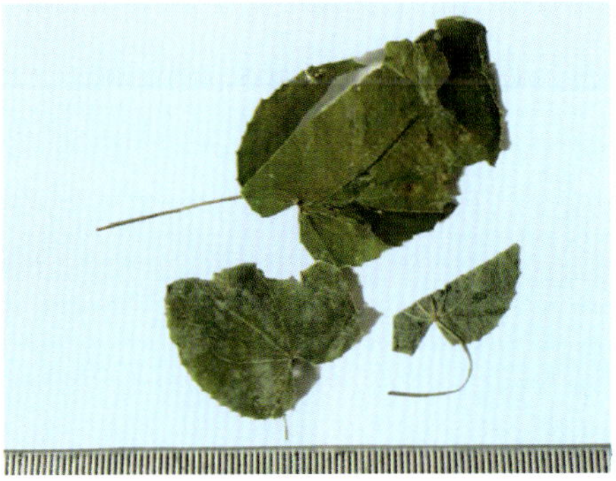

淫羊藿

【老药工经验集锦】

1. 甘肃产的质优，吉林产的质次，属不合格品。

2. 正品基部三角形，叶缘有刺。

【验收警示】

1. 注意不能有黄叶、枯叶。

2. 去净杂质。

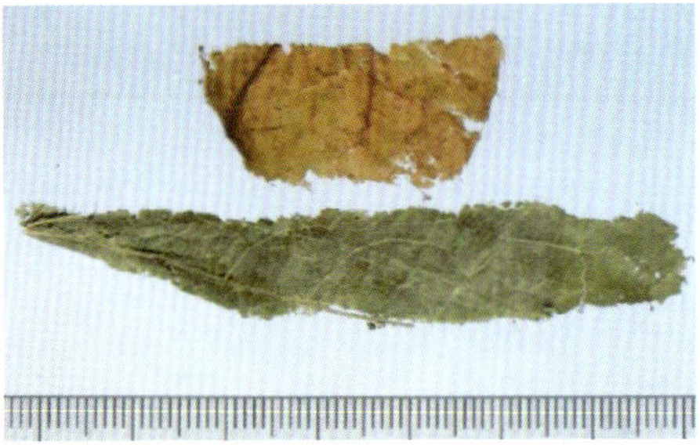

上方为枯叶，不能入药

鱼腥草（干）

【来源与采制】 本品为三白草科植物蕺菜的新鲜全草或干燥地上部分。鲜品全年均可采割；干品夏季茎叶茂盛花穗多时采割，除去杂质，晒干。

【炮制】 除去杂质，迅速洗净，切段，干燥。

【性味与归经】 辛，微寒。归肺经。

【功能与主治】 清热解毒，消痈排脓，利尿通淋。用于肺痈吐脓，痰热喘咳，热痢，热淋，痈肿疮毒。

【用法与用量】 15~25g，不宜久煎。鲜品用量加倍，水煎或捣汁服。外用适量，捣敷或煎汤熏洗患处。

【中国药典标准】 本品茎呈扁圆柱形，扭曲，表面黄棕色，具纵棱数条。质脆，易折断。叶片卷折皱缩，展平后呈心形，上表面暗黄绿色至暗棕色，下表面灰绿色或灰棕色。穗状花序黄棕色。

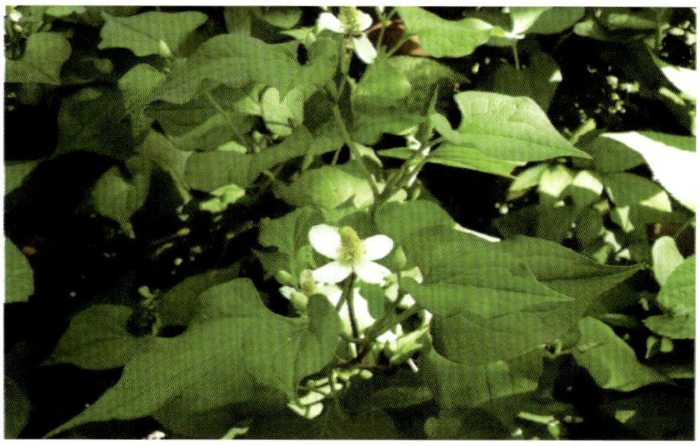

鱼腥草（原植物）

【饮片主要特征】 本品为不规则的段。茎呈扁圆柱形，表面淡红棕色至黄棕色，有纵棱。叶片多破碎，黄棕色至暗棕色。穗状花序黄棕色。搓碎具鱼腥气，味涩。

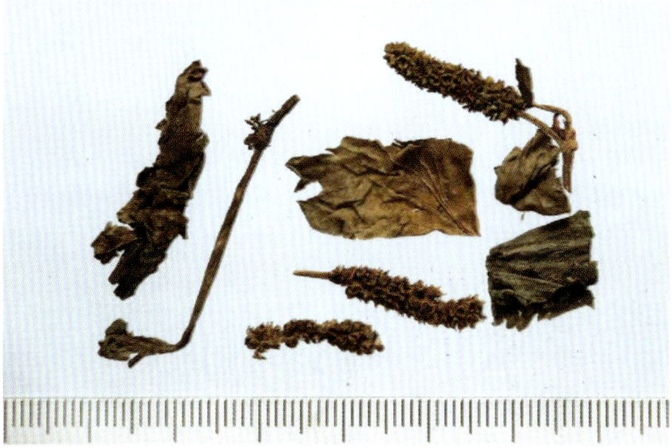

鱼腥草

【老药工经验集锦】

用手揉搓具鱼腥气。

【验收警示】

饮片完整叶片泡水后为心形。

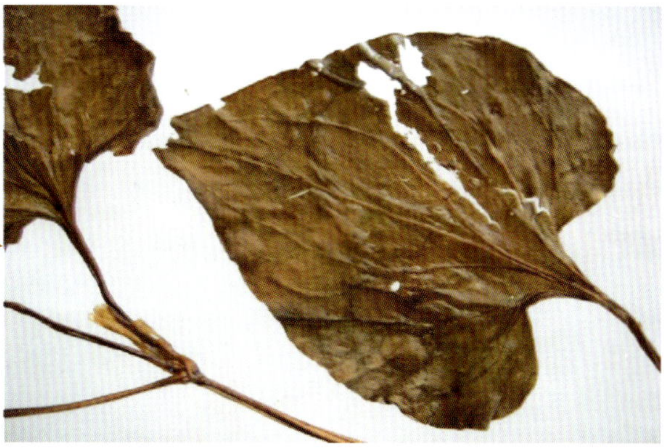

鱼腥草（泡水照）

泽 兰

【来源与采制】本品为唇形科植物毛叶地瓜儿苗的干燥地上部分。夏、秋二季茎叶茂盛时采割，晒干。

【炮制】除去杂质，略洗，润透，切段，干燥。

【性味与归经】苦、辛，微温。归肝、脾经。

【功能与主治】活血调经，祛瘀消痈，利水消肿。用于月经不调，经闭，痛经，产后瘀血腹痛，疮痈肿毒，水肿腹水。

【用法与用量】6~12g。

【中国药典标准】本品茎呈方柱形，少分枝，四面均有浅纵沟，长50~100cm，直径0.2~0.6cm。表面黄绿色或带紫色，节处紫色明显，有白色茸毛。质脆，断面黄白色，髓部中空。叶对生，有短柄或近无柄，叶片多皱缩，展平后呈披针形或长圆形，长5~10cm，上表面黑绿色或暗绿色，下表面灰绿色，密具腺点，两面均有短毛。先端尖，基部渐狭，边缘有锯齿。轮伞花序腋生，花冠多脱落，苞片和花萼宿存，小包片披针形，有缘毛，花萼钟形，5齿。气微，味淡。

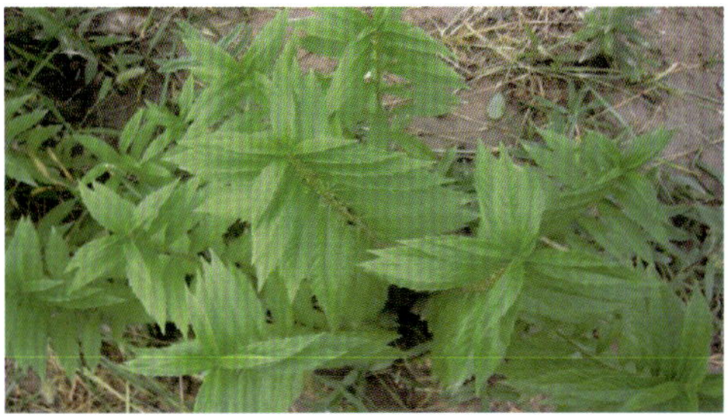

泽兰（原植物）

【饮片主要特征】本品呈不规则的段。茎方柱形，四面均有浅纵沟，表面黄绿色或带紫色，节处紫色明显，有白色茸毛。切面黄白色，中空。叶多破碎，展平后呈披针形或长圆形，边缘有锯齿。有时可见轮伞花序。气微，味淡。

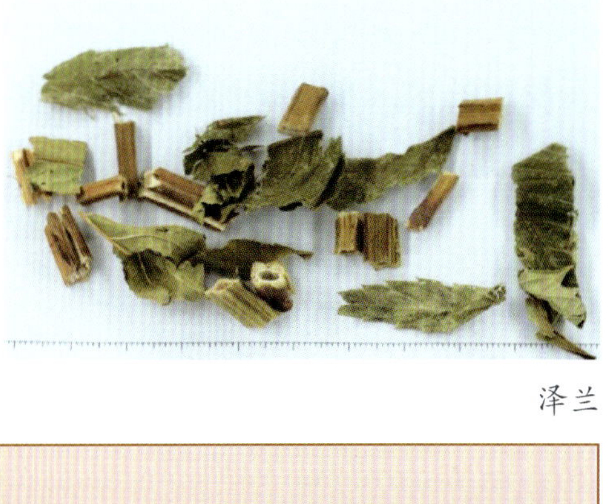

泽兰

【老药工经验集锦】

茎呈方柱形，断面黄白色，髓部中空。

【验收警示】

发霉的不能入药。

珍珠透骨草

【来源与采制】为大戟科植物地构叶的带有根茎的干燥全草。

【山西省中药材标准1987年版】根茎圆柱状，长约10cm。表面灰黄色，断面黄白色，木质状。茎圆柱形或微有棱，长10~20cm，下端直径1~2mm。表面淡绿色至灰绿色，被有灰白色柔毛。质坚硬，易折断，断面黄白色。叶多卷曲皱缩，灰绿色，被灰白色柔毛。质脆，易脱落。有时花序上留有圆形小花和果实。气微，味淡。以色绿、枝嫩、带有珍珠状果实者为佳。

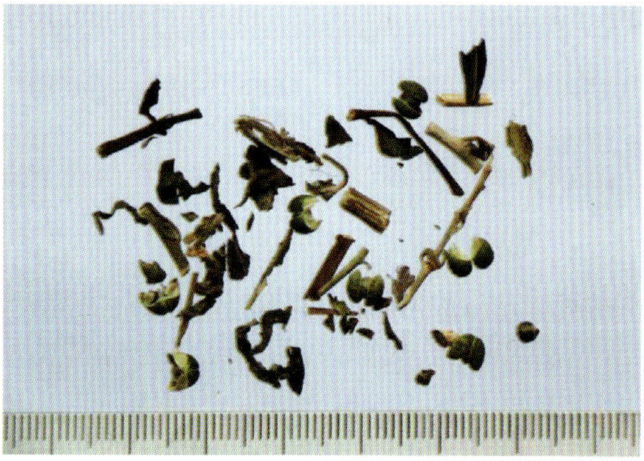
珍珠透骨草

【饮片主要特征】同上。

> 【老药工经验集锦】
>
> 以色绿、枝嫩、带有珍珠状果实者为佳。
>
> 【验收警示】
>
> 果实3室，色绿的为珍珠透骨草。

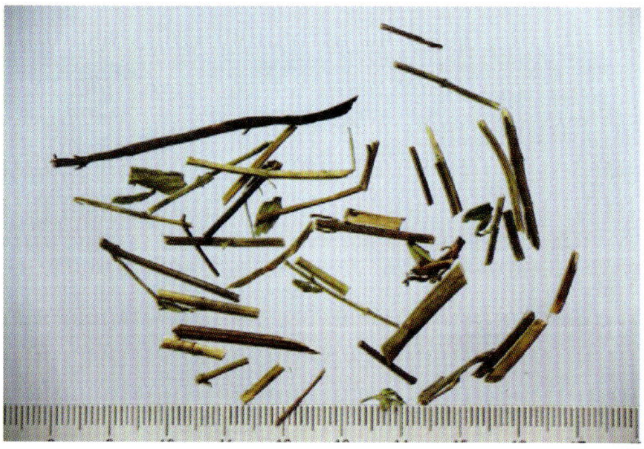
珍珠透骨草伪品

紫苏梗

【来源与采制】本品为唇形科植物紫苏的干燥茎。秋季果实成熟后采割，除去杂质，晒干，或趁鲜切片，晒干。

【炮制】除去杂质，稍浸，润透，切厚片，干燥。

【性味与归经】辛，温。归肺、脾经。

【功能与主治】理气宽中，止痛，安胎。用于胸膈痞闷，胃脘疼痛，嗳气呕吐，胎动不安。

【用法与用量】5~10g。

【中国药典标准】本品呈方柱形，四棱钝圆，长短不一，直径0.5~1.5cm。表面紫棕色或暗紫色，四面有纵沟及细纵纹，节部稍膨大，有对生的枝痕和叶痕。体轻，质硬，断面裂片状。切片厚2~5mm，常呈斜长方形，木部黄白色，射线细密，呈放射状，髓部白色，疏松或脱落。气微香，味淡。

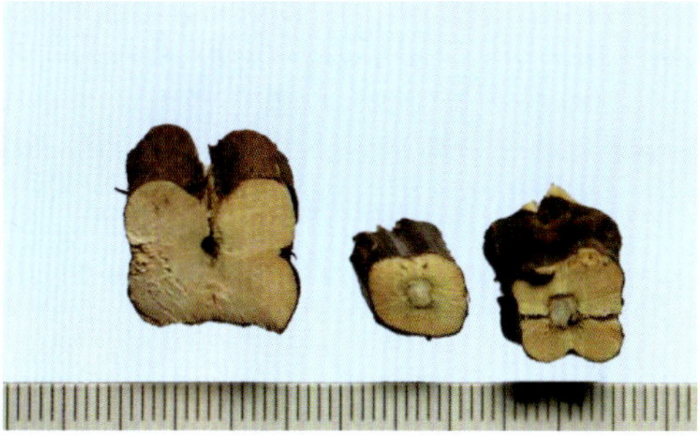

紫苏梗

【饮片主要特征】本品呈类方形的厚片。表面紫棕色或暗紫色，有的可见对生的枝痕和叶痕。切面木部黄白色，有细密的放射状纹理，髓部白色，疏松或脱落。气微香，味淡。

【老药工经验集锦】

苏梗呈方柱形，四棱钝圆，长短不一，直径0.5~1.5cm。表面紫棕色或暗紫色，节处紫色。

【验收警示】

注意与油苏梗区别。油苏梗髓部较大，外表皮颜色偏绿。

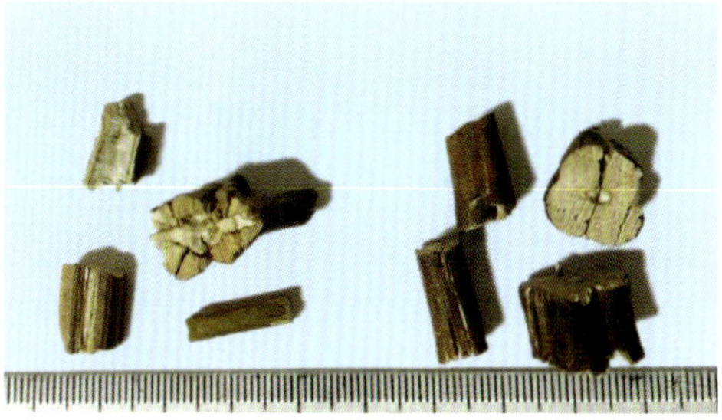

油苏梗　　紫苏梗

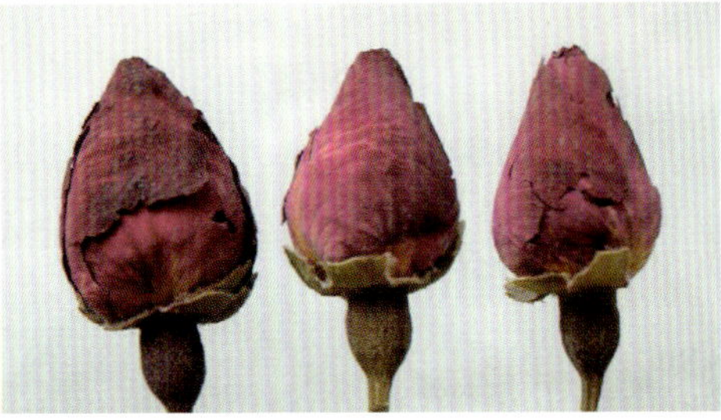
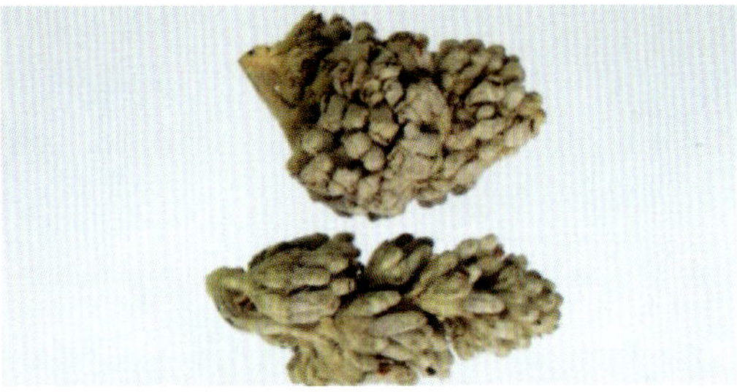
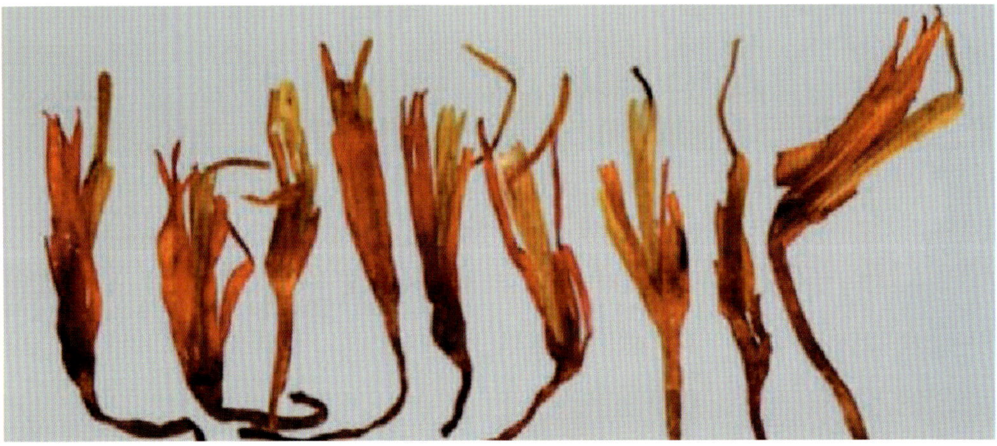
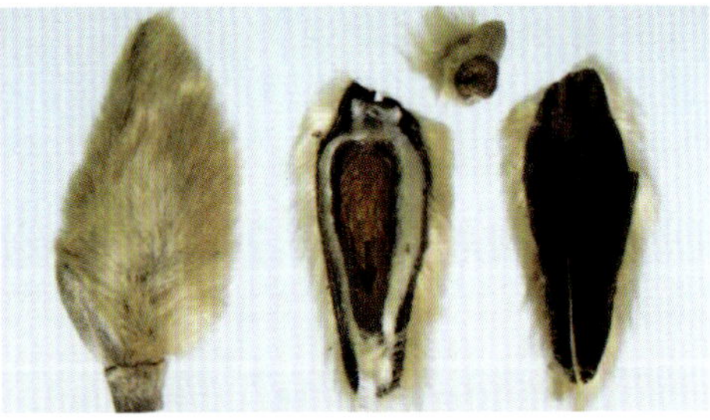
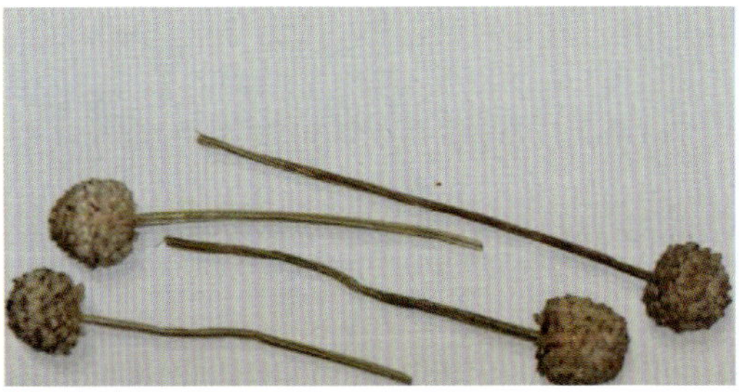
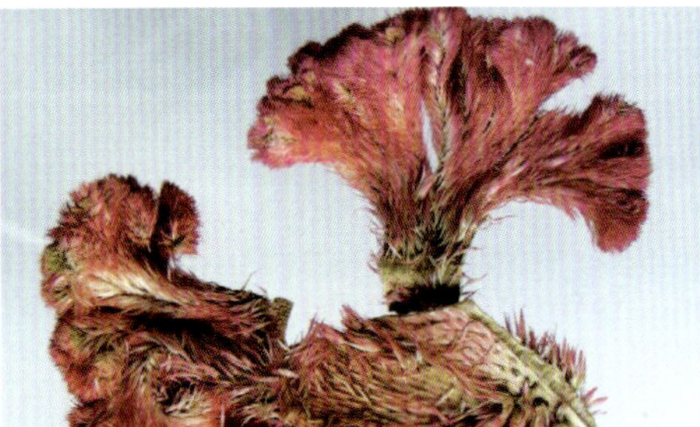
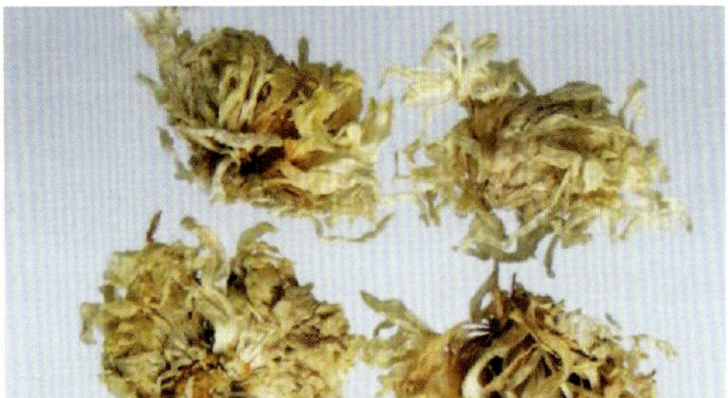

花　类

丁 香

【来源与采制】本品为桃金娘科植物丁香的干燥花蕾。当花蕾由绿色转红时采摘，晒干。

【炮制】除去杂质，筛去灰屑。用时捣碎。

【性味与归经】辛，温。归脾、胃、肺、肾经。

【功能与主治】温中降逆，补肾助阳。用于脾胃虚寒，呃逆呕吐，食少吐泻，心腹冷痛，肾虚阳痿。

【用法与用量】1~3g。内服或研末外敷。

【中国药典标准】本品略呈研棒状，长1~2cm。花冠圆球形，直径0.3~0.5cm，花瓣4，复瓦状抱合，棕褐色或黄褐色，花瓣内为雄蕊和花柱，搓碎后可见众多黄色细粒状的花药。萼筒圆柱状，略扁，有的稍弯曲，长0.7~1.4cm，直径0.3~0.6cm，红棕色或棕褐色，上部有4枚三角状的萼片，十字状分开。质坚实，富油性。气芳香浓烈，味辛辣、有麻舌感。

【饮片主要特征】同上。

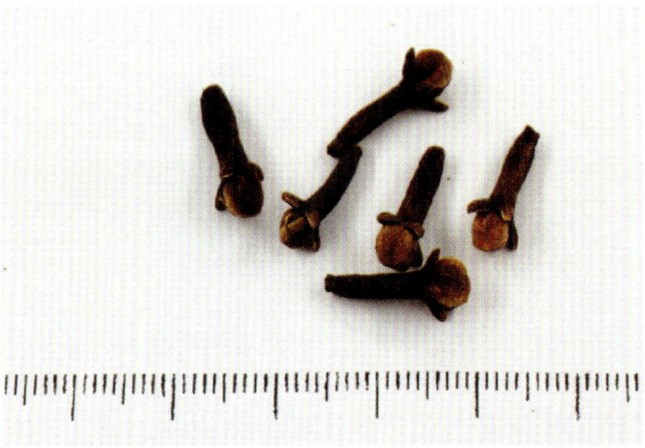

丁香

【老药工经验集锦】

即将开放的花蕾、呈研棒状，长1~2cm。萼片十字状分开、气芳香浓烈。

【验收警示】

把丁香放入盛有水的杯子中，花托应垂直向下，如不下垂，则可能是提取过的残渣。

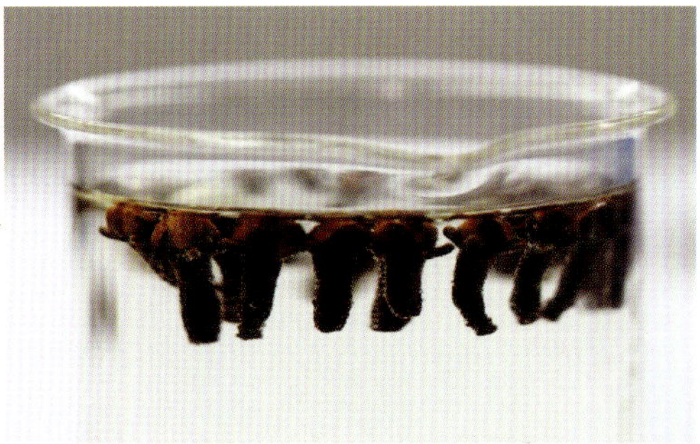

丁香（泡水）

谷精草

【来源与采制】本品为谷精草科植物谷精草的干燥带花茎的头状花序。秋季采收，将花序连同花茎拔出，晒干。

【炮制】除去杂质，切段。

【性味与归经】辛、甘，平。归肝、肺经。

【功能与主治】疏散风热，明目退翳。用于风热目赤，肿痛畏光，眼生翳膜，风热头痛。

【用法与用量】5~10g。

【中国药典标准】本品头状花序呈半球形，直径4~5mm。底部有苞片层层紧密排列，苞片淡黄绿色，有光泽，上部边缘密生白色短毛。花序顶部灰白色。揉碎花序，可见多数黑色花药和细小黄绿色未成熟的果实。花茎纤细，长短不一，直径不及1mm，淡黄绿色，有数条扭曲的棱线。质柔软。气微，味淡。

【饮片主要特征】同上。

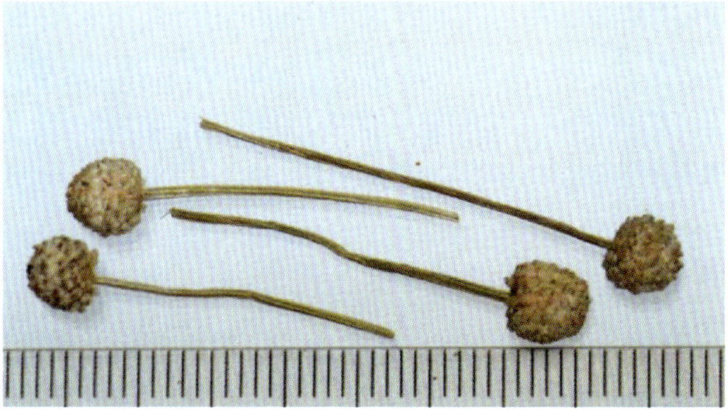

谷精草

【老药工经验集锦】

花序半球形。

【验收警示】

花序扁平的是伪品。

合欢花

【来源与采制】本品为豆科植物合欢的干燥花序或花蕾。夏季花开放时择晴天采收或花蕾形成时采收，及时晒干。前者习称“合欢花”，后者习称“合欢米”。

【性味与归经】甘，平。归心、肝经。

【功能与主治】解郁安神。用于心神不安，忧郁失眠。

【用法与用量】5~10g。

【中国药典标准】合欢花　本品头状花序，皱缩成团。总花梗长3~4cm，有时与花序脱离，黄绿色，有纵纹，被稀疏毛茸。花全体密被毛茸，细长而弯曲，长0.7~1cm，淡黄色或黄褐色，无花梗或几无花梗。花萼筒状，先端有5小齿；花冠筒长约为萼筒的2倍，先端5裂，裂片披针形；雄蕊多数，花丝细长，黄棕色至黄褐色，下部合生，上部分离，伸出花冠筒外。气微香，味淡。

合欢米　呈棒槌状，长2~6mm，膨大部分直径约2mm，淡黄色至黄褐色，全体被毛茸，花梗极短或无。花萼筒状，先端有5小齿；花冠未开放；雄蕊多数，细长并弯曲，基部连合，包于花冠内。气微香，味淡。

【饮片主要特征】同合欢花。

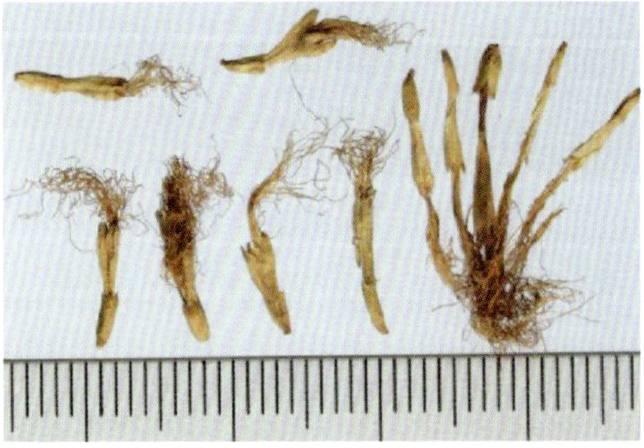

合欢花

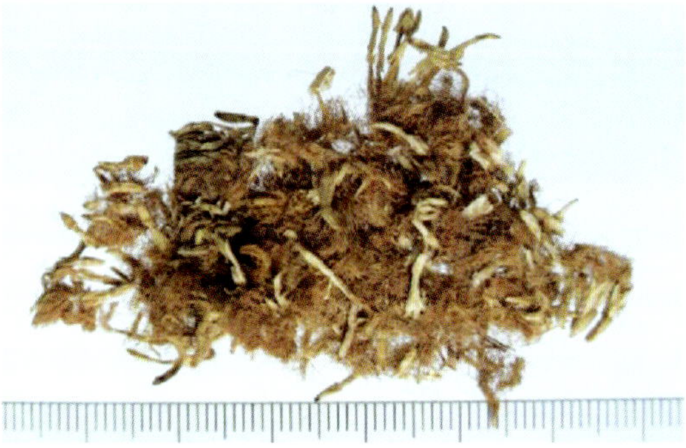

合欢花

【验收警示】

注意不要有杂质。

红 花

【来源与采制】本品为菊科植物红花的干燥花。夏季花由黄变红时采摘，阴干或晒干。

【性味与归经】辛，温。归心、肝经。

【功能与主治】活血通经，散瘀止痛。用于经闭，痛经，恶露不行，癥瘕痞块，胸痹心痛，瘀滞腹痛，胸胁刺痛，跌扑损伤，疮疡肿痛。

【用法与用量】3~10g。

【中国药典标准】本品为不带子房的管状花，长1~2cm。表面红黄色或红色。花冠筒细长，先端5裂，裂片呈狭条形，长5~8mm；雄蕊5，花药聚合成筒状，黄白色；柱头长圆柱形，顶端微分叉。质柔软。气微香，味微苦。

【饮片主要特征】同上。

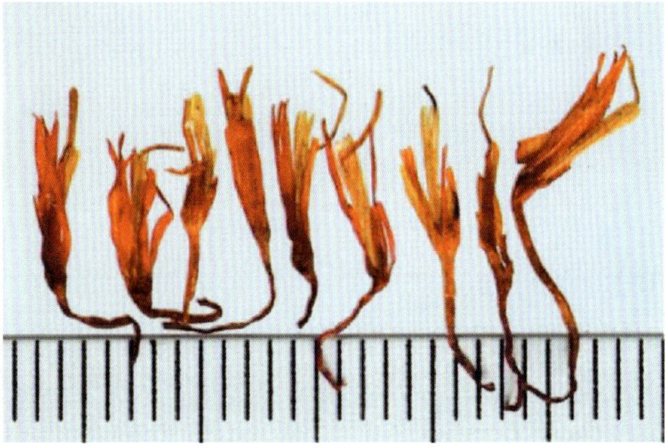

红花

【验收警示】

1. 如有油润光泽、手抓发硬者是掺假处理过的不能使用。

2. 注意是否生虫。

3. 注意苏丹红。

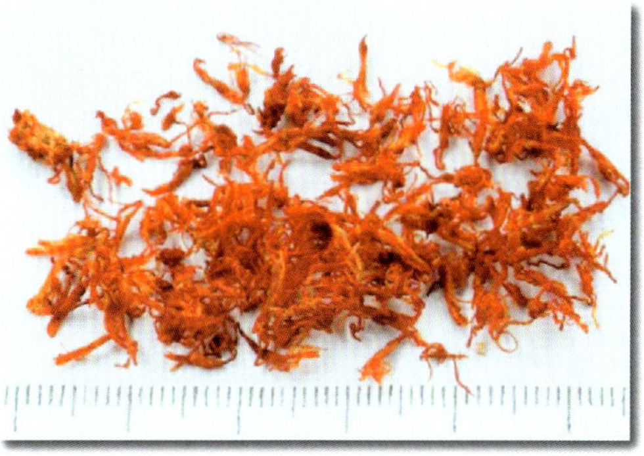

红花（掺假处理）

花类

鸡冠花

【来源与采制】本品为苋科植物鸡冠花的干燥花序。秋季花盛开时采收，晒干。

【炮制】除去杂质和残茎，切段。

【性味与归经】甘、涩，凉。归肝、大肠经。

【功能与主治】收敛止血，止带，止痢。用于吐血，崩漏，便血，痔血，赤白带下，久痢不止。

【用法与用量】6~12g。

【中国药典标准】本品为穗状花序，多扁平而肥厚，呈鸡冠状，长8~25cm，宽5~20cm，上缘宽，具皱褶，密生线状鳞片，下端渐窄，常残留扁平的茎。表面红色、紫红色或黄白色。中部以下密生多数小花，每花宿存的苞片和花被片均呈膜质。果实盖裂，种子扁圆肾形，黑色，有光泽。体轻，质柔韧。气微，味淡。

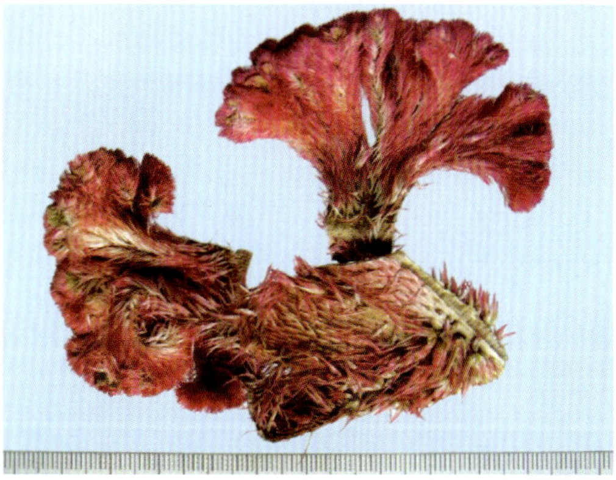

鸡冠花

【饮片主要特征】本品为不规则的块段。扁平，有的呈鸡冠状。表面红色、紫红色或黄白色。可见黑色扁圆肾形的种子。气微，味淡。

【验收警示】

注意残留茎不能过长。

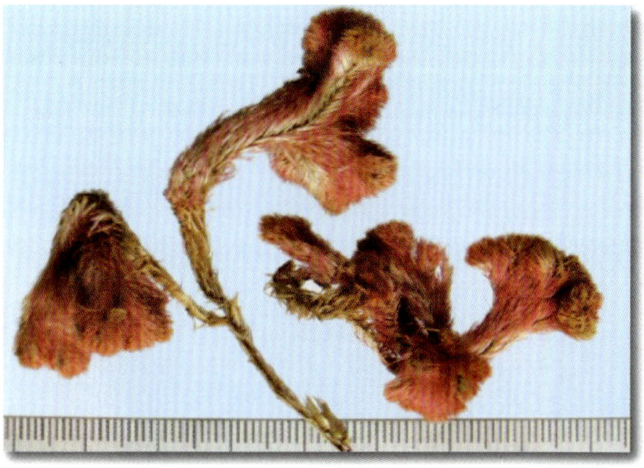

鸡冠花（花梗过长）

荆芥穗

【来源与采制】本品为唇形科植物荆芥的干燥花穗。夏、秋二季花开到顶、穗绿时采摘，除去杂质，晒干。

【性味与归经】辛，微温。归肺、肝经。

【功能与主治】解表散风，透疹，消疮。用于感冒，头痛，麻疹，风疹，疮疡初起。

【用法与用量】5~10g。

【中国药典标准】本品穗状轮伞花序呈圆柱形，长3~15cm，直径约7mm。花冠多脱落，宿萼黄绿色，钟形，质脆易碎，内有棕黑色小坚果。气芳香，味微涩而辛凉。

【饮片主要特征】同上。

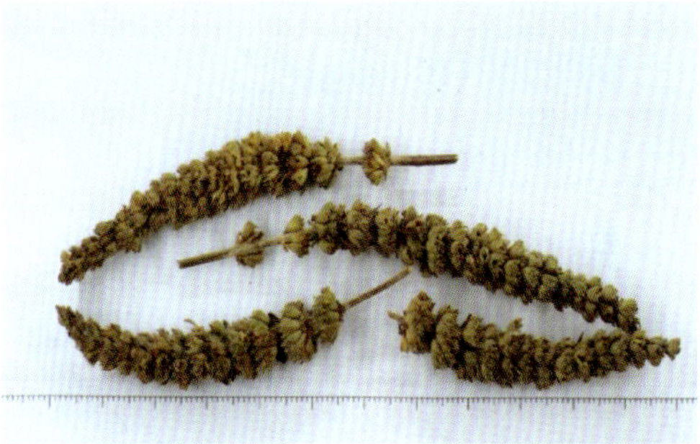

荆芥穗

【老药工经验集锦】

麦收前采收。炒炭时应炒至黑褐色为宜，不宜太过。

【验收警示】

注意发霉。

金银花

【来源与采制】本品为忍冬科植物忍冬的干燥花蕾或带初开的花。夏初花开放前采收，干燥。

【性味与归经】甘，寒。归肺、心、胃经。

【功能与主治】清热解毒，疏散风热。用于痈肿疔疮，喉痹，丹毒，热毒血痢，风热感冒，温病发热。

【用法与用量】 6~15g。

【中国药典标准】 本品呈棒状，上粗下细，略弯曲，长2~3cm，上部直径约3mm，下部直径约1.5mm。表面黄白色或绿白色（贮久色渐深），密被短柔毛。偶见叶状苞片。花萼绿色，先端5裂，裂片有毛，长约2mm。开放者花冠筒状，先端二唇形；雄蕊5，附于筒壁，黄色；雌蕊1，子房无毛。气清香，味淡、微苦。

【饮片主要特征】 同上。

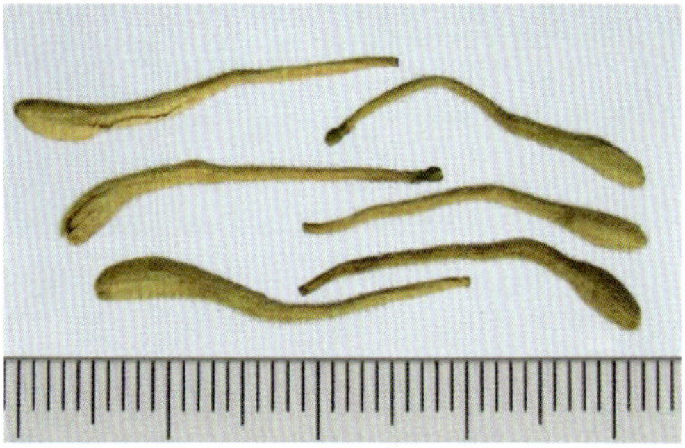

金银花

【老药工经验集锦】

棒状，上粗下细，略弯曲，长2~3cm，黄白色或绿白色（贮久色渐深），密被短柔毛，气清香。

【验收警示】

1. 不能掺入非药用部位如叶子。

2. 颜色发黄的、开花的为劣药。（注意避光保存）

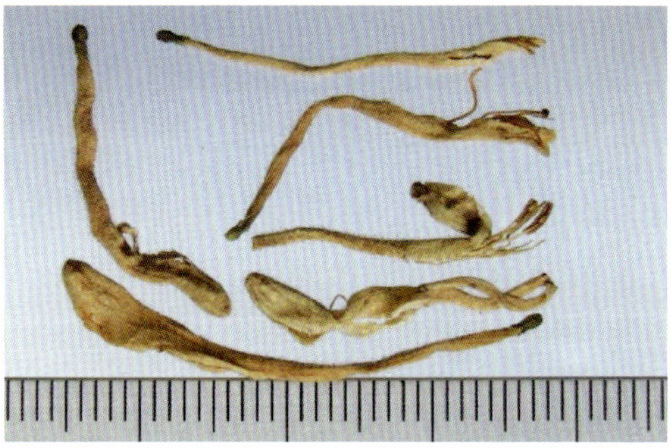

金银花（过采收期采收）

菊 花

【来源与采制】 本品为菊科植物菊的干燥头状花序。9~11月花盛开时分批采收，阴干或焙干，或熏、蒸后晒干。药材按产地和加工方法不同，分为“亳菊”“滁菊”“贡菊”“杭菊”“怀菊”。

【性味与归经】 甘、苦，微寒。归肺、肝经。

【功能与主治】 散风清热，平肝明目，清热解毒。用于风热感冒，头痛眩晕，目赤肿痛，眼目昏花，疮痈肿毒。

【用法与用量】 5~10g。

【中国药典标准】 **亳菊** 呈倒圆锥形或圆筒形，有时稍压扁呈扇形，直径1.5~3cm，离散。总苞碟状，总苞片3~4层，卵形或椭圆形，草质，黄绿色或褐绿色，外面被柔毛，边缘膜质。花托半球形，无托片或托毛。舌状花数层，雌性，位于外围，类白色，茎直，上举，纵向折缩，散生金黄色腺点。管状花多数，两性，位于中央，为舌状花所隐藏，黄色，顶端5齿裂。瘦果不发育，无冠毛。体轻，质柔润，干时松脆。气清香，味甘、微苦。

滁菊 呈不规则球形或扁球形，直径1.5~2.5cm。舌状花类白色，不规则扭曲，内卷，边缘皱缩，有时可见淡褐色腺点。管状花大多隐藏。

贡菊 呈扁球形或不规则球形，直径1.5~2.5cm。舌状花白色或类白色，斜升，上部反折，边缘稍内卷而皱缩，通常无腺点。管状花少，外露。

杭菊 呈碟形或扁球形，直径2.5~4cm，常数个相连成片。舌状花类白色或黄色，平展或微折叠，彼此粘连，通常无腺点。管状花多数，外露。

怀菊 呈不规则球形或扁球形，直径1.5~2.5cm。多数为舌状花，舌状花类白色或黄色，不规则扭曲，内卷，边缘皱缩，有时可见腺点。管状花大多隐藏。

【饮片主要特征】 本品呈倒圆锥形或圆筒形，有时稍压扁呈扇形，直径1.5~3cm，离散。总苞碟状，总苞片3~4层，卵形或椭圆形，草质，黄绿色或褐绿色，外面被柔毛，边缘膜质。花托半球形，无托片或托毛。舌状花数层，雌性，位于外围，类白色，劲直，上举，纵向折缩，散生金黄色腺点。管状花多数，两性，位于中央，为舌状花所隐藏，黄色，顶端5齿裂。瘦果不发育，无冠毛。体轻，质柔润，干时松脆。气清香，味甘、微苦。

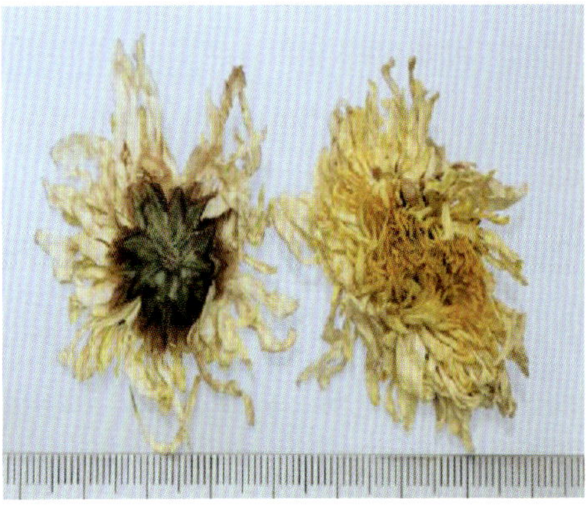

菊花

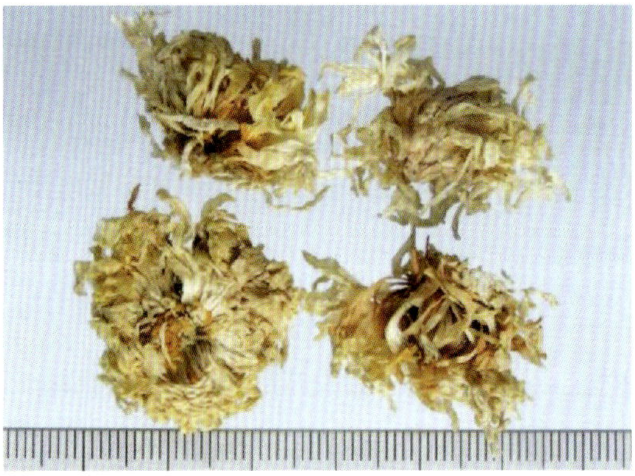

菊花

【验收警示】

1. 注意花梗为非药用部位，不能入药。

2. 要注意水分。

3. 硫熏标准：残留物以二氧化硫计，不得超过150ppm。

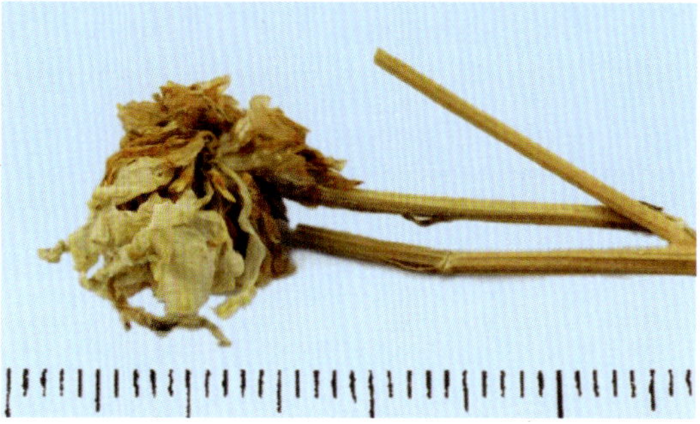

菊花（花梗过长）

款冬花

【来源与采制】本品为菊科植物款冬的干燥花蕾。12月或地冻前当花尚未出土时采挖，除去花梗和泥沙，阴干。

【炮制】除去杂质及残梗。

【性味与归经】辛、微苦，温。归肺经。

【功能与主治】润肺下气，止咳化痰。用于新久咳嗽，喘咳痰多，劳嗽咯血。

【用法与用量】5~10g。

【中国药典标准】本品呈长圆棒状。单生或2~3个基部连生，长1~2.5cm，直径0.5~1cm。上端较粗，下端渐细或带有短梗，外面被有多数鱼鳞状苞片。苞片外表面紫红色或淡红色，内表面密被白色絮状茸毛。体轻，撕开后可见白色茸毛。气香，味微苦而辛。

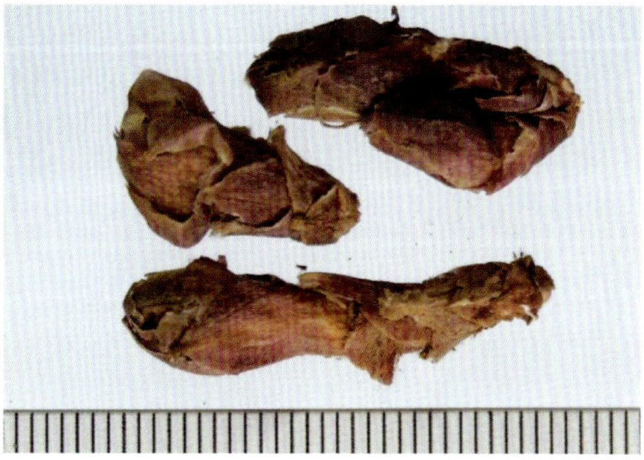

款冬花

【饮片主要特征】同上。

【老药工经验集锦】

长圆棒状，外面被有多数鱼鳞状苞片，苞片外表面紫红色或淡红色，内表面密被白色絮状茸毛。

【验收警示】

1. 花梗是非药用部位，不能入药。

2. 易生虫应注意。

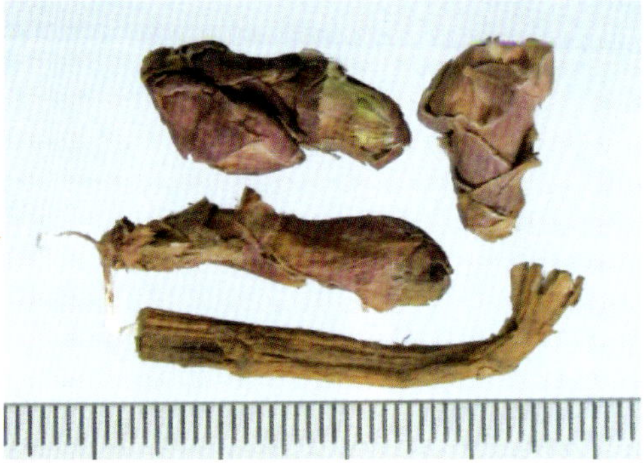

照片下方为花梗，不能入药

玫瑰花

【来源与采制】 本品为蔷薇科植物玫瑰的干燥花蕾。春末夏初花将开放时分批采摘，及时低温干燥。

【性味与归经】 甘、微苦，温。归肝、脾经。

【功能与主治】 行气解郁，和血，止痛。用于肝胃气痛，食少呕恶，月经不调，跌扑伤痛。

【用法与用量】 3~6g。

【中国药典标准】 本品略呈半球形或不规则团状，直径0.7~1.5cm。残留花梗上被细柔毛，花托半球形，与花萼基部合生；萼片5，披针形，黄绿色或棕绿色，被有细柔毛；花瓣多皱缩，展平后宽卵形，呈覆瓦状排列，紫红色，有的黄棕色；雄蕊

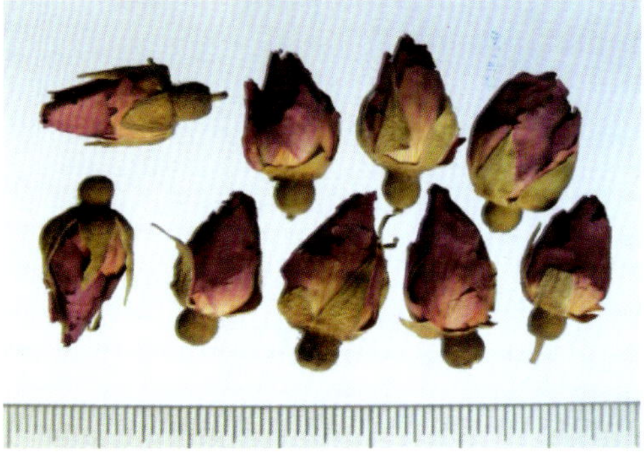

玫瑰花

多数，黄褐色；花柱多数，柱头在花托口集成头状，略突出，短于雄蕊。体轻，质脆。气芳香浓郁，味微苦涩。

【饮片主要特征】同上。

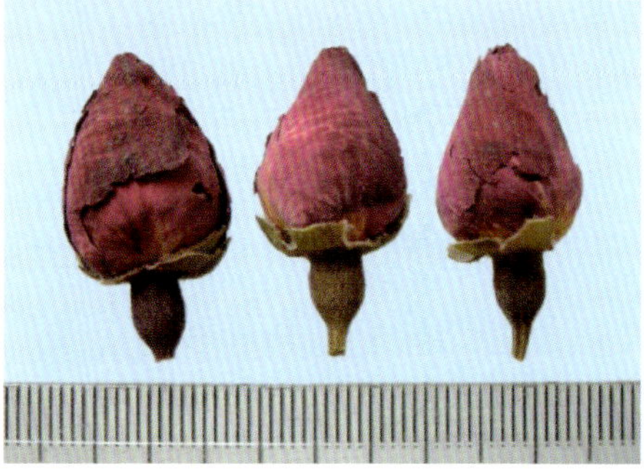

月季花

【验收警示】

注意与月季花的区别。鉴别要点：

1. 月季花花托长圆形或倒圆锥形；玫瑰花花托半球形。

2. 月季花花萼稍反卷，萼片不被细柔毛；玫瑰花花萼向上包卷，萼片被有细柔毛。

3. 月季花香气不甚浓，玫瑰花香气浓郁，搓揉后更甚。

密蒙花

【来源与采制】本品为马钱科植物密蒙花的干燥花蕾和花序。春季花未开放时采收，除去杂质，干燥。

【性味与归经】甘，微寒。归肝经。

【功能与主治】清热泻火，养肝明目，退翳。用于目赤肿痛，多泪畏光，目生翳膜，肝虚目暗，视物昏花。

【用法与用量】3~9g。

【中国药典标准】本品多为花蕾密聚的花序小分枝，呈不规则圆锥状，长1.5~3cm。表面灰黄色或棕黄色，密被茸毛。花蕾呈短棒状，上端略大，长0.3~1cm，直径0.1~0.2cm；花萼钟状，先端4齿裂；花冠筒状，与萼

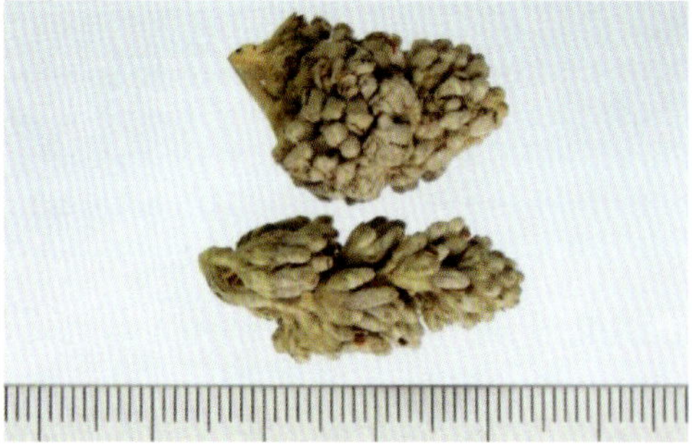

密蒙花

等长或稍长，先端4裂，裂片卵形；雄蕊4，着生在花冠管中部。质柔软。气微香，味微苦、辛。

【饮片主要特征】同上。

【老药工经验集锦】

花蕾密聚的花序，灰黄色或棕黄色，有茸毛。

【验收警示】

注意杂质：花梗太长。

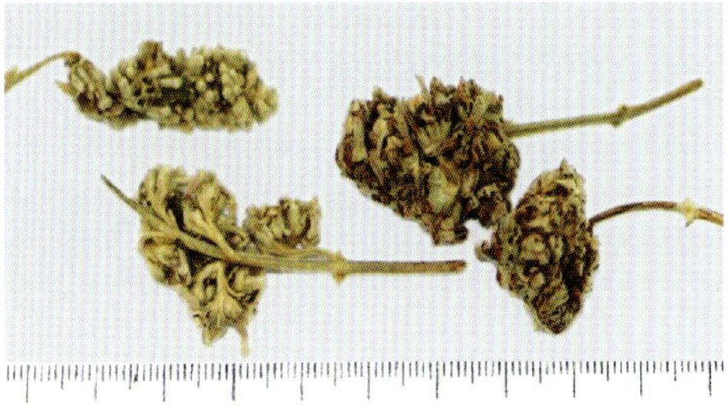

密蒙花（花梗过长）

蒲 黄

【来源与采制】本品为香蒲科植物水烛香蒲、东方香蒲或同属植物的干燥花粉。夏季采收蒲棒上部的黄色雄花序，晒干后碾轧，筛取花粉。剪取雄花后，晒干，成为带有雄花的花粉，即为草蒲黄。

【性味与归经】甘、平。归肝、心包经。

【功能与主治】止血，化瘀，通淋。用于吐血，衄血，咯血，崩漏，外伤出血，经闭通经，胸腹刺痛，跌扑肿痛，血淋涩痛。

【用法与用量】5~10g，包煎。外用适量，敷患处。

【中国药典标准】本品为黄色粉末。体轻，放水中则漂浮水面，手捻有滑腻感，易附着手指上。气微，味淡。

【饮片主要特征】同上。

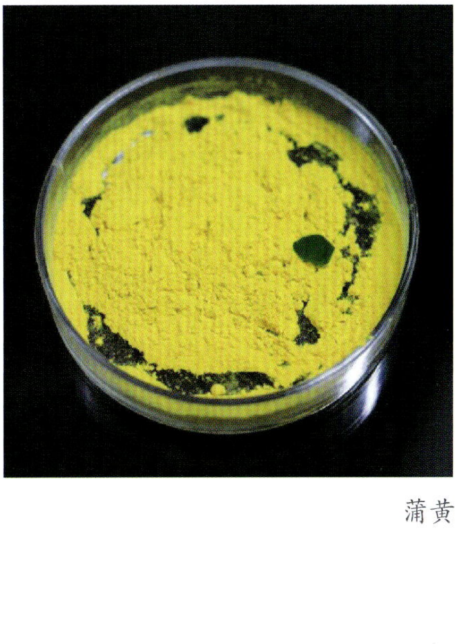

蒲黄

【验收警示】

1.能浮在水面的为正品，不能浮的为掺假药。

2.注意染色。

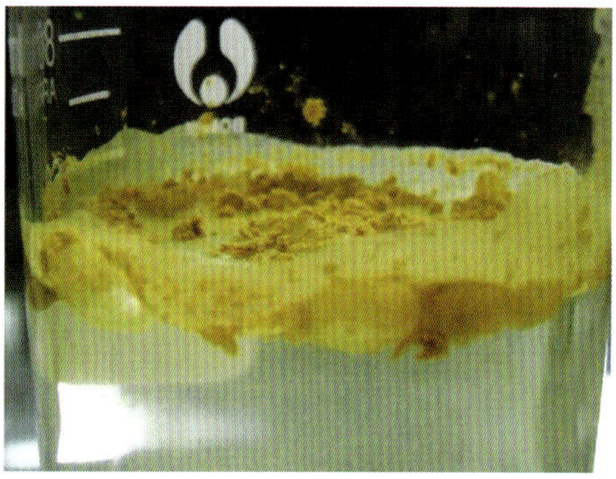

蒲黄（泡水照）

夏枯草

【来源与采制】本品为唇形科植物夏枯草的干燥果穗。夏季果穗呈棕红色时采收，除去杂质，晒干。

【性味与归经】辛、苦，寒。归肝、胆经。

【功能与主治】清肝泻火，明目，散结消肿。用于目赤肿痛，目珠夜痛，头痛眩晕，瘰疬，瘿瘤，乳痈，乳癖，乳房胀痛。

【用法与用量】9~15g。

【中国药典标准】本品呈圆柱形，略扁，长1.5~8cm，直径0.8~1.5cm。淡棕色至棕红色。全穗由数轮至十数轮宿萼与苞片组成，每轮有对生苞片2片，呈扇形，先端尖尾状，脉纹明显，外表面有白毛。每一苞片内有花3朵，花冠多已脱落，宿萼二唇形，内有小坚果4枚，卵圆形，棕色，尖端有白色突起。体轻。气微，味淡。

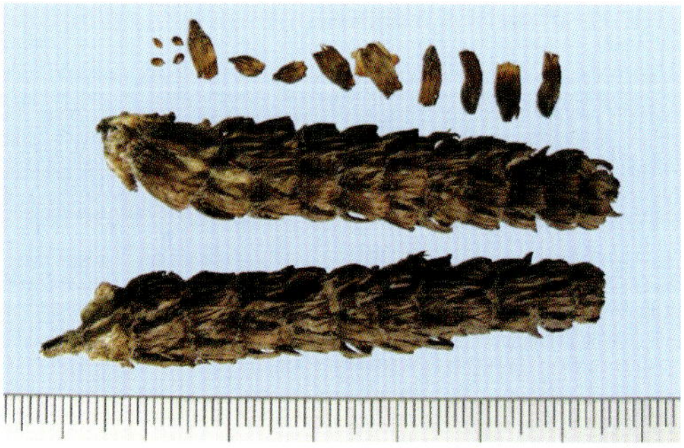

夏枯草

【饮片主要特征】同上。

【老药工经验集锦】

摇晃有哗啦哗啦种子响的声音。

【验收警示】

1. 注意水分，易发霉。

2. 采收期提前手摇无响声，颜色发绿。

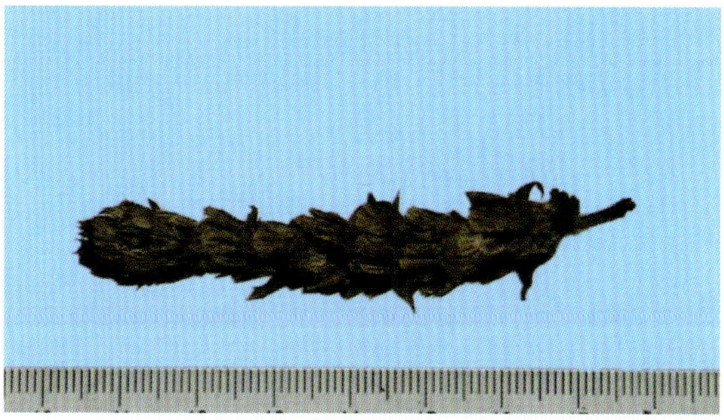

夏枯草（未成熟）

辛　夷

【来源与采制】本品为木兰科植物望春花或武当玉兰的干燥花蕾。冬末春初花未开放时采收，除去枝梗，阴干。

【性味与归经】辛，温。归肺、胃经。

【功能与主治】散风寒，通鼻窍。用于风寒头痛，鼻塞流涕，鼻鼽，鼻渊。

【用法与用量】3~10g，包煎。外用适量。

【中国药典标准】**望春花**　呈长卵形，似毛笔头，长1.2~2.5cm，直径0.8~1.5cm。基部常具短梗，长约5mm，梗上有类白色点状皮孔。苞片2~3层，每层2片，两层苞片间有小鳞芽，苞片外表面密被灰白色或灰绿色茸毛，内表面类棕色，无毛。花被片9，棕色，外轮花被片3，条形，约为内两轮长的1/4，呈萼片状，内两轮花被片6，每轮3，轮状排列。雄蕊和雌蕊多数，螺旋状排列。体轻，质脆。气芳香，味辛凉而稍苦。

玉兰　长1.5~3cm，直径1~1.5cm。基部枝梗较粗壮，皮孔浅棕色。苞片外表面密被灰白色或灰绿色茸毛。花被片9，内外轮同型。

武当玉兰　长2~4cm，直径1~2cm。基部枝梗粗壮，皮孔红棕色。苞片外表面密被淡黄色或淡黄绿色茸毛，有的最外层苞片茸毛已脱落而呈黑褐色。花被片10~12（15），内外轮无显著差异。

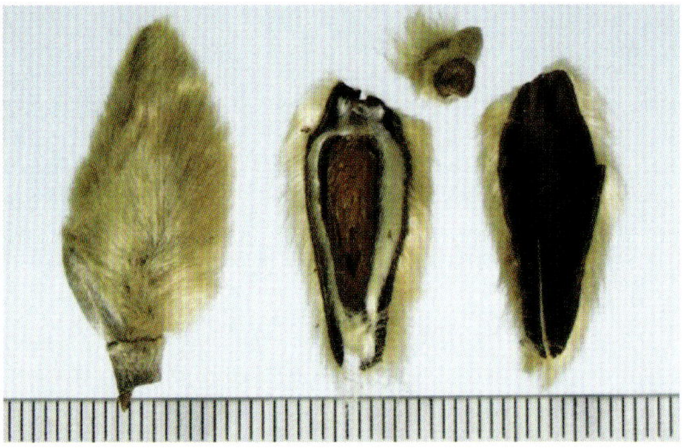

【饮片主要特征】本品呈长卵形，似毛笔头，长1.2~2.5cm，直径0.8~1.5cm。基部常具短梗，长约5mm，梗上有类白色点状皮孔。苞片2~3层，每层2片，两层苞片间有小鳞芽，苞片外表面密被灰白色或灰绿色茸毛，内表面类棕色，无毛。花被片9，棕色，外轮花被片3，条形，约为内两轮长的1/4，呈萼片状，内两轮花被片6，每轮3，轮状排列。雄蕊和雌蕊多数，螺旋状排列。体轻，质脆。气芳香，味辛凉而稍苦。

【老药工经验集锦】

似毛笔头，苞片外表面密被灰白色或灰绿色茸毛。

【验收警示】

1. 注意花梗不能过长。
2. 采收过晚，开花的不能入药。

果实种子类

槟 榔

【来源与采制】本品为棕榈科植物槟榔的干燥成熟种子。春末至秋初采收成熟果实，用水煮后，干燥，除去果皮，取出种子，干燥。

【炮制】除去杂质，浸泡，润透，切薄片，阴干。

【性味与归经】苦、辛，温。归胃、大肠经。

【功能与主治】杀虫，消积，行气，利水，截疟。用于绦虫病，蛔虫病，姜片虫病，虫积腹痛，积滞泻痢，里急后重，水肿脚气，疟疾。

【用法与用量】3~10g。驱绦虫、姜片虫30~60g。

【中国药典标准】本品呈扁球形或圆锥形，高1.5~3.5cm，底部直径1.5~3cm。表面淡黄棕色或淡红棕色，具稍凹下的网状沟纹，底部中心有圆形凹陷的珠孔，其旁有1明显疤痕状种脐。质坚硬，不易破碎，断面可见棕色种皮与白色胚乳相间的大理石样花纹。气微，味涩、微苦。

【饮片主要特征】本品呈类圆形的薄片。切面可见棕色种皮与白色胚乳相间的大理石样花纹。气微，味涩、微苦。

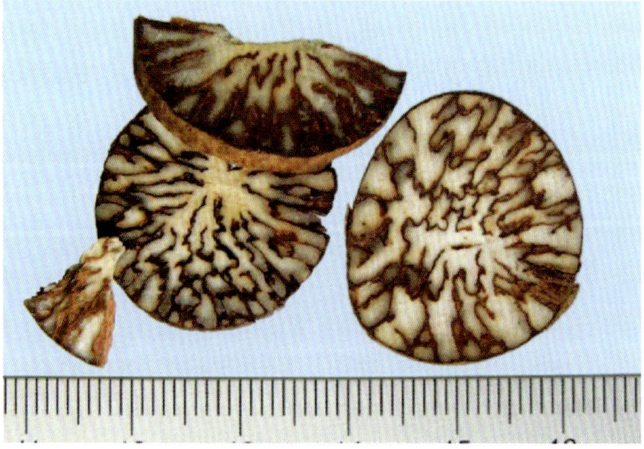

槟榔（生）

【老药工经验集锦】

断面可见棕色种皮与白色胚乳相间的大理石样花纹。

【验收警示】

注意果皮要去尽。

柏子仁

【来源与采制】本品为柏科植物侧柏的干燥成熟种仁。秋、冬二季采收成熟种子，晒干，除去种皮，收集种仁。

【炮制】除去杂质和残留的种皮。

【性味与归经】甘，平。归心、肾、大肠经。

【功能与主治】养心安神，润肠通便，止汗。用于阴血不足，虚烦失眠，心悸怔忡，肠燥便秘，阴虚盗汗。

【用法与用量】3~10g。

【中国药典标准】本品呈长卵形或长椭圆形，长4~7mm，直径1.5~3mm。表面黄白色或淡黄棕色，外包膜质内种皮，顶端略尖，有深褐色的小点，基部钝圆。质软，富油性。气微香，味淡。

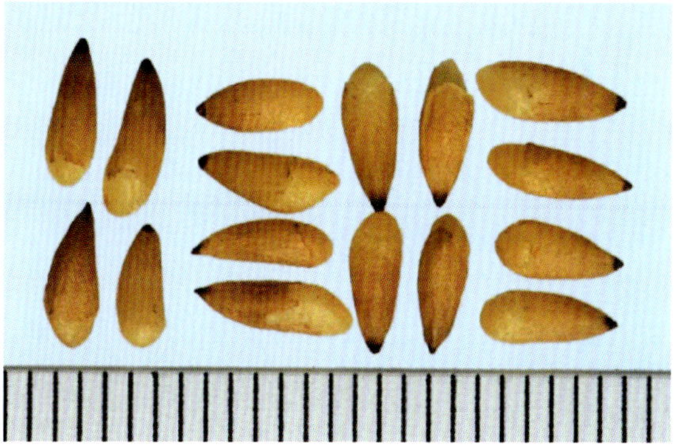

柏子仁

【饮片主要特征】同上。

【验收警示】

注意易生虫。

草豆蔻

【来源与采制】本品为姜科植物草豆蔻的干燥近成熟种子。夏、秋二季采收，晒至九成干，或用水略烫，晒至半干，除去果皮，取出种子团，晒干。

【炮制】除去杂质。用时捣碎。

【性味与归经】辛，温。归脾、胃经。

【功能与主治】燥湿行气，温中止呕。用于寒湿内阻，脘腹胀满冷痛，嗳气呕逆，不思饮食。

【用法与用量】3~6g。

【中国药典标准】本品为类球形的种子团，直径1.5~2.7cm。表面灰褐色，中间有黄白色的隔膜，将种子团分成3瓣，每瓣有种子多数，粘连紧密，种子团略光滑。种子为卵圆状多面体，长3~5mm，直径约3mm，外被淡棕色膜质假种皮。种脊为一条纵沟，一端有种脐，质硬，将种子沿种脊纵剖两瓣，纵断面观呈斜心形，种皮沿种脊向内伸入部分约占整个表面积的1/2。胚乳灰白色。气香，味辛、微苦。

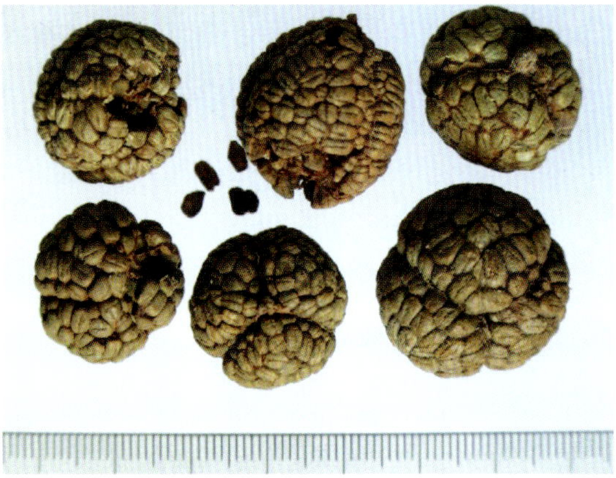
草豆蔻

【饮片主要特征】同上。

【验收警示】

注意有无杂质及发霉。

草　果

【来源与采制】本品为姜科植物草果的干燥成熟果实。秋季果实成熟时采收，除去杂质，晒干或低温干燥。

【性味与归经】辛，温。归脾、胃经。

【功能与主治】燥湿温中，截疟除痰。用于寒湿内阻，脘腹胀痛，痞满呕吐，疟疾寒热，瘟疫发热。

【用法与用量】3~6g。

【中国药典标准】本品呈长椭圆形，具三钝棱，长2~4cm，直径1~2.5cm。表面灰棕色至红棕色，具纵沟及棱线，顶端有圆形突起的柱基，基部有果梗或果梗痕。果皮质坚韧，易纵向撕裂。剥去外皮，中间有黄棕色隔膜，将种子团分成3瓣，每瓣有种子多为8~11粒。种子呈圆锥状多面体，直径约5mm，表面红棕色，外被灰白色膜质的假种皮。种脊为一条纵沟，尖端有凹状的种脐，质硬。胚乳灰白色。有特异香气，味辛、微苦。

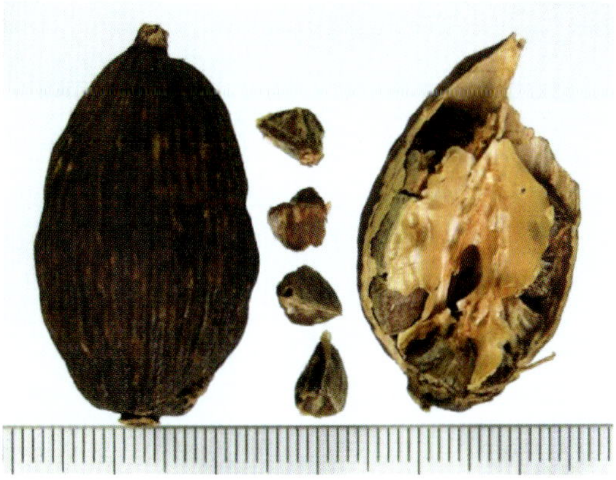

草果

【饮片主要特征】同上。

【验收警示】

种子呈圆锥状多面体。

川楝子（炒）

【来源与采制】本品为楝科植物川楝的干燥成熟果实。冬季果实成熟时采收，除去杂质，干燥。

【炮制】取净川楝子，切厚片或碾碎，按照2015版《中国药典》清炒法（通则0213）炒至表面焦黄色。

【性味与归经】苦，寒；有小毒。归肝、小肠、膀胱经。

【功能与主治】疏肝泄热，行气止痛，杀虫。用于肝郁化火，胸胁、脘腹胀痛，疝气疼痛，虫积腹痛。

【用法与用量】5~10g。外用适量，研末调涂。

【中国药典标准】本品呈类球形，直径2~3.2cm。表面金黄色至棕黄色，微有光泽，少数凹陷或皱缩，具深棕色小点。顶端有花柱残痕，基部凹陷，有果梗痕。外果皮革质，与果肉间常成空隙，果肉松软，淡黄色，遇水润湿显黏性。果核球形或卵圆形，质坚硬，两端平截，有6~8条纵棱，内分6~8室，每室含黑棕色长圆形的种子1粒。气特异，味酸、苦。

【饮片主要特征】本品呈半球状、厚片或不规则的碎块，表面焦黄色，偶见焦斑。气焦香，味酸、苦。

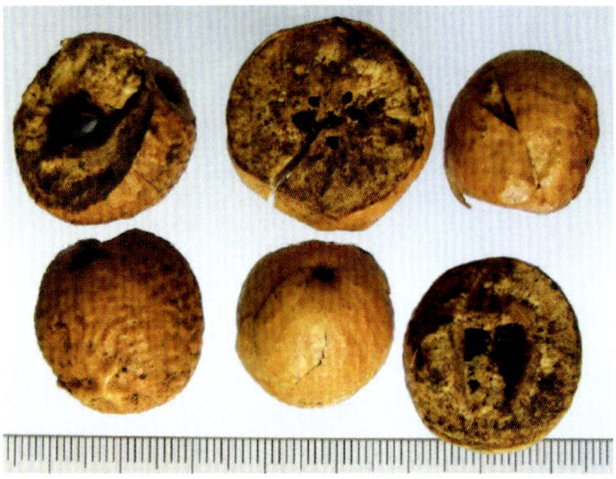

川楝子（炒）

【验收警示】

除去杂质，用时捣碎。

地肤子

【来源与采制】本品为藜科植物地肤的干燥成熟果实。秋季果实成熟时采收植株，晒干，打下果实，除去杂质。

【性味与归经】辛、苦，寒。归肾、膀胱经。

【功能与主治】清热利湿，祛风止痒。用于小便涩痛，阴痒带下，风疹，湿疹，皮肤瘙痒。

【用法与用量】9~15g。外用适量，煎汤熏洗。

【中国药典标准】本品呈扁球状五角星形，直径1~3mm。外被宿存花被，表面灰绿色或浅棕色，周围具膜质小翅5枚，背面中心有微突起的点状果梗痕及放射状脉纹5~10条。剥离花被，可见膜质果皮，半透明。种子扁卵形，长约1mm，黑色。气微，味微苦。

【饮片主要特征】同上。

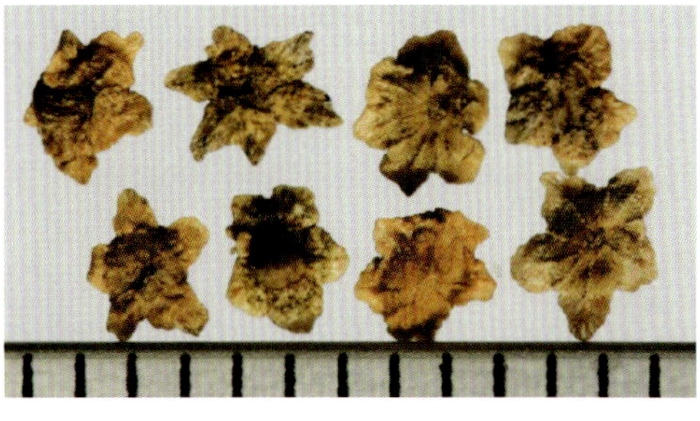

地肤子

【验收警示】

1. 不成五角星形的为未成熟的。

2. 以饱满、色灰绿者为佳。

冬瓜皮

【来源与采制】本品为葫芦科植物冬瓜的干燥外层果皮。食用冬瓜时，洗净，削取外层果皮，晒干。

【炮制】除去杂质，洗净，切块或宽丝，干燥。

【性味与归经】甘，凉。归脾、小肠经。

【功能与主治】利尿消肿。用于水肿胀满，小便不利，暑热口渴，小便短赤。

【用法与用量】9~30g。

【中国药典标准】本品为不规则的碎片，常向内卷曲，大小不一。外表面灰绿色或黄白色，被有白霜，有的较光滑不被白霜；内表面较粗糙，有的可见筋脉状维管束。体轻，质脆。气微，味淡。

【饮片主要特征】同上。

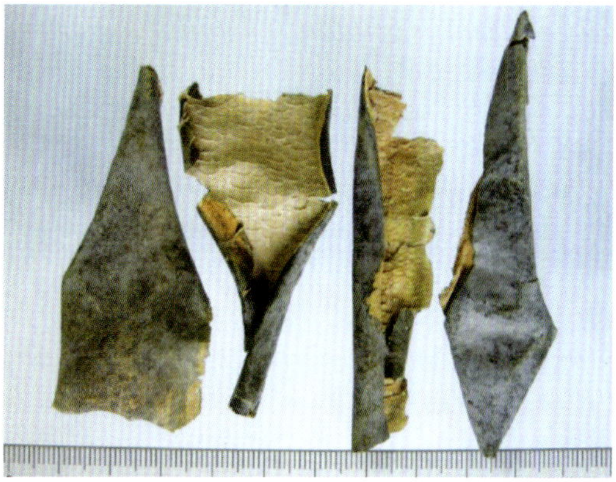

冬瓜皮

【验收警示】

注意容易发霉。

豆蔻

【来源与采制】本品为姜科植物白豆蔻或爪哇白豆蔻的干燥成熟果实。按产地不同分为“原豆蔻”和“印尼白蔻”。

【炮制】除去杂质。用时捣碎。

【性味与归经】辛，温。归肺、脾、胃经。

【功能与主治】化湿行气，温中止呕，开胃消食。用于湿浊中阻，不思饮食，湿温初起，胸闷不饥，寒湿呕逆，胸腹胀痛，食积不消。

【用法与用量】3~6g。后下。

【中国药典标准】原豆蔻　呈类球形，直径1.2~1.8cm。表面黄白色至淡黄棕色，有3条较深的纵向槽纹，顶端有突起的柱基，基部有凹下的果柄痕，两端均具浅棕色绒毛。果皮体轻，质脆，易纵向裂开，内分3室，每室含种子约10粒。种子呈不规则多面体，背面略隆起，直径3~4mm，表面暗棕色，有皱纹，并被有残留的假种皮。气芳香，味辛凉略似樟脑。

印尼白蔻　个略小。表面黄白色，有的微显紫棕色。果皮较薄，种子瘦瘪。气味较弱。

【饮片主要特征】同上。

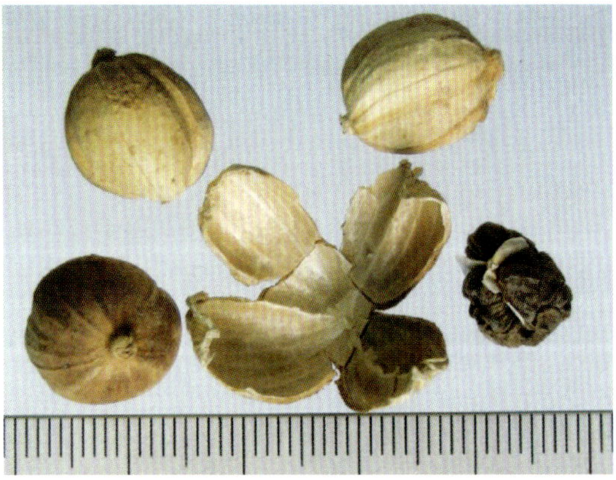

豆蔻

【验收警示】

直径不得小于1.2cm。

佛手

【来源与采制】本品为芸香科植物佛手的干燥果实。秋季果实尚未变黄或变黄时采收，纵切成薄片，晒干或低温干燥。

【性味与归经】辛、苦、酸，温。归肝、脾、胃、肺经。

【功能与主治】疏肝理气，和胃止痛，燥湿化痰。用于肝胃气滞，胸胁胀痛，胃脘痞满，食少呕吐，咳嗽痰多。

【用法与用量】3~10g。

【中国药典标准】本品为类椭圆形或卵圆形的薄片，常皱缩或卷曲，长6~10cm，宽3~7cm，厚0.2~0.4cm。顶端稍宽，常有3~5个手指状的裂瓣，基部略窄，有的可见果梗痕。外皮黄绿色或橙黄色，有皱纹和油点。果肉浅黄白色，散有凹凸不平的线状或点状维管束。质硬而脆，受潮后柔韧。气香，味微甜后苦。

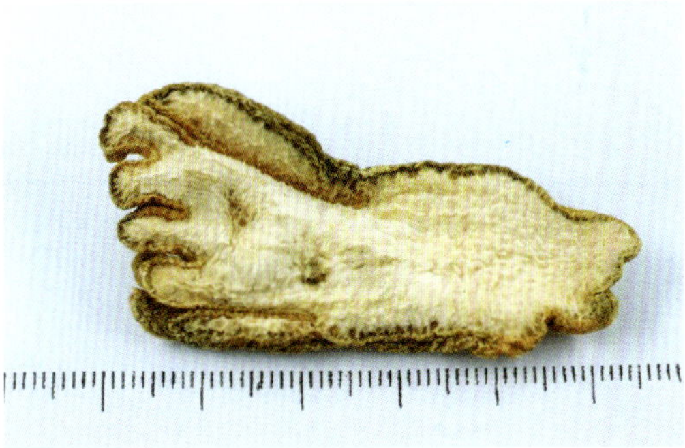

佛手

【饮片主要特征】同上。

【老药工经验集锦】

常有3~5个手指状的裂瓣，外皮黄绿色或橙黄色，有皱纹和油点。果肉浅黄白色，散有凹凸不平的线状或点状维管束。

【验收警示】

1. 颜色外皮黄绿或橙黄色，不得陈旧。
2. 饮片大小要适中，长6cm以上，宽3cm以上。
3. 易生虫。

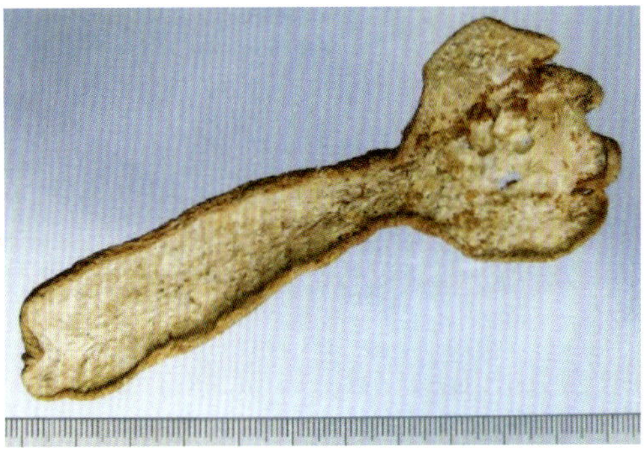

佛手（生虫）

覆盆子

【来源与采制】 本品为蔷薇科植物华东覆盆子的干燥果实。夏初果实由绿变绿黄时采收，除去梗、叶，置沸水中略烫或略蒸，取出，干燥。

【性味与归经】 甘、酸，温。归肝、肾、膀胱经。

【功能与主治】 益肾固精缩尿，养肝明目。用于遗精滑精，遗尿尿频，阳痿早泄，目暗昏花。

【用法与用量】 6~12g。

【中国药典标准】 本品为聚合果，由多数小核果聚合而成，呈圆锥形或扁圆锥形，高0.6~1.3cm，直径0.5~1.2cm。表面黄绿色或淡棕色，顶端钝圆，基部中心凹入。宿萼棕褐色，下有果梗痕。小果易剥落，每个小果呈半月形，背面密被灰白色茸毛，两侧有明显的网纹，腹部有突起的棱线。体轻，质硬。气微，味微酸涩。

【饮片主要特征】 同上。

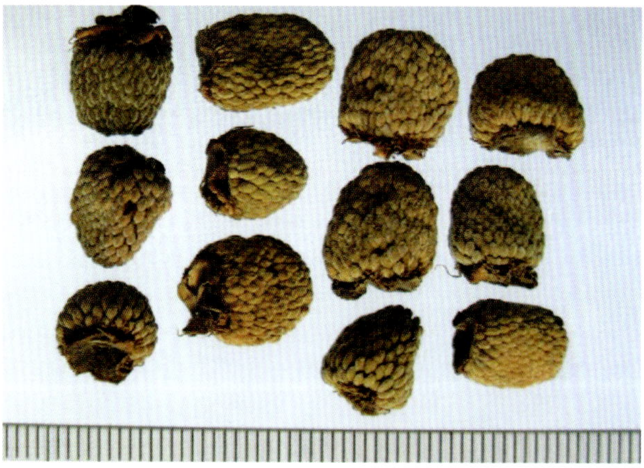

覆盆子

【验收警示】

1. 应去净梗、叶。

2. 直径0.5~1.2cm，小于0.5cm的为劣质药。

枸杞子

【来源与采制】本品为茄科植物宁夏枸杞的干燥成熟果实。夏、秋二季果实呈红色时采收，热风烘干，除去果梗，或晾至皮皱后，晒干，除去果梗。

【性味与归经】甘，平。归肝、肾经。

【功能与主治】滋补肝肾，益精明目。用于虚劳精亏，腰膝酸痛，眩晕耳鸣，阳痿遗精，内热消渴，血虚萎黄，目昏不明。

【用法与用量】6~12g。

【中国药典标准】本品呈类纺锤形或椭圆形，长6~20mm，直径3~10mm。表面红色或暗红色，顶端有小突起状的花柱痕，基部有白色的果梗痕。果皮柔韧，皱缩；果肉肉质，柔润。种子20~50粒，类肾形，扁而翘，长1.5~1.9mm，宽1~1.7mm，表面浅黄色或棕黄色。气微，味甜。

【饮片主要特征】同上。

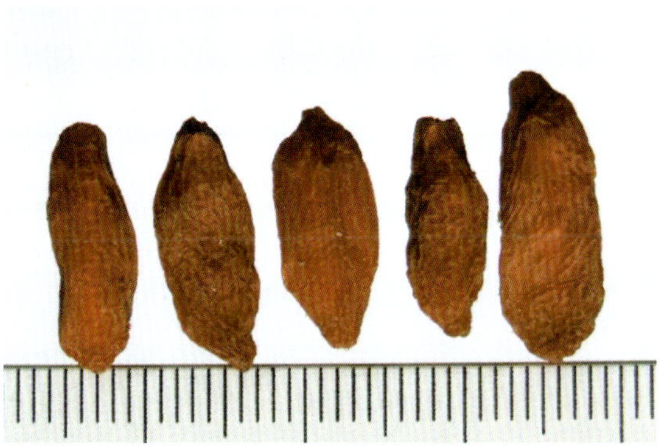

枸杞子

【验收警示】

1. 应置阴凉干燥处，防闷热，防潮，防蛀。
2. 保存不当时间久了会粘黏变质。
3. 味甜，不应有酸味。

谷　芽（炒）

【来源与采制】本品为禾本科植物粟的成熟果实经发芽干燥的炮制加工品。将粟谷用水浸泡后，保持适宜的温度、湿度，待须根长至约6mm时，晒干或低温干燥。

【炮制】谷芽　除去杂质。

炒谷芽　取净谷芽，按照2015版《中国药典》清炒法（通则0213）炒至深黄色。

【性味与归经】甘，温。归脾、胃经。

【功能与主治】消食和中，健脾开胃。用于食积不消，腹胀口臭，脾胃虚弱，不饥食少。炒谷芽偏于消食，用于不饥食少。焦谷芽善化积滞，用于积滞不消。

【用法与用量】9~15g。

【中国药典标准】本品呈类圆球形，直径约2mm。顶端钝圆，基部略尖。外壳为革质的稃片，淡黄色，具点状皱纹，下端有初生的细须根，长约3~6mm，剥去稃片，内含淡黄色或黄白色颖果（小米）1粒。气微，味微甘。

【饮片主要特征】炒谷芽形如谷芽，表面深黄色。有香气，味微苦。

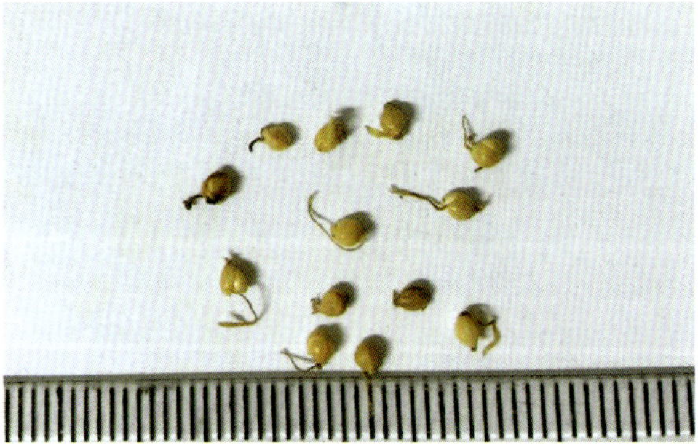

谷芽

【验收警示】

发芽率在85%以上，芽长不能超过5mm。

瓜 蒌

【来源与采制】本品为葫芦科植物栝楼或双边栝楼的干燥成熟果实。秋季果实成熟时，连果梗剪下，置通风处阴干。

【炮制】压扁，切丝或切块。

【性味与归经】甘、微苦，寒。归肺、胃、大肠经。

【功能与主治】清热涤痰，宽胸散结，润燥滑肠。用于肺热咳嗽，痰浊黄稠，胸痹心痛，结胸痞满，乳痈，肺痈，肠痈，大便秘结。

【用法与用量】9~15g。

【中国药典标准】本品呈类球形或宽椭圆形，长7~15cm，直径6~10cm。表面橙红色或橙黄色，皱缩或较光滑，顶端有圆形的花柱残基，基部略尖，具残存的果梗。轻重不一。质脆，易破开。内表面黄白色，有红黄色丝络，果瓤橙黄色，黏稠，与多数种子黏结成团。具焦糖气，味微酸、甜。

【饮片主要特征】本品呈不规则的丝或块状。外表面橙红色或橙黄色，皱缩或较光滑。内表面黄白色，有红黄色丝络，果瓤橙黄色，与多数种子黏结成团。具焦糖气，味微酸、甜。

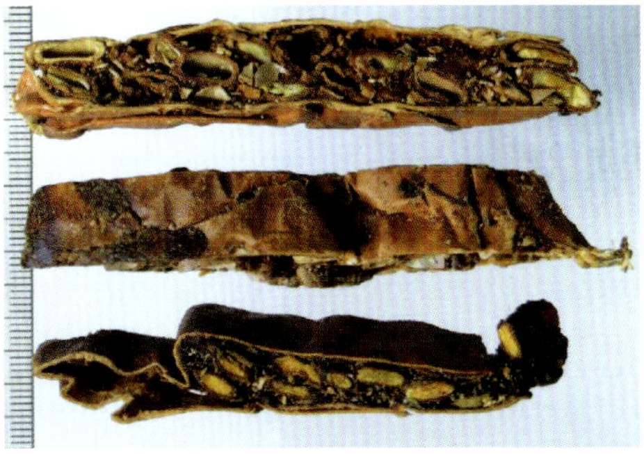

瓜蒌

【老药工经验集锦】

表面橙红色或橙黄色，种子饱满，灰白色。

【验收警示】

1. 表面浅黄色、种子干瘪的是未成熟的果实，为劣品。

2. 不得有瓜蒌的"果梗"等非药用部位。

3. 夏天容易生虫。

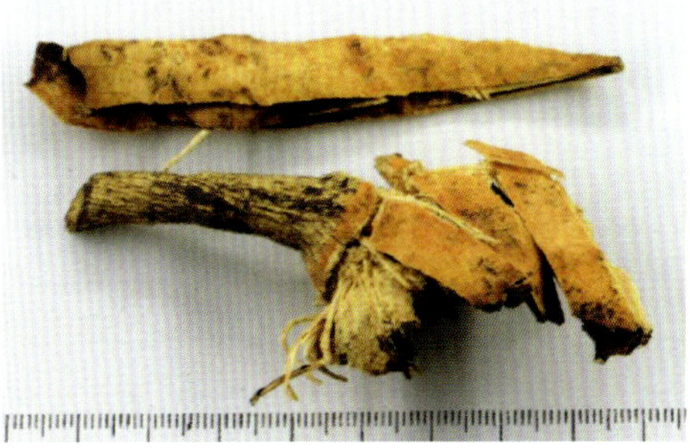

瓜蒌（上为不成熟、下含非药用部位）

黑芝麻

【来源与采制】本品为脂麻科植物脂麻的干燥成熟种子。秋季果实成熟时采割植株，晒干，打下种子，除去杂质，再晒干。

【炮制】除去杂质，洗净，晒干。用时捣碎。

【性味与归经】甘，平。归肝、肾、大肠经。

【功能与主治】补肝肾，益精血，润肠燥。用于精血亏虚，头晕眼花，耳鸣耳聋，须发早白，病后脱发，肠燥便秘。

【用法与用量】9~15g。

【中国药典标准】本品呈扁卵圆形，长约3mm,宽约2mm。表面黑色，平滑或有网状皱纹。尖端有棕色点状种脐。种皮薄，子叶2，白色，富油性。气微，味甘，有油香气。

【饮片主要特征】同上。

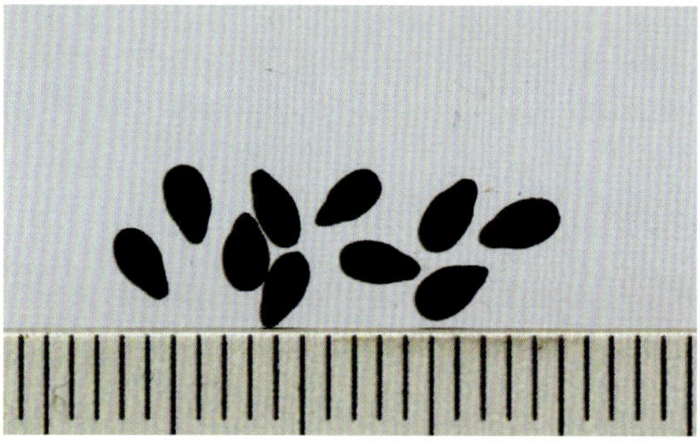

黑芝麻

【验收警示】

注意黑芝麻与进口黑芝麻区别。进口的大而瘪，边缘有沟，质次；国产的小而饱满，质优。

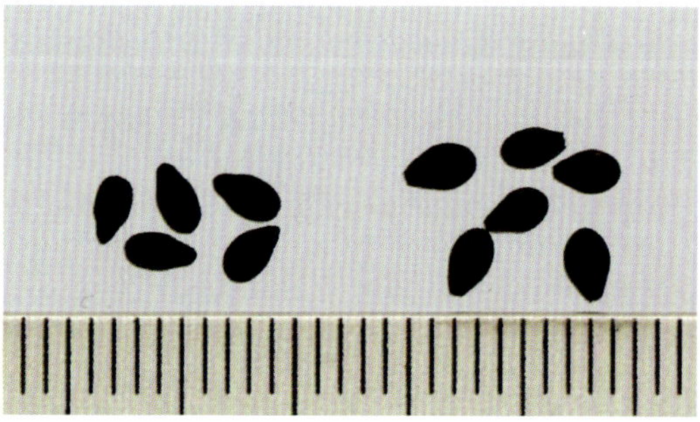

黑芝麻　　进口黑芝麻

花 椒

【来源与采制】本品为芸香科植物青椒或花椒的干燥成熟果皮。秋季采收成熟果实，晒干，除去种子和杂质。

【炮制】除去椒目、果柄等杂质。

【性味与归经】辛，温。归脾、胃、肾经。

【功能与主治】温中止痛，杀虫止痒。用于脘腹冷痛，呕吐泄泻，虫积腹痛。外治湿疹，阴痒。

【用法与用量】3~6g。外用适量，煎汤熏洗。

【中国药典标准】多为2~3个上部离生的小蓇葖果，集生于小果梗上，蓇葖果球形，沿腹缝线开裂，直径3~4mm。外表面灰绿色或暗绿色，散有多数油点和细密的网状隆起皱纹。内表面类白色，光滑。内果皮常由基部与外果皮分离。残存种子呈卵形，长3~4mm，直径2~3mm，表面黑色，有光泽。气香，味微甜而辛。

【饮片主要特征】同上。

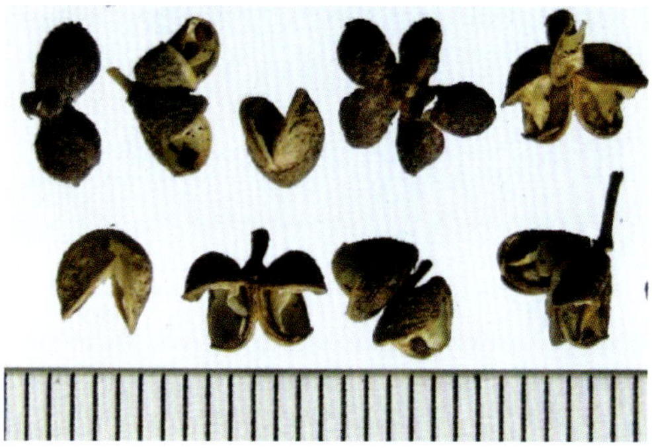

花椒

【验收警示】

除去椒目、果柄等杂质。

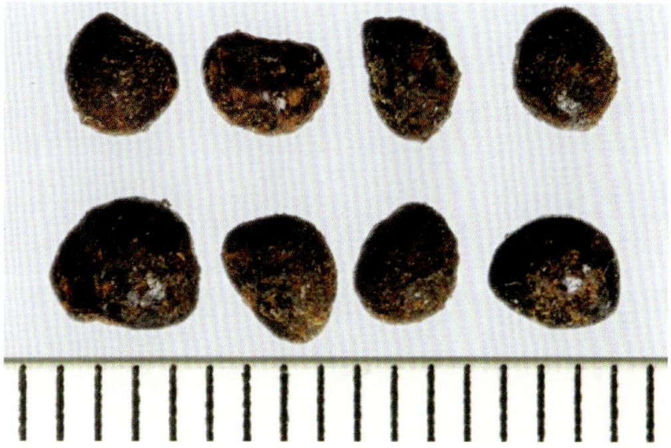

椒目

蒺藜（炒）

【来源与采制】本品为蒺藜科植物蒺藜的干燥成熟果实。秋季果实成熟时采割植株，晒干，打下果实，除去杂质。

【炮制】取净蒺藜，按照2015版《中国药典》清炒法（通则0213）炒至微黄色。

【性味与归经】辛、苦，微温；有小毒。归肝经。

【功能与主治】平肝解郁，活血祛风，明目，止痒。用于头痛眩晕，胸胁胀痛，乳闭乳痈，目赤翳障，风疹瘙痒。

【用法与用量】6~10g。

【中国药典标准】本品由5个分果瓣组成，呈放射状排列，直径7~12mm。常裂为单一的分果瓣，分果瓣呈斧状，长3~6mm，背部黄绿色，隆起，有纵棱及多数小刺，并有对称的长刺和短刺各1对，两侧面粗糙，有网纹，灰白色。质坚硬。气微，味苦、辛。

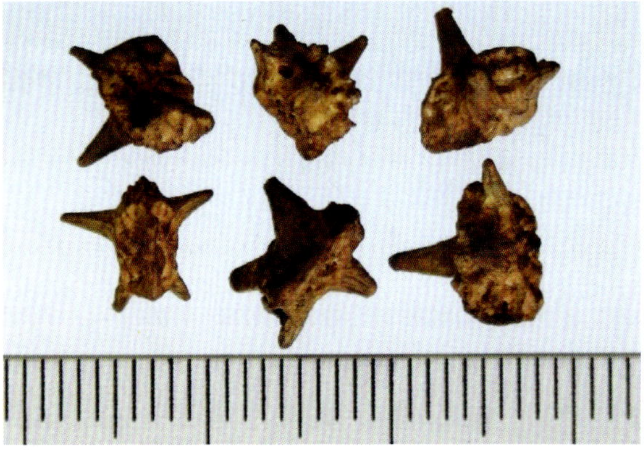
蒺藜（炒）

【饮片主要特征】本品多为单一的分果瓣，分果瓣呈斧状，长3~6mm，背部棕黄色，隆起，有纵棱，两侧面粗糙，有网纹。气微香，味苦、辛。

【老药工经验集锦】

有对称长刺、短刺各1对。

【验收警示】

果柄不要带的太多。

金樱子

【来源与采制】本品为蔷薇科植物金樱子的干燥成熟果实。10~11月果实成熟变红时采收，干燥，除去毛刺。

【炮制】取净金樱子，略浸，润透，纵切两瓣，除去毛、核，干燥。

【性味与归经】酸、甘、涩，平。归肾、膀胱、大肠经。

【功能与主治】固精缩尿，固崩止带，涩肠止泻。用于遗精滑精，遗尿尿频，崩漏带下，久泻久痢。

【用法与用量】6~12g。

【中国药典标准】本品为花托发育而成的假果，呈倒卵形，长2~3.5cm，直径1~2cm。表面红黄色或红棕色，有突起的棕色小点，系毛刺脱落后的残基。顶端有盘状花萼残基，中央有黄色柱基，下部渐尖。质硬。切开后，花托壁厚1~2mm，内有多数坚硬的小瘦果，内壁及瘦果均有淡黄色绒毛。气微，味甘、微涩。

【饮片主要特征】本品呈倒卵形纵剖瓣。表面红黄色或红棕色，有突起的棕色小点。顶端有花萼残基，下部渐尖。花托壁厚1~2mm，内面淡黄色，残存淡黄色绒毛。气微，味甘、微涩。

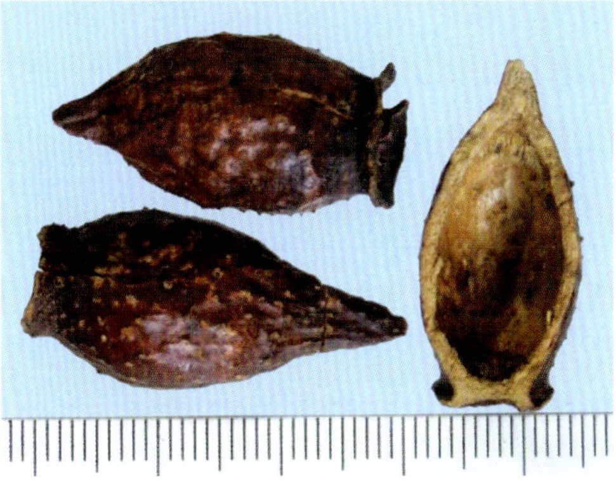

金樱子

【验收警示】

果核要去除干净。

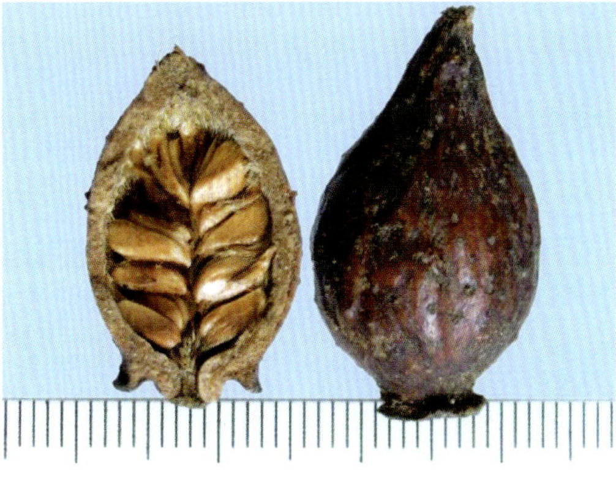

金樱子（未除果核）

决明子（炒）

【来源与采制】本品为豆科植物决明或小决明的干燥成熟种子。秋季采收成熟果实，晒干，打下种子，除去杂质。

【炮制】取净决明子，按照2015版《中国药典》清炒法（通则0213）炒至微鼓起、有香气。用时捣碎。

【性味与归经】甘、苦、咸，微寒。归肝、大肠经。

【功能与主治】清热明目，润肠通便。用于目赤涩痛，畏光多泪，头痛眩晕，目暗不明，大便秘结。

【用法与用量】9~15g。

【中国药典标准】决明　略呈菱方形或短圆柱形，两端平行倾斜，长3~7mm，宽2~4mm。表面绿棕色或暗棕色，平滑有光泽。一端较平坦，另端斜尖，背腹面各有1条突起的棱线，棱线两侧各有1条斜向对称而色较浅的线形凹纹。质坚硬，不易破碎。种皮薄，子叶2，黄色，呈“S”形折曲并重叠。气微，味微苦。

小决明　呈短圆柱形，较小，长3~5mm，宽2~3mm。表面棱线两侧各有1片宽广的浅黄棕色带。

【饮片主要特征】本品形如决明子，微鼓起，表面绿褐色或暗棕色，偶见焦斑。微有香气。

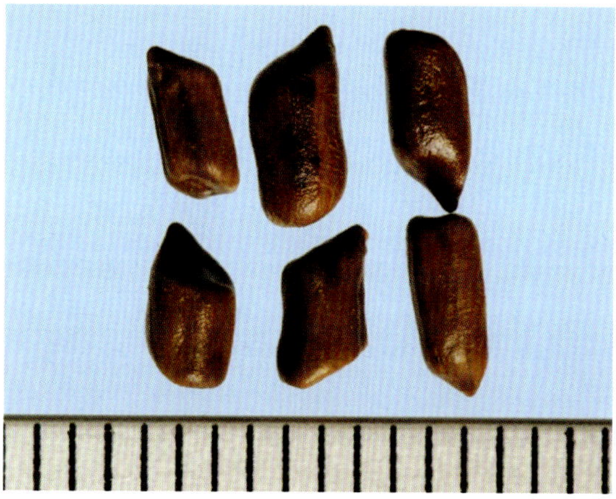

决明子（炒）

【老药工经验集锦】

本品呈菱方形或短圆柱形，俗称“马蹄形”。

【验收警示】

除去杂质。

苦杏仁（炒）

【来源与采制】本品为蔷薇科植物山杏、西伯利亚杏、东北杏或杏的干燥成熟种子。夏季采收成熟果实，除去果肉和核壳，取出种子，晒干。

【炮制】取焯苦杏仁，按照2015版《中国药典》清炒法（通则0213）炒至黄色。用时捣碎。

【性味与归经】苦，微温；有小毒。归肺、大肠经。

【功能与主治】降气止咳平喘，润肠通便。用于咳嗽气喘，胸满痰多，肠燥便秘。

【用法与用量】5~10g，生品入煎剂后下。

【中国药典标准】本品呈扁心形，长1~1.9cm，宽0.8~1.5cm，厚0.5~0.8cm。表面黄棕色至深棕色，一端尖，另端钝圆，肥厚，左右不对称，尖端一侧有短线形种脐，圆端合点处向上具多数深棕色的脉纹。种皮薄，子叶2，乳白色，富油性。气微，味苦。

【饮片主要特征】本品呈扁心形，一端尖，另端钝圆，肥厚，左右不对称，富油性。表面黄色至棕黄色，微带焦斑。有香气，味苦。

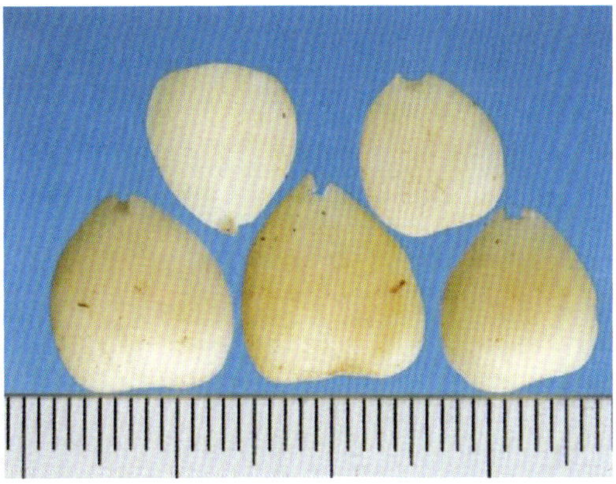
苦杏仁

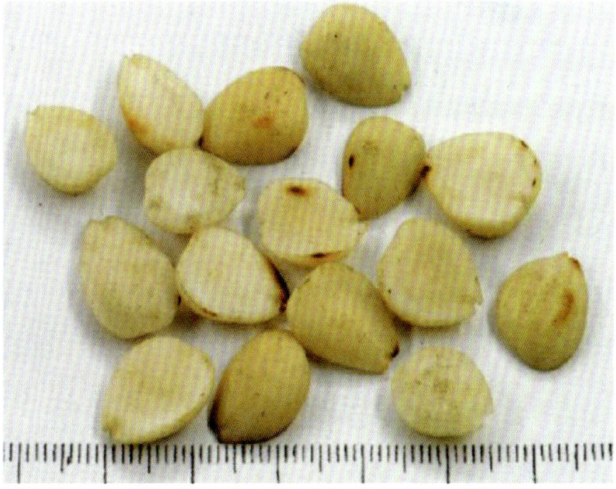
苦杏仁（炒）

【老药工经验集锦】

扁心形，肥厚，一端尖，另端钝圆。

莱菔子（炒）

【来源与采制】本品为十字花科植物萝卜的干燥成熟种子。夏季果实成熟时采割植株，晒干，搓出种子，除去杂质，再晒干。

【炮制】取净莱菔子，按照2015版《中国药典》清炒法（通则0213）炒至微鼓起。用时捣碎。

【性味与归经】辛、甘，平。归肺、脾、胃经。

【功能与主治】消食除胀，降气化痰。用于饮食停滞，脘腹胀痛，大便秘结，积滞泻痢，痰壅喘咳。

【用法与用量】5~12g。

【中国药典标准】本品呈类卵圆形或椭圆形，稍扁，长2.5~4mm，宽2~3mm。表面黄棕色、红棕色或灰棕色。一端有深棕色圆形种脐，一侧有数条纵沟。种皮薄而脆，子叶2，黄白色，有油性。气微，味淡、微苦辛。

【饮片主要特征】本品形如莱菔子，表面微鼓起，色泽加深，质酥脆，气微香。

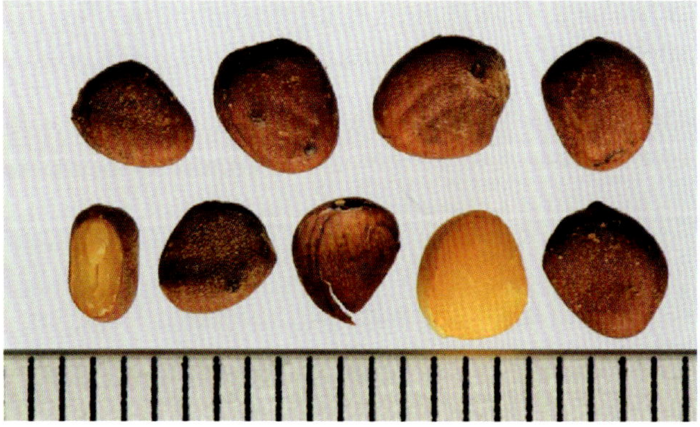

莱菔子（炒）

【老药工经验集锦】

压碎有特殊气味。

【验收警示】

以粒大、饱满、坚实、表面红棕色，无杂质者为佳。

连翘

【来源与采制】本品为木樨科植物连翘的干燥果实。秋季果实初熟尚带绿色时采收，除去杂质，蒸熟，晒干，习称“青翘”；果实熟透时采收，晒干，除去杂质，习称“老翘”。

【性味与归经】苦，微寒。归肺、心、小肠经。

【功能与主治】清热解毒，消肿散结，疏散风热。用于痈疽，瘰疬，乳痈，丹毒，风热感冒，温病初起，温热入营，高热烦渴，神昏发斑，热淋涩痛。

【用法与用量】6~15g。

【中国药典标准】本品呈长卵形至卵形，稍扁，长1.5~2.5cm，直径0.5~1.3cm。表面有不规则的纵皱纹和多数突起的小斑点，两面各有1条明显的纵沟。顶端锐尖，基部有小果梗或已脱落。青翘多不开裂，表面绿褐色，突起的灰白色小斑点较少，质硬，种子多数，黄绿色，细长，一侧有翅。老翘自顶端开裂或裂成两瓣，表面黄棕色或红棕色，内表面多为浅黄棕色，平滑，具一纵隔，质脆，种子棕色，多已脱落。气微香，味苦。

【饮片主要特征】同上。

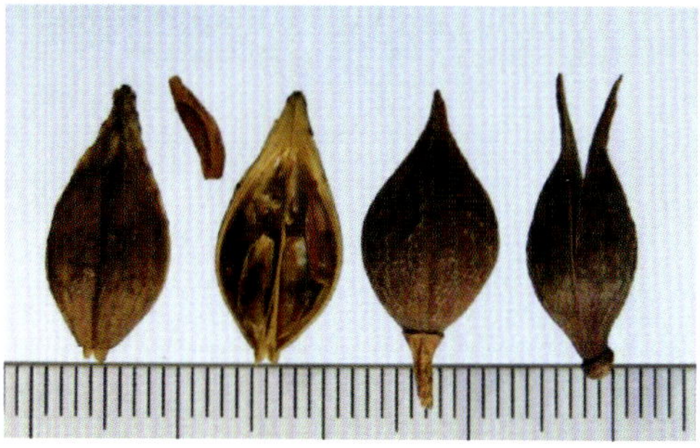

连翘

【老药工经验集锦】

青翘、老翘均可入药。味苦，手捻种子有黏感。

【验收警示】

1. 枝为非药用部位，不能入药。

2. 手捻种子无黏感、无气味的被提取过，不能入药。

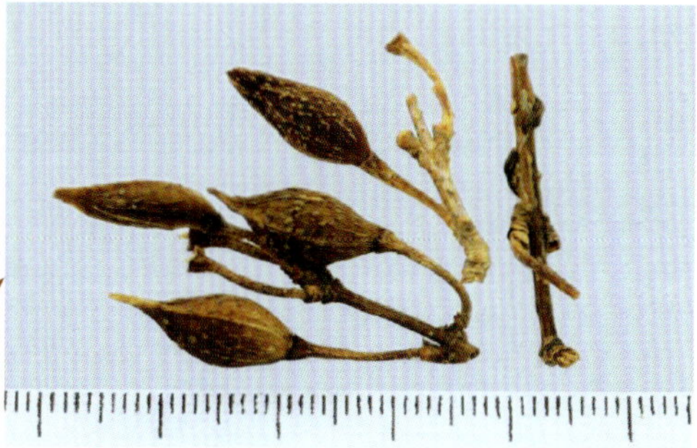

连翘（带非药用部位）

莲子心

【来源与采制】本品为睡莲科植物莲的成熟种子中的干燥幼叶及胚根。取出，晒干。

【性味与归经】苦，寒。归心、肾经。

【功能与主治】清心安神，交通心肾，涩精止血。用于热入心包，神昏谵语，心肾不交，失眠遗精，血热吐血。

【用法与用量】2~5g。

【中国药典标准】本品略呈细圆柱形，长1~1.4cm，直径约0.2cm。幼叶绿色，一长一短，卷成箭形，先端向下反折，两幼叶间可见细小胚芽。胚根圆柱形，长约3mm，黄白色。质脆，易折断，断面有数个小孔。气微，味苦。

【饮片主要特征】同上。

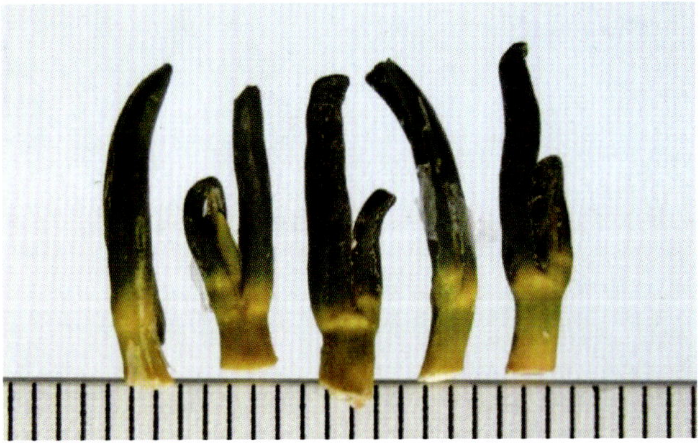

莲子心

【老药工经验集锦】

幼叶绿色，一长一短，卷成箭形，先端向下反折，味苦。

【验收警示】

1. 容易生虫，应注意。
2. 色泽绿的青翠、黄的鲜亮。

龙眼肉

【来源与采制】本品为无患子科植物龙眼的假种皮。夏、秋二季采收成熟果实，干燥，除去壳、核，晒至干爽不黏。

【性味与归经】甘，温。归心、脾经。

【功能与主治】补益心脾，养血安神。用于气血不足，心悸怔忡，健忘失眠，血虚萎黄。

【用法与用量】9~15g。

【中国药典标准】本品为纵向破裂的不规则薄片，或呈囊状，长约1.5cm，宽2~4cm，厚约0.1cm。棕黄色至棕褐色，半透明。外表面皱缩不平，内表面光亮而有细纵皱纹。薄片者质柔润，囊状者质稍硬。气微香，味甜。

【饮片主要特征】不规则薄片或囊状。棕黄色至棕褐色，半透明。外表面皱缩不平，内表面光亮而有细纵皱纹。气微香，味甜。

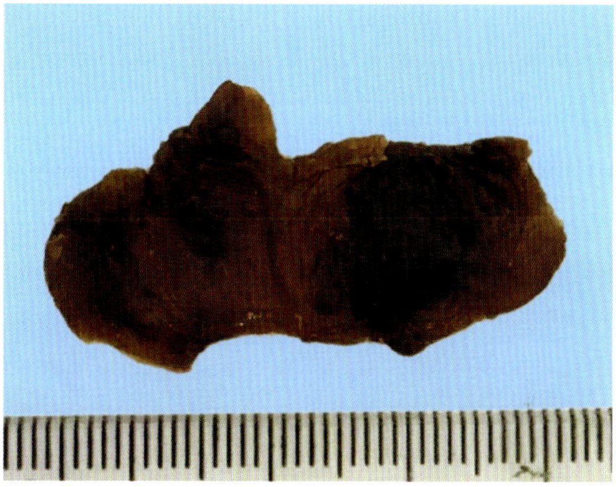

龙眼肉

【验收警示】

1. 注意不能掺入荔枝，荔枝发酸。

2. 红糖处理过的甜味不正。

麦　芽（生、炒）

【来源与采制】本品为禾本科植物大麦的成熟果实经发芽干燥的炮制加工品。将麦粒用水浸泡后，保持适宜温、湿度，待幼芽长至约5mm时，晒干或低温干燥。

【炮制】**炒麦芽**　取净麦芽，按照2015版《中国药典》清炒法（通则0213）炒至棕黄色，放凉，筛去灰屑。

【性味与归经】甘，平。归脾、胃经。

【功能与主治】行气消食，健脾开胃，回乳消胀。用于食积不消，脘腹胀痛，脾虚食少，乳汁郁积，乳房胀痛，妇女断乳，肝郁胁痛，肝胃气痛。生麦芽健脾和胃，疏肝行气。用于脾虚食少，乳汁郁积。炒麦芽行气消食回乳。用于食积不消，妇女断乳。

【用法与用量】10~15g，回乳炒用60g。

【中国药典标准】本品呈梭形，长8~12mm，直径3~4mm。表面淡黄色，背面为外稃包围，具5脉，腹面为内稃包围。除去内外稃后，腹面有1条纵沟，基部胚根处生出幼芽和须根，幼芽长披针状条形，长约5mm。须根数条，纤细而弯曲。质硬，断面白色，粉性。气微，味微甘。

【饮片主要特征】生麦芽同上。

炒麦芽　本品形如麦芽，表面棕黄色，偶有焦斑。有香气，味微苦。

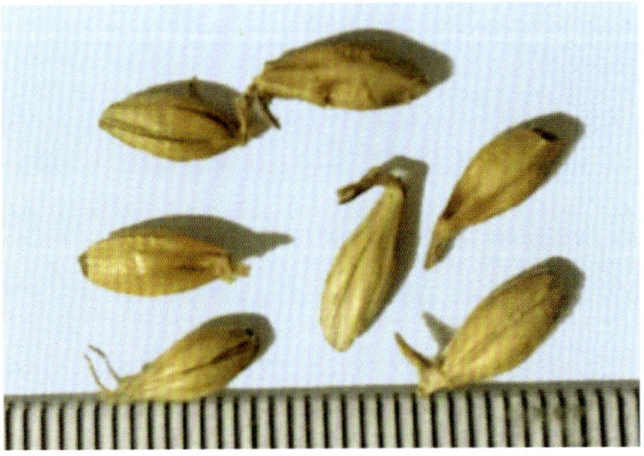

生麦芽

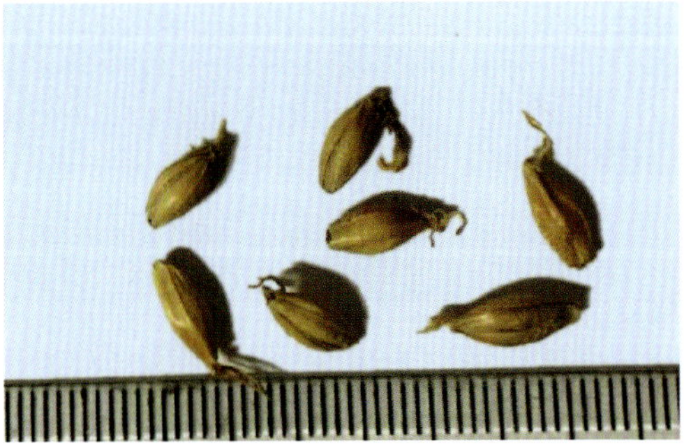

炒麦芽

【验收警示】

炒过后一定过筛，不能带有黑末。

蔓荆子（炒）

【来源与采制】本品为马鞭草科植物单叶蔓荆或蔓荆的干燥成熟果实。秋季果实成熟时采收，除去杂质，晒干。

【炮制】取净蔓荆子，按照2015版《中国药典》清炒法（通则0213）微炒。用时捣碎。

【性味与归经】辛、苦，微寒。归膀胱、肝、胃经。

【功能与主治】疏散风热，清利头目。用于风热感冒头痛，齿龈肿痛，目赤多泪，目暗不明，头晕目眩。

【用法与用量】5~10g。

【中国药典标准】本品呈球形，直径4~6mm。表面灰黑色或黑褐色，被灰白色粉霜状茸毛，有纵向浅沟4条，顶端微凹，基部有灰白色宿萼及短果梗。萼长为果实的1/3~2/3，5齿裂，其中2裂较深，密被茸毛。体轻，质坚韧，不易破碎，横切面可见4室，每室有种子1枚。气特异而芳香，味淡、微辛。

【饮片主要特征】本品形如蔓荆子，表面黑色或黑褐色，基部有的可见残留宿萼和短果梗。气特异而芳香，味淡、微辛。

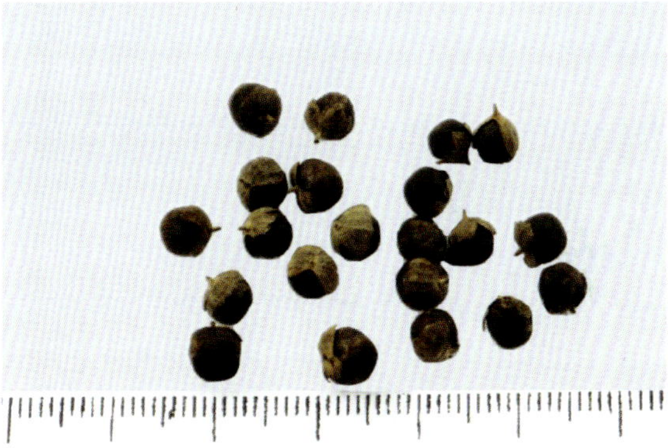

蔓荆子（炒）

【老药工经验集锦】

萼长为果实的 1/3~2/3，5 齿裂，其中 2 裂较深，密被茸毛。

〖验收警示〗

果实直径小于 3mm 的，质脆易碎者是伪品。

木瓜

【来源与采制】本品为蔷薇科植物贴梗海棠的干燥近成熟果实。夏、秋二季果实绿黄时采收，置沸水中烫至外皮灰白色，对半纵剖，晒干。

【炮制】洗净，润透或蒸透后切薄片，晒干。

【性味与归经】酸，温。归肝、脾经。

【功能与主治】舒筋活络，和胃化湿。用于湿痹拘挛，腰膝关节酸重疼痛，暑湿吐泻，转筋挛痛，脚气水肿。

【用法与用量】6~9g。

【中国药典标准】本品长圆形，多纵剖成两半，长4~9cm，宽2~5cm，厚1~2.5cm。外表面紫红色或红棕色，有不规则的深皱纹。剖面边缘向内卷曲，果肉红棕色，中心部分凹陷，棕黄色。种子扁长三角形，多脱落。质坚硬。气微清香，味酸。

【饮片主要特征】本品呈类月牙形薄片。外表紫红色或棕红色，有不规则的深皱纹。切面棕红色。气微清香，味酸。

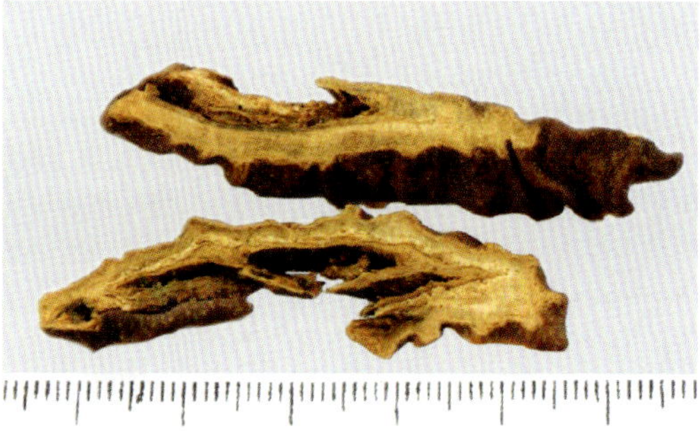

木瓜

【老药工经验集锦】

外表面紫红色或红棕色，有不规则的深皱纹。剖面边缘向内卷曲，果肉红棕色，中心部分凹陷，棕黄色。

【验收警示】

易生虫应注意。

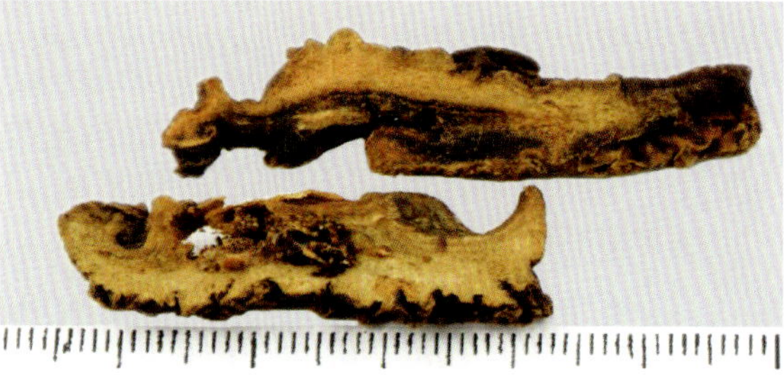

木瓜（生虫）

木蝴蝶

【来源与采制】本品为紫葳科植物木蝴蝶的干燥成熟种子。秋、冬二季采收成熟果实，暴晒至果实开裂，取出种子，晒干。

【性味与归经】苦、甘，凉。归肺、肝、胃经。

【功能与主治】清肺利咽，疏肝和胃。用于肺热咳嗽，喉痹，音哑，肝胃气痛。

【用法与用量】1~3g。

【中国药典标准】本品为蝶形薄片，除基部外三面延长成宽大菲薄的翅，长5~8cm，宽3.5~4.5cm。表面浅黄白色，翅半透明，有绢丝样光泽，上有放射状纹理，边缘多破裂。体轻，剥去种皮，可见一层薄膜状的胚乳紧裹于子叶之外。子叶2，蝶形，黄绿色或黄色，长径1~1.5cm。气微，味微苦。

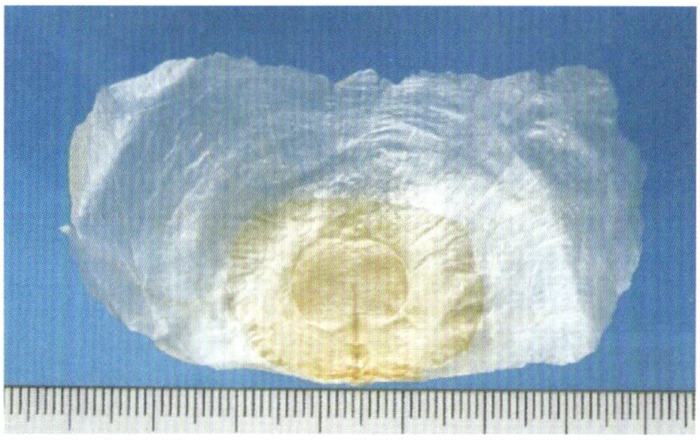

木蝴蝶

【饮片主要特征】同上。

【老药工经验集锦】

蝶形薄片，表面浅黄白色，翅半透明，有绢丝样光泽。

【验收警示】

颜色变深者不能入药。

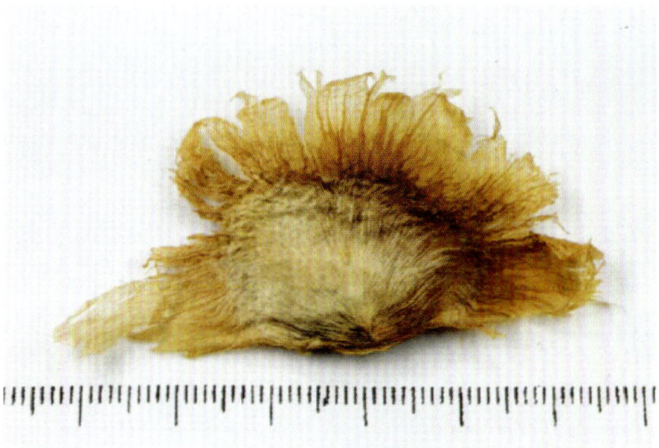

木蝴蝶（陈旧变质）

牛蒡子（炒）

【来源与采制】本品为菊科植物牛蒡的干燥成熟果实。秋季果实成熟时采收果序，晒干，打下果实，除去杂质，再晒干。

【炮制】取净牛蒡子，按照2015版《中国药典》清炒法（通则0213）炒至略鼓起、微有香气。用时捣碎。

【性味与归经】辛、苦，寒。归肺、胃经。

【功能与主治】疏散风热，宣肺透疹，解毒利咽。用于风热感冒，咳嗽痰多，麻疹，风疹，咽喉肿痛，痄腮，丹毒，痈肿疮毒。

【用法与用量】6~12g。

【中国药典标准】本品呈长倒卵形，略扁，微弯曲，长5~7mm，宽2~3mm。表面灰褐色，带紫黑色斑点，有数条纵棱，通常中间1~2条较明显。顶端钝圆，稍宽，顶面有圆环，中间具点状花柱残迹。基部略窄，着生面色较淡。果皮较硬，子叶2，淡黄白色，富油性。气微，味苦后微辛而稍麻舌。

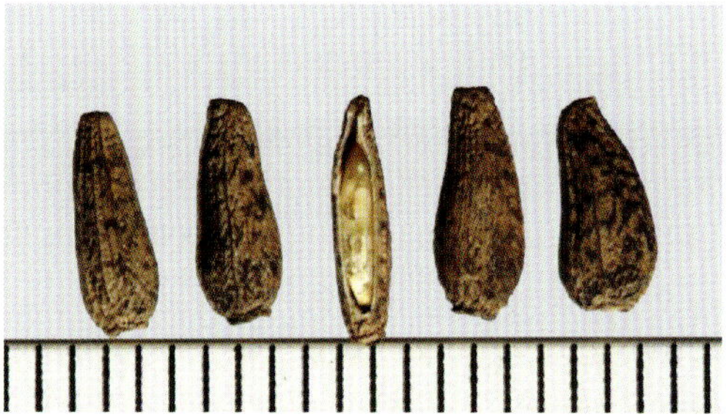

牛蒡子（炒）

【饮片主要特征】本品形如牛蒡子，色泽加深，略鼓起。微有香气。

【验收警示】

无紫黑斑点与纵棱的为伪品。

女贞子（酒）

【来源与采制】本品为木樨科植物女贞的干燥成熟果实。冬季果实成熟时采收，除去枝叶，稍蒸或置沸水中略烫后，干燥，或直接干燥。

【炮制】取净女贞子，按照2015版《中国药典》酒炖法盛酒蒸法（通则0213）炖至酒吸尽或蒸透。

【性味与归经】甘、苦，凉。归肝、肾经。

【功能与主治】滋补肝肾，明目乌发。用于肝肾阴虚，眩晕耳鸣，腰膝酸软，须发早白，目暗不明，内热消渴，骨蒸潮热。

【用法与用量】6~12g。

【中国药典标准】本品呈卵形、椭圆形或肾形，长6~8.5mm，直径3.5~5.5mm。表面黑紫色或灰黑色，皱缩不平，基部有果梗痕或具宿萼及短梗。体轻。外果皮薄，中果皮较松软，易剥离，内果皮木质，黄棕色，具纵棱，破开后种子通常为1粒，肾形，紫黑色，油性。气微，味甘、微苦涩。

【饮片主要特征】本品形如女贞子，表面黑褐色或灰黑色，常附有白色粉霜。微有酒香气。

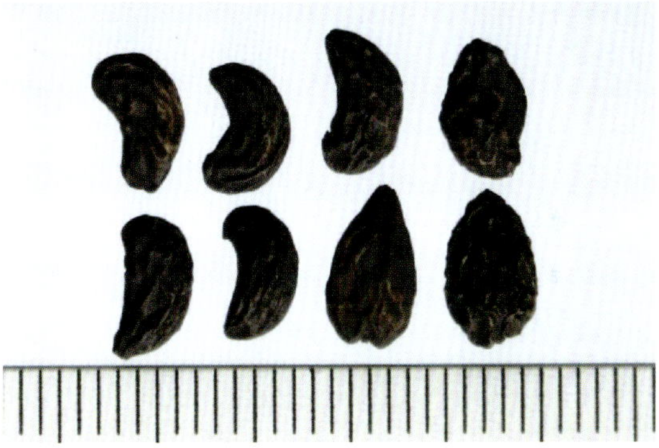

女贞子

【验收警示】

不能带有枝叶等杂质。

胖大海

【来源与采制】本品为梧桐科植物胖大海的干燥成熟种子。

【性味与归经】甘，寒。归肺、大肠经。

【功能与主治】清热润肺，利咽开音，润肠通便。用于肺热声哑，干咳无痰，咽喉干痛，热结便闭，头痛目赤。

【用法与用量】2~3枚。沸水泡服或煎服。

【中国药典标准】本品呈纺锤形或椭圆形，长2~3cm，直径1~1.5cm。先端钝圆，基部略尖而歪，具浅色的圆形种脐。表面棕色或暗棕色，微有光泽，具不规则的干缩皱纹。外层种皮极薄，质脆，易脱落。中层种皮较厚，黑褐色，质松易碎，遇水膨胀成海绵状。断面可见散在的树脂状小点。内层种皮可与中层种皮剥离，稍革质，内有2片肥厚胚乳，广卵形。子叶2枚，菲薄，紧贴于胚乳内侧，与胚乳等大。气微，味淡，嚼之有黏性。

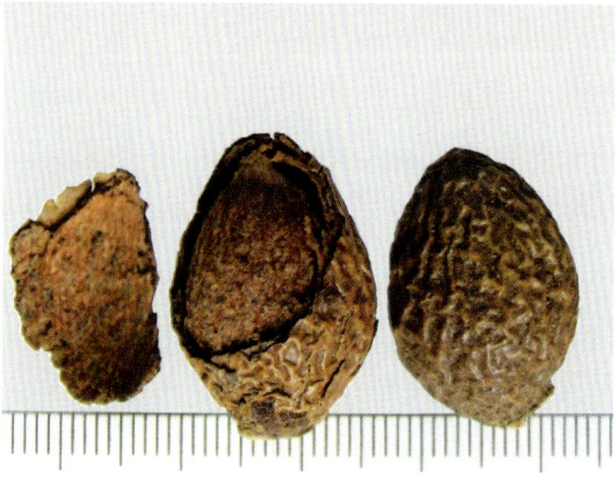

胖大海

【饮片主要特征】同上。

【老药工经验集锦】

中层种皮较厚，黑褐色，质松易碎，遇水膨胀成海绵状。

【验收警示】

1. 种皮内部易生虫，应注意。

2. 表皮发绿的是未成熟的种子，为劣品。

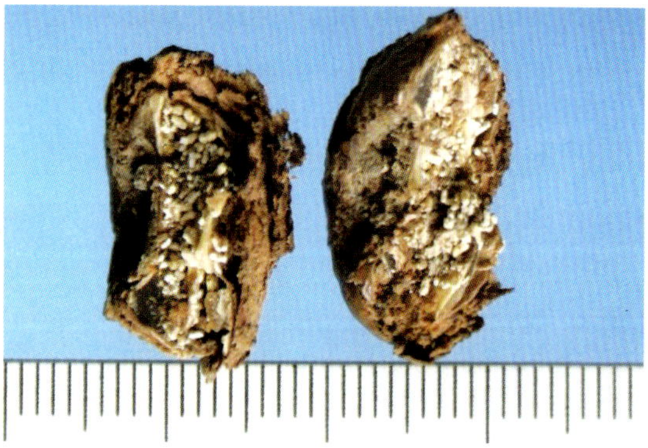

胖大海（内部生虫）

芡 实

【来源与采制】本品为睡莲科植物芡的干燥成熟种仁。秋末冬初采收成熟果实，除去果皮，取出种子，洗净，再除去硬壳（外种皮），晒干。

【炮制】除去杂质。

【性味与归经】甘、涩，平。归脾、肾经。

【功能与主治】益肾固精，补脾止泻，除湿止带。用于遗精滑精，遗尿尿频，脾虚久泻，白浊，带下。

【用法与用量】9~15g。

【中国药典标准】本品呈类球形，多为破粒，完整者直径5~8mm。表面有棕红色内种皮，一端黄白色，约占全体1/3，有凹点状的种脐痕，除去内种皮显白色。质较硬，断面白色，粉性。气微，味淡。

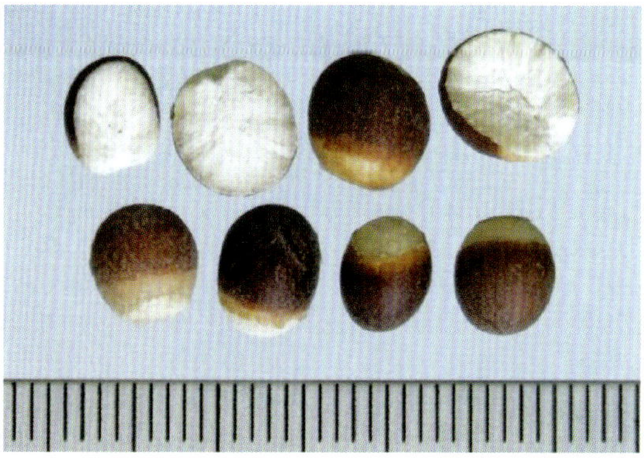

芡实

【饮片主要特征】同上。

【老药工经验集锦】

内种皮棕红色，一端黄白色，占全体 1/3。

【验收警示】

以断面白色，粉性足，无碎末者为佳。

青 皮

【来源与采制】本品为芸香科植物橘及其栽培变种的干燥幼果或未成熟果实的果皮。5~6月收集自落的幼果，晒干，习称“个青皮”；7~8月采收未成熟的果实，在果皮上纵剖成四瓣至基部，除尽瓤瓣，晒干，习称“四花青皮”。

【炮制】除去杂质，洗净，闷润，切厚片或丝，晒干。

【性味与归经】苦、辛，温。归肝、胆、胃经。

【功能与主治】疏肝破气，消积化滞。用于胸胁胀痛，疝气疼痛，乳癖，乳痈，食积气滞，脘腹胀痛。

【用法与用量】 3~10g。

【中国药典标准】 四花青皮　果皮剖成4裂片，裂片长椭圆形，长4~6cm，厚0.1~0.2cm。外表面灰绿色或黑绿色，密生多数油室。内表面类白色或黄白色，粗糙，附黄白色或黄棕色小筋络。质稍硬，易折断，断面外缘有油室1~2列。气香，味苦、辛。

个青皮　呈类球形，直径0.5~2cm。表面灰绿色或黑绿色，微粗糙，有细密凹下的油室，顶端有稍突起的柱基，基部有圆形果梗痕。质硬，断面果皮黄白色或淡黄棕色，厚0.1~0.2cm，外缘有油室1~2列。瓤囊8~10瓣，淡棕色。气清香，味酸、苦、辛。

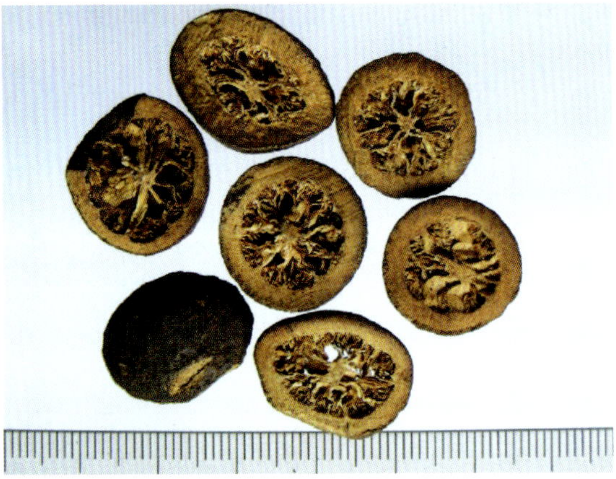
青皮

【饮片主要特征】 本品呈类圆形厚片或不规则丝状。表面灰绿色或黑绿色，密生多数油室，切面黄白色或淡黄棕色，有时可见瓤囊8~10瓣，淡棕色。气香，味苦、辛。

【验收警示】

注意与枳实区别：枳实切面中果皮厚且略隆起，青皮中果皮薄，不隆起。

肉豆蔻（煨）

【来源与采制】 本品为肉豆蔻科植物肉豆蔻的干燥种仁。

【炮制】 取净肉豆蔻，加入麸皮，麸煨温度150~160℃，约15min，至麸皮呈焦黄色，肉豆蔻呈棕褐色，里面有裂隙时取出，筛去麸皮，放凉。用时捣碎。

每100kg肉豆蔻，用麸皮40kg。

【性味与归经】辛，温。归脾、胃、大肠经。

【功能与主治】温中行气，涩肠止泻。用于脾胃虚寒，久泻不止，脘腹胀痛，食少呕吐。

【用法与用量】3~10g。

【中国药典标准】本品呈卵圆形或椭圆形，长2~3cm，直径1.5~2.5cm。表面灰棕色或灰黄色，有时外被白粉（石灰粉末）。全体有浅色纵行沟纹和不规则网状沟纹。种脐位于宽端，呈浅色圆形突起，合点呈暗凹陷。种脊呈纵沟状，连接两端。质坚。断面显棕黄色相杂的大理石花纹，宽端可见干燥皱缩的胚，富油性。气香浓烈，味辛。

【饮片主要特征】本品形如肉豆蔻，表面为棕褐色，有裂隙。气香，味辛。

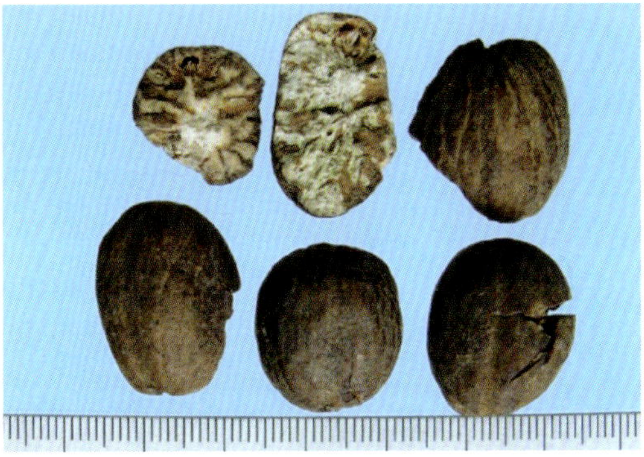

肉豆蔻（煨）

【验收警示】

注意看有没有发霉。

山楂（生、炒）

【来源与采制】本品为蔷薇科植物山里红或山楂的干燥成熟果实。秋季果实成熟时采收，切片，干燥。

【炮制】除去杂质及脱落的核。

炒山楂 取净山楂，按照2015版《中国药典》清炒法（通则0213）炒至色变深。

【性味与归经】酸、甘，微温。归脾、胃、肝经。

【功能与主治】消食健胃，行气散瘀，化浊降脂。用于肉食积滞，胃脘胀满，泻痢腹痛，瘀血经闭，产后瘀阻，心腹刺痛，胸痹心痛，疝气疼痛，高脂血症。

【用法与用量】9~12g。

【中国药典标准】本品为圆形片，皱缩不平，直径1~2.5cm，厚0.2~0.4cm。外皮红色，具皱纹，有灰白色小斑点。果肉深黄色至浅棕色。中部横切片具5粒浅黄色果核，但核多脱落而中空。有的片上可见短而细的果梗或花萼残迹。气微清香，味酸、微甜。

【饮片主要特征】生山楂　同上。

炒山楂　形如山楂片，果肉黄褐色，偶见焦斑。气清香，味酸、微甜。

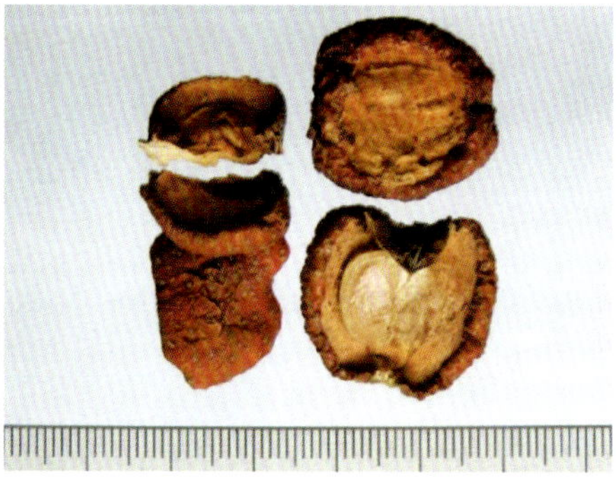

山楂（生）

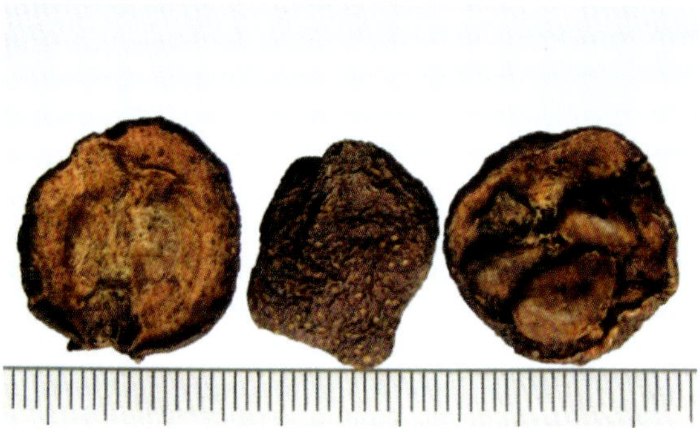

山楂（炒）

【验收警示】

易生虫应注意。

山茱萸（酒）

【来源与采制】本品为山茱萸科植物山茱萸的干燥成熟果肉。秋末冬初果皮变红时采收果实，用文火烘或置沸水中略烫后，及时除去果核，干燥。

【炮制】取净山萸肉，按照2015版《中国药典》酒炖法或酒蒸法（通则0213）炖或蒸至酒吸尽。

【性味与归经】酸、涩，微温。归肝、肾经。

【功能与主治】补益肝肾，收涩固脱。用于眩晕耳鸣，腰膝酸痛，阳痿遗精，遗尿尿频，崩漏带下，大汗虚脱，内热消渴。

【用法与用量】6~12g。

【中国药典标准】本品呈不规则的片状或囊状，长1~1.5cm，宽0.5~1cm。表面紫红色至紫黑色，皱缩，有光泽。顶端有的有圆形宿萼痕，基部有果梗痕。质柔软。气微，味酸、涩、微苦。

【饮片主要特征】本品形如山茱萸，表面紫黑色或黑色，质滋润柔软。微有酒香气。

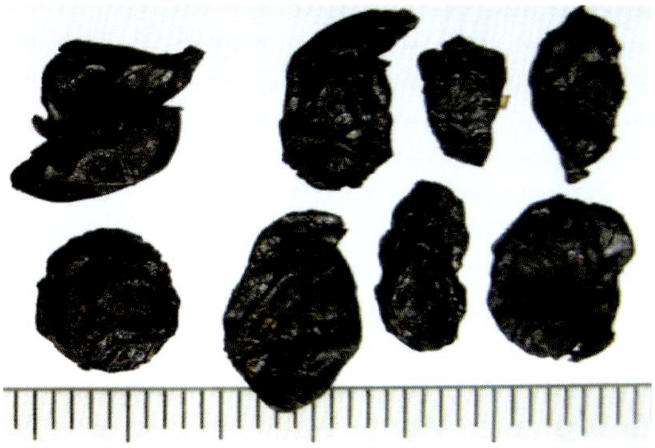

山萸肉

【验收警示】

不能带有果核，杂质。

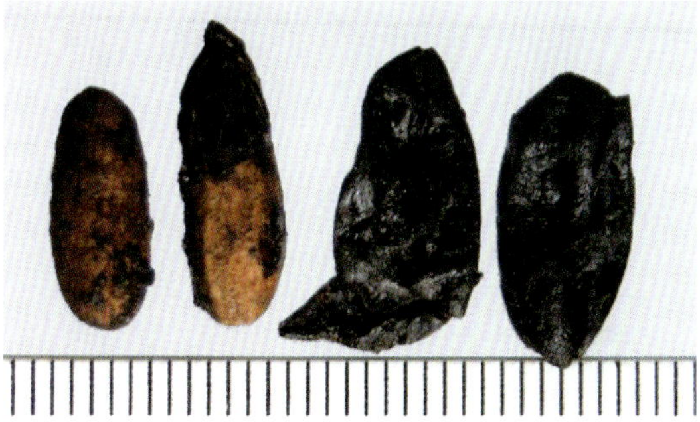

山萸肉（果核、肉）

砂　仁

【来源与采制】本品为姜科植物阳春砂、绿壳砂或海南砂的干燥成熟果实。夏、秋二季果实成熟时采收，晒干或低温干燥。

【炮制】除去杂质。用时捣碎。

【性味与归经】辛，温。归脾、胃、肾经。

【功能与主治】化湿开胃，温脾止泻，理气安胎。用于湿浊中阻，脘痞不饥，脾胃虚寒，呕吐泄泻，妊娠恶阻，胎动不安。

【用法与用量】3~6g，后下。

【中国药典标准】**阳春砂、绿壳砂** 呈椭圆形或卵圆形，有不明显的三棱。长1.5~2cm，直径1~1.5cm。表面棕褐色，密生刺状突起，基部常有果梗。果皮薄而软。种子集结成团，具三钝棱，中有白色隔膜，将种子团分成3瓣，种子为不规则多面体。气芳香而浓烈，味辛凉、微苦。

海南砂 呈长椭圆形或卵圆形，有明显的三棱。表面被片状、分枝的软刺，基部具果梗痕。果皮厚而硬。种子团较小。气味稍淡。

【饮片主要特征】同上。

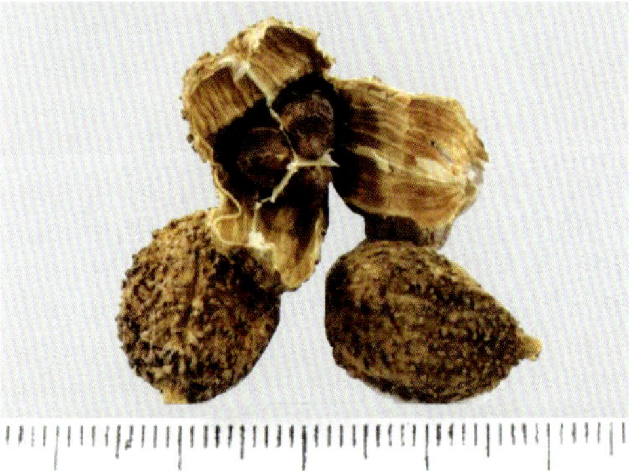

阳春砂

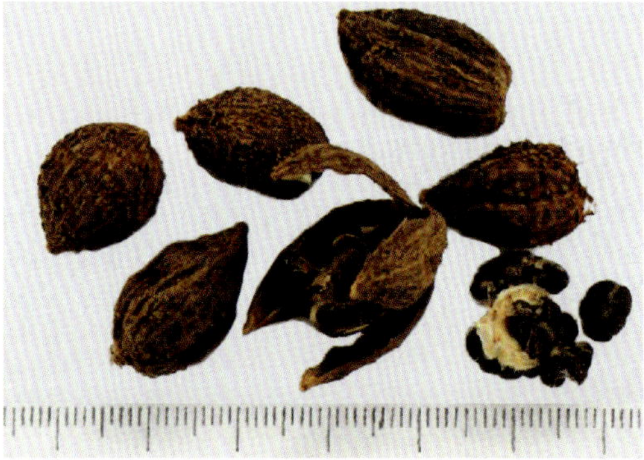

海南砂

【老药工经验集锦】

果皮密生柔刺，易撕开，口尝先辛后凉。

【验收警示】

1. 阳春砂与海南砂仁价格差异大。

2. 种子团发黏，味甜的是糖水处理过，味咸的是盐水处理，均不能入药。

蛇床子

【来源与采制】本品为伞形科植物蛇床的干燥成熟果实。夏、秋二季果实成熟时采收，除去杂质，晒干。

【性味与归经】辛、苦，温；有小毒。归肾经。

【功能与主治】燥湿祛风，杀虫止痒，温肾壮阳。用于阴痒带下，湿疹瘙痒，湿痹腰痛，肾虚阳痿，宫冷不孕。

【用法与用量】3~10g。外用适量，多煎汤熏洗，或研末调敷。

【中国药典标准】本品为双悬果，呈椭圆形，长2~4mm，直径约2mm。表面灰黄色或灰褐色，顶端有2枚向外弯曲的柱基，基部偶有细梗。分果的背面有薄而突起的纵棱5条，接合面平坦，有2条棕色略突起的纵棱线。果皮松脆，揉搓易脱落。种子细小，灰棕色，显油性。气香，味辛凉，有麻舌感。

【饮片主要特征】同上。

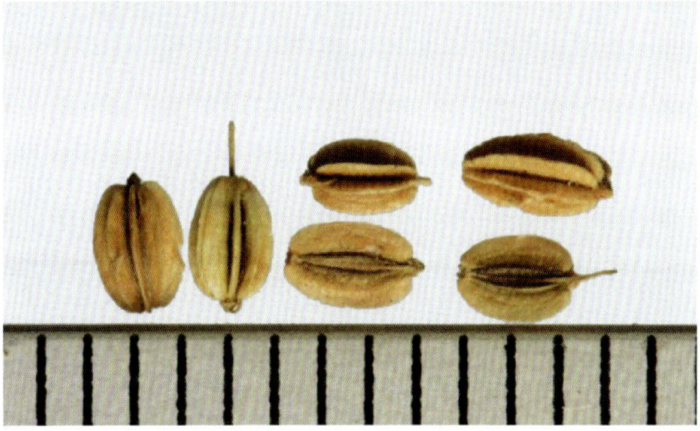

蛇床子

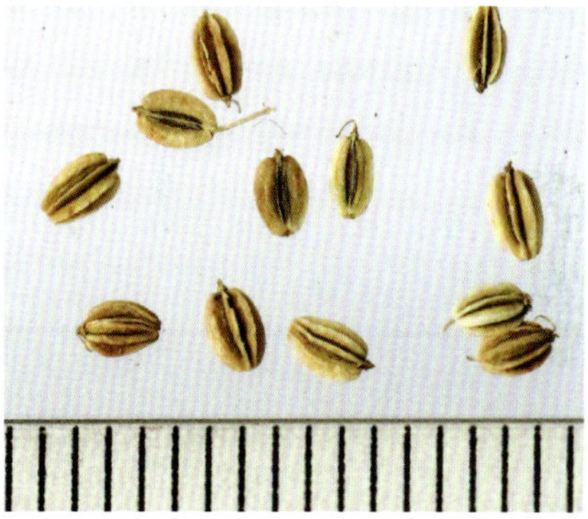

蛇床子

【验收警示】

注意直径不能小于2mm。

石榴皮

【来源与采制】本品为石榴科植物石榴的干燥果皮。秋季果实成熟后收集果皮，晒干。

【炮制】除去杂质，洗净，切块，干燥。

【性味与归经】酸、涩，温。归大肠经。

【功能与主治】涩肠止泻，止血，驱虫。用于久泻，久痢，便血，脱肛，崩漏，带下，虫积腹痛。

【用法与用量】3~9g。

【中国药典标准】本品呈不规则的片状或瓢状，大小不一，厚1.5~3mm。外表面红棕色、棕黄色或暗棕色，略有光泽，粗糙，有多数疣状突起，有的有突起的筒状宿萼及粗短果梗或果梗痕。内表面黄色或红棕色，有隆起呈网状的果蒂残痕。质硬而脆。断面黄色，略显颗粒状。气微，味苦涩。

【饮片主要特征】本品呈不规则的长条状或不规则的块状。外表面红棕色、棕黄色或暗棕色，略有光泽，有多数疣状突起，有时可见筒状宿萼及果梗痕。内表面黄色或红棕色，有种子脱落后的小凹坑及隔瓤残迹。切面黄色或鲜黄色，略显颗粒状。气微，味苦涩。

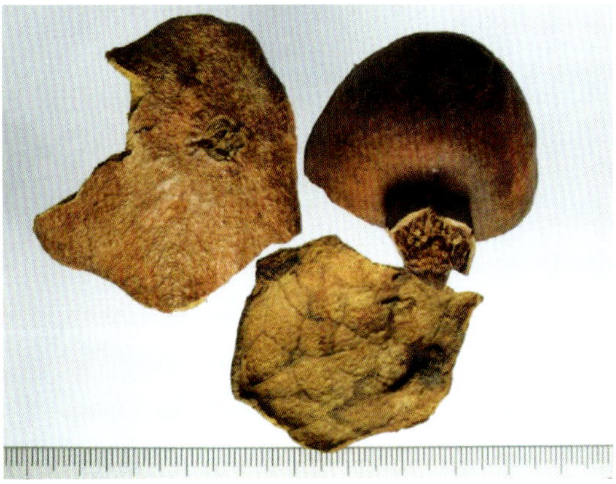

石榴皮

【验收警示】

易生虫，验货时要注意。

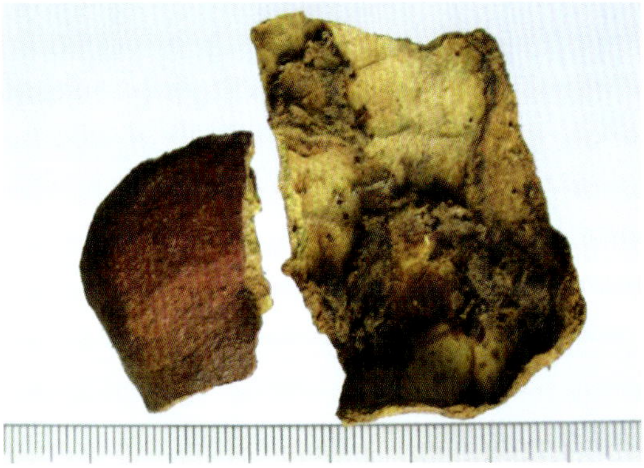

石榴皮（生虫）

酸枣仁（炒）

【来源与采制】本品为鼠李科植物酸枣的干燥成熟种子。秋末冬初采收成熟果实，除去果肉和核壳，收集种子，晒干。

【炮制】取净酸枣仁，按照2015版《中国药典》清炒法（通则0213）炒至鼓起，色微变深。用时捣碎。

【性味与归经】甘、酸，平。归肝、胆、心经。

【功能与主治】养心补肝，宁心安神，敛汗，生津。用于虚烦不眠，惊悸多梦，体虚多汗，津伤口渴。

【用法与用量】10~15g。

【中国药典标准】本品呈扁圆形或扁椭圆形，表面紫红色或紫褐色，平滑有光泽，有的有裂纹。有的两面均呈圆隆状突起，有的一面较平坦，中间或有1条隆起的纵线纹，另一面稍突起。种皮较脆，胚乳白色，富油性。气微，味淡。

【饮片主要特征】本品形如酸枣仁。表面微鼓起，微具焦斑。略有焦香气，味淡。

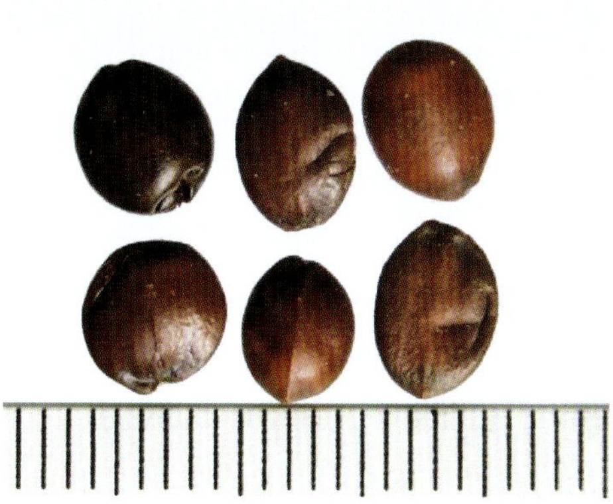

酸枣仁

【老药工经验集锦】

有的一面较平坦，中间有1条隆起的纵线纹，另一面稍凸起。

【验收警示】

1. 理枣仁呈扁圆形，表面棕黄色，平滑有光泽。一面平坦，无纵线纹，为伪品。

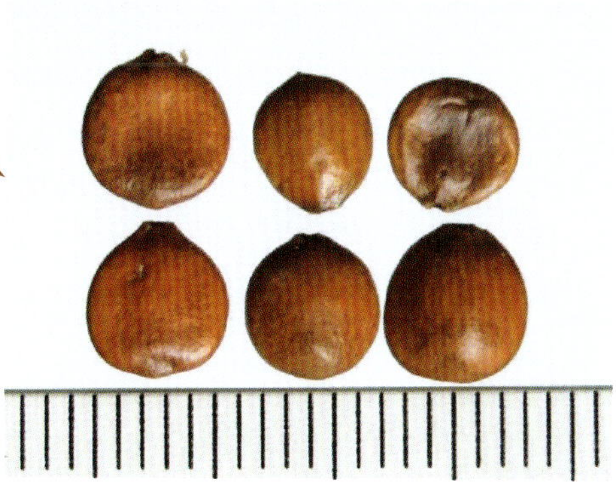

理枣仁

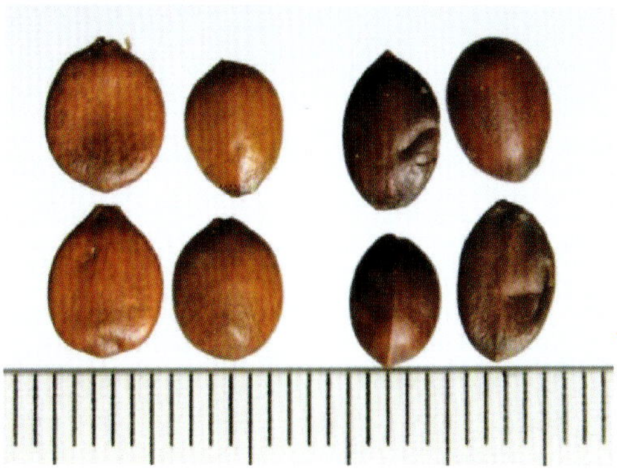

理枣仁　　酸枣仁

2. 提取过有效成分的酸枣仁易掺入，特点是外皮酥松脱落，颜色浅，验收时注意。

桃　仁

【来源与采制】本品为蔷薇科植物桃或山桃的干燥成熟种子。果实成熟后采收，除去果肉和核壳，取出种子，晒干。

【炮制】取净桃仁，按照2015版《中国药典》燀法（通则0213）去皮。用时捣碎。

【饮片主要特征】**桃仁**　本品呈扁长卵形，长1.2~1.8cm，宽0.8~1.2cm，厚0.2~0.4cm。表面浅黄白色，一端尖，中部膨大，另端钝圆稍偏斜，边缘较薄。子叶2，富油性。气微香味微苦。

山桃仁　呈类卵圆形，较小而肥厚，长约1cm，宽约0.7cm，厚约0.5cm。

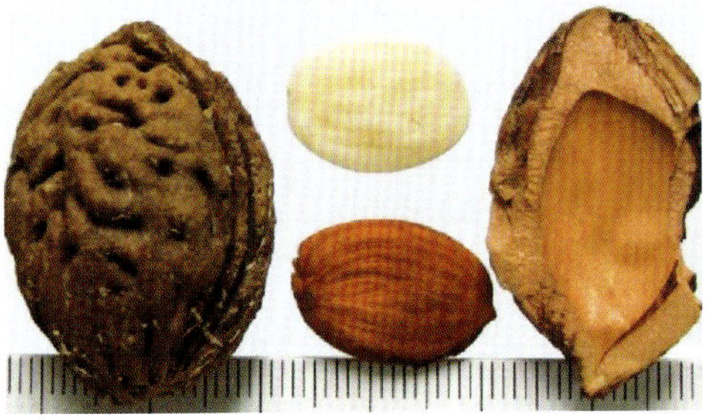

桃仁

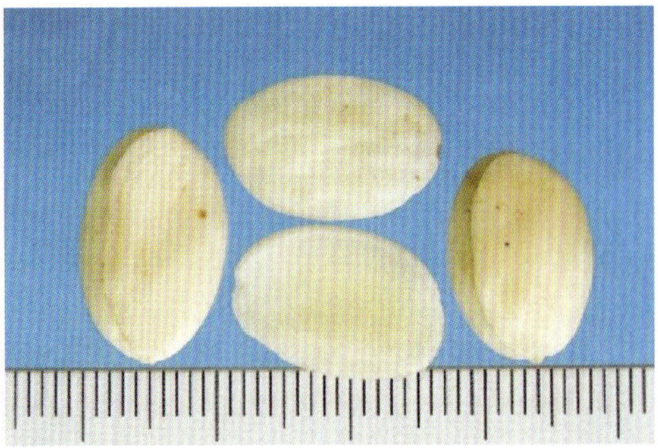

桃仁

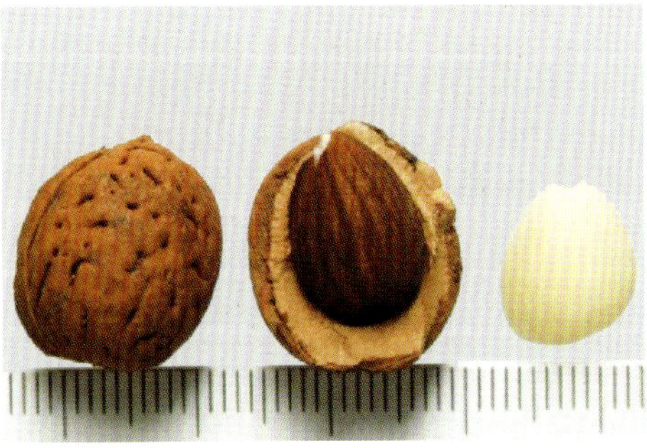

山桃仁

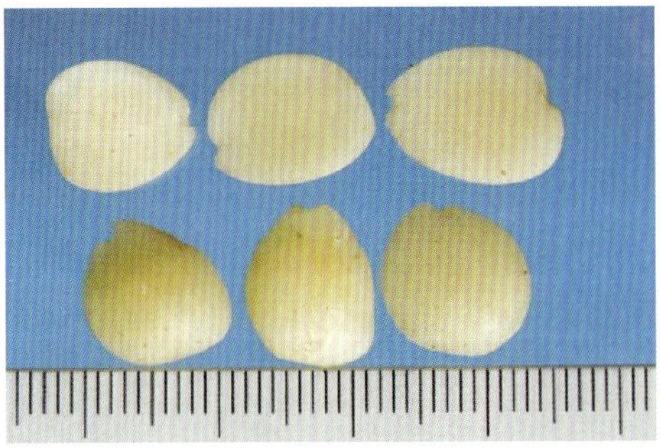

山桃仁

【老药工经验集锦】

桃仁2子叶不分离，山桃仁2子叶分离。

【验收警示】

杏仁冒充桃仁。

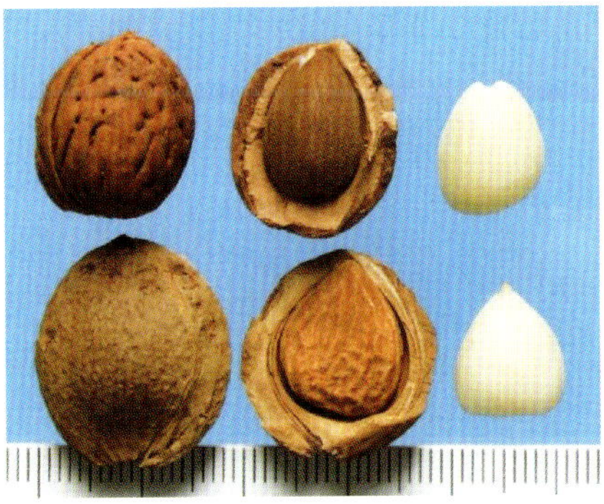

山桃仁（上）与苦杏仁（下）

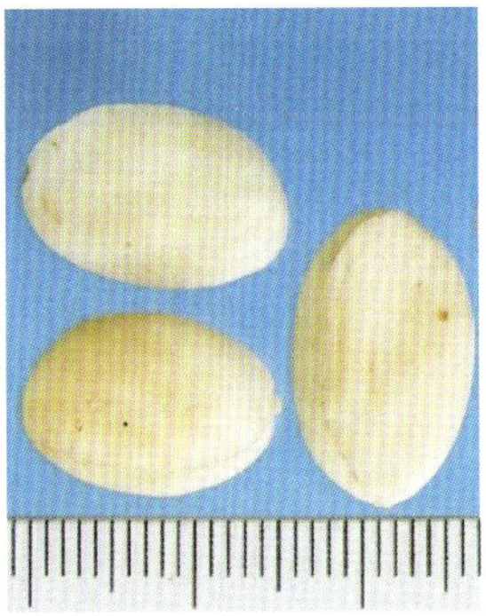

桃仁

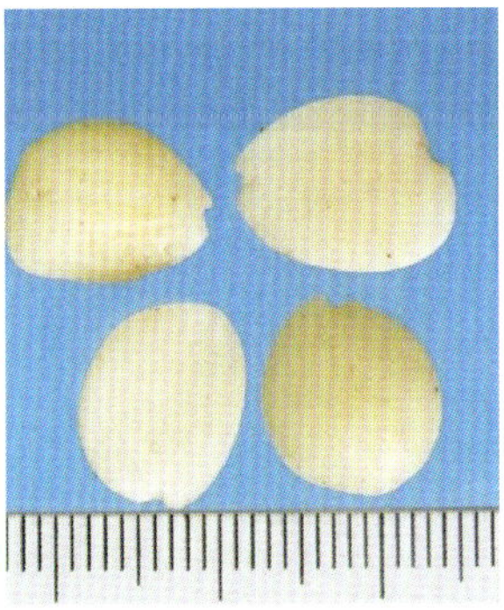

大杏仁

菟丝子

【来源与采制】 本品为旋花科植物南方菟丝子或菟丝子的干燥成熟种子。秋季果实成熟时采收植株，晒干，打下种子，除去杂质。

【炮制】 菟丝子除去杂质，洗净，干燥。

【性味与归经】 辛、甘，平。归肝、肾、脾经。

【功能与主治】 补益肝肾，固精缩尿，安胎，明目，止泻；外用消风祛斑。用于肝肾不足，腰膝酸软，阳痿遗精，遗尿尿频，肾虚胎漏，胎动不安，目昏耳鸣，脾肾虚泻；外治白癜风。

【用法与用量】 6~12g。外用适量。

【中国药典标准】 本品呈类球形，直径1~2mm。表面灰棕色至棕褐色，粗糙，种脐线形或扁圆形。质坚实，不易以指甲压碎。气微，味淡。

【饮片主要特征】 同上。

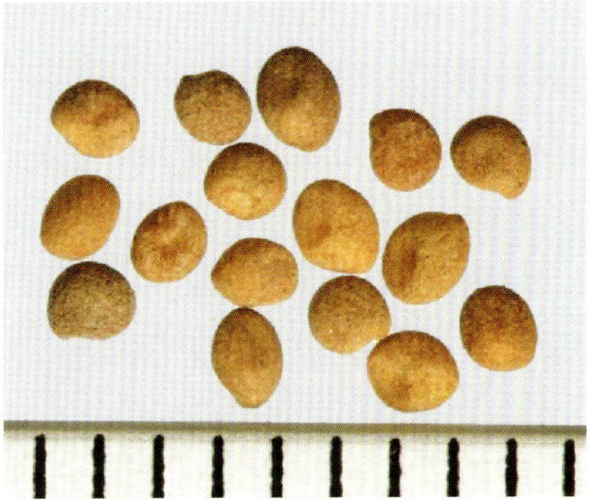

菟丝子

【老药工经验集锦】

表面淡褐色或灰黄色，略粗糙，在放大镜下观察可见表面有细密小点。

【验收警示】

正品为热水泡有吐丝现象且有黏滑感，否则为伪品。

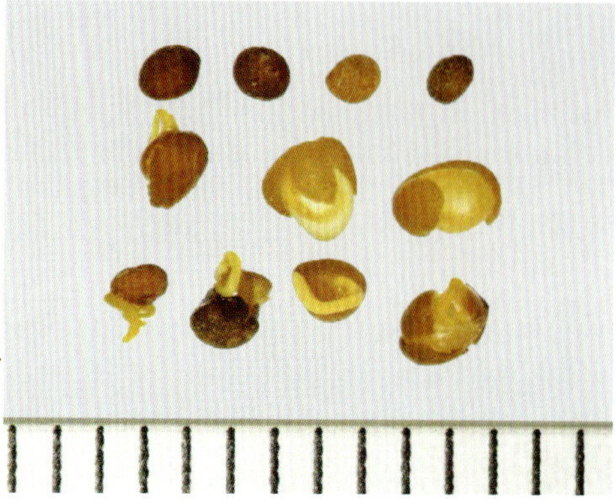

菟丝子（开水浸泡）

王不留行（炒）

【来源与采制】本品为石竹科植物麦蓝菜的干燥成熟种子。夏季果实成热、果皮尚未开裂时采割植株，晒干，打下种子，除去杂质，再晒干。

【炮制】取净王不留行，按照2015版《中国药典》清炒法（通则0213）炒至大多数爆开白花。

【性味与归经】苦，平。归肝、胃经。

【功能与主治】活血通经，下乳消肿，利尿通淋。用于经闭，痛经，乳汁不下，乳痈肿痛，淋证涩痛。

【用法与用量】5~10g。

【中国药典标准】本品呈球形，直径约2mm。表面黑色，少数红棕色，略有光泽，有细密颗粒状突起，一侧有1凹陷的纵沟。质硬。胚乳白色，胚弯曲成环，子叶2。气微，味微涩、苦。

【饮片主要特征】本品呈类球形爆花状，表面白色，质松脆。

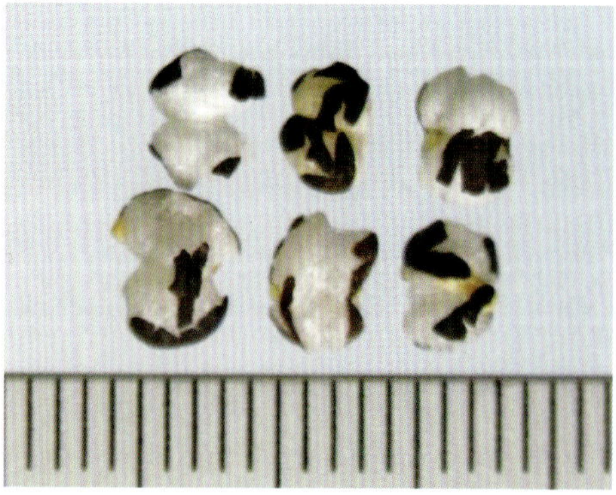

王不留行（炒）

【老药工经验集锦】

要达到几乎全爆花。

【验收警示】

注意不要炒焦。

吴茱萸（制）

【来源与采制】 本品为芸香科植物吴茱萸、石虎或疏毛吴茱萸的干燥近成熟果实。8~11月果实尚未开裂时，剪下果枝，晒干或低温干燥，除去枝、叶、果梗等杂质。

【炮制】 取甘草捣碎，加适量水，煎汤，去渣，加入净吴茱萸，闷润吸尽后，炒至微干，取出，干燥。

每100kg吴茱萸，用甘草6kg。

【性味与归经】 辛、苦，热；有小毒。归肝、脾、胃、肾经。

【功能与主治】 散寒止痛，降逆止呕，助阳止泻。用于厥阴头痛，寒疝腹痛，寒湿脚气，经行腹痛，脘腹胀痛，呕吐吞酸，五更泄泻。

【用法与用量】 2~5g。外用适量。

【中国药典标准】 本品呈球形或略呈五角状扁球形，直径2~5mm。表面暗黄绿色至褐色，粗糙，有多数点状突起或凹下的油点。顶端有五角星状的裂隙，基部残留被有黄色茸毛的果梗。质硬而脆，横切面可见子房5室，每室有淡黄色种子1粒。气芳香浓郁，味辛辣而苦。

【饮片主要特征】 本品形如吴茱萸，表面棕褐色至暗褐色。

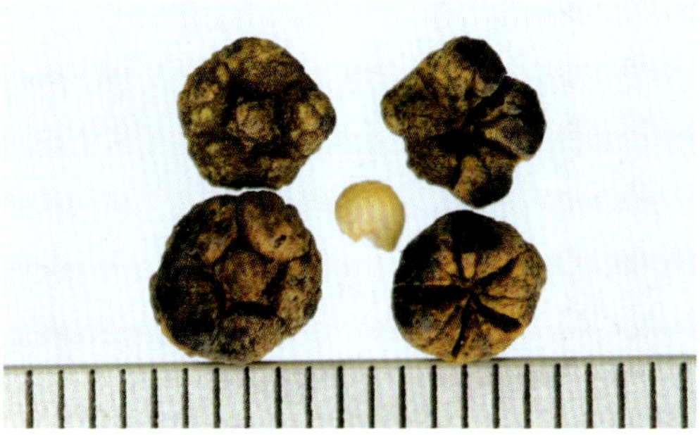

吴茱萸

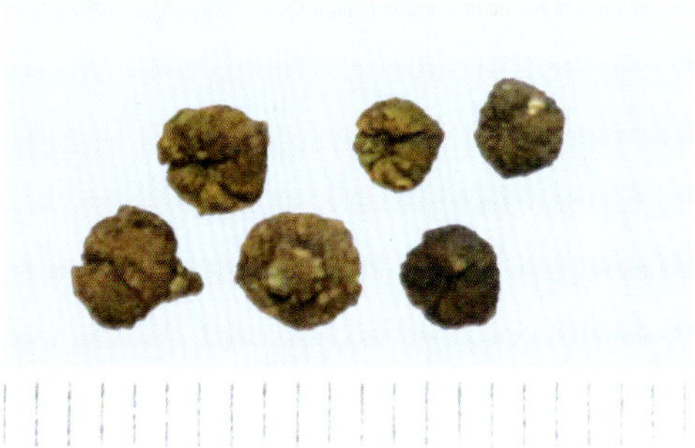

吴茱萸

【老药工经验集锦】

直径 2~5mm。顶端有五角星状的裂隙。

【验收警示】

药用为干燥未成熟的果实，完全开裂的不能入药。

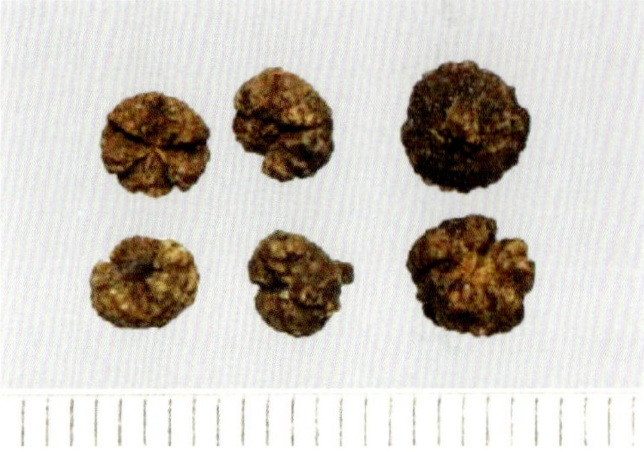

吴茱萸（完全开裂）

乌 梅

【来源与采制】本品为蔷薇科植物梅的干燥近成熟果实。夏季果实近成熟时采收，低温烘干后闷至色变黑。

【炮制】除去杂质，洗净，干燥。

【性味与归经】酸、涩，平。归肝、脾、肺、大肠经。

【功能与主治】敛肺，涩肠，生津，安蛔。用于肺虚久咳，久泻久痢，虚热消渴，蛔厥呕吐腹痛

【用法与用量】6~12g。

【中国药典标准】本品呈类球形或扁球形，直径1.5~3cm。表面乌黑色或棕黑色，皱缩不平，果核坚硬，椭圆形，棕黄色，表面有凹点。气微，味极酸。

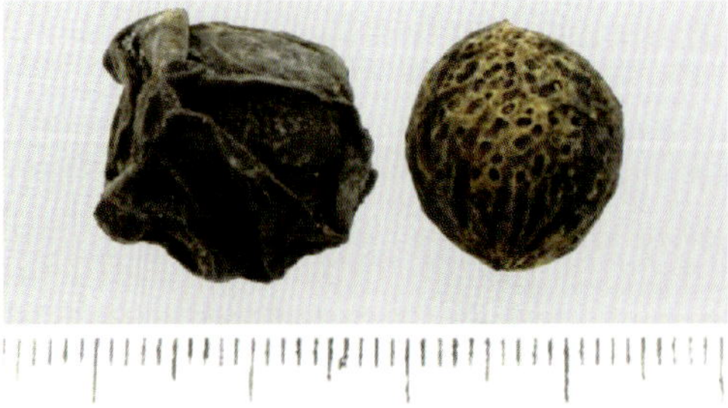

乌梅

【饮片主要特征】同上。

【老药工经验集锦】

果核表面有凹点，味极酸。

【验收警示】

注意山杏等伪品掺入。

五味子（醋制）

【来源与采制】本品为木兰科植物五味子的干燥成熟果实，习称“北五味子”。秋季果实成熟时采摘，晒干或蒸后晒干，除去果梗和杂质。

【炮制】取净五味子，按照2015版《中国药典》醋蒸法（通则0213）蒸至黑色。用时捣碎。

【性味与归经】酸、甘，温。归肺、心、肾经。

【功能与主治】收敛固涩，益气生津，补肾宁心。用于久咳虚喘，梦遗滑精，遗尿尿频，久泻不止，自汗盗汗，津伤口渴，内热消渴，心悸失眠。

【用法与用量】2~6g。

【中国药典标准】本品呈不规则的球形或扁球形，直径5~8mm。表面红色、紫红色或暗红色，皱缩，显油润，有的表面呈黑红色或出现“白霜”。果肉柔软，种子1~2，肾形，表面棕黄色，有光泽，种皮薄而脆。果肉气微，味酸。种子破碎后，有香气，味辛、微苦。

【饮片主要特征】本品形如五味子，表面乌黑色，油润，稍有光泽。有醋香气。

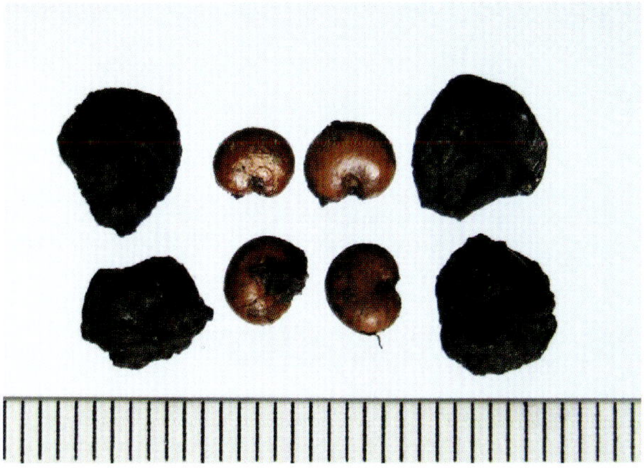

五味子

【验收警示】

注意与南五味子的区别：南五味子直径4~6mm略小于五味子，表面棕红色至暗棕色，干瘪，皱缩，果肉常紧贴于种子上。果肉气微，味微酸。

小茴香（盐）

【来源与采制】本品为伞形科植物茴香的干燥成熟果实。秋季果实初熟时采割植株，晒干，打下果实，除去杂质。

【炮制】取净小茴香，按照2015版《中国药典》盐水炙法（通则0213）炒至微黄色。

【性味与归经】辛，温。归肝、肾、脾、胃经。

【功能与主治】散寒止痛，理气和胃。用于寒疝腹痛，睾丸偏坠，痛经，少腹冷痛，脘腹胀痛，食少吐泻。

【用法与用量】3~6g。

【中国药典标准】本品为双悬果，呈圆柱形，有的稍弯曲，长4~8mm，直径1.5~2.5mm。表面黄绿色或淡黄色，两端略尖，顶端残留有黄棕色突起的柱基，基部有时有细小的果梗。分果呈长椭圆形，背面有纵棱5条，接合面平坦而较宽。横切面略呈五边形，背面的四边约等长。有特异香气，味微咸。

【饮片主要特征】本品形如小茴香，微鼓起，色泽加深，偶有焦斑。味微咸。

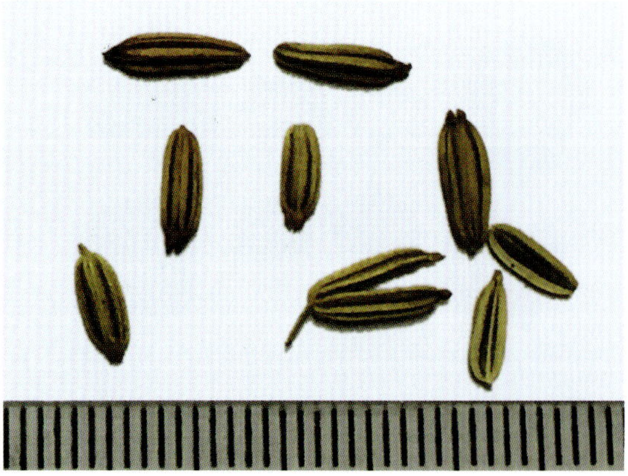

小茴香（炒）

【验收警示】

有特异香气。注意气味淡颜色不新鲜的不可入药。

香 橼

【来源与采制】本品为芸香科植物枸橼或香圆的干燥成熟果实。秋季果实成熟时采收，趁鲜切片，晒干或低温干燥。香橼亦可整个或对剖两半后，晒干或低温干燥。

【炮制】未切片者，打成小块；切片者润透，切丝，晾干

【性味与归经】辛、苦、酸，温。归肝、脾、肺经。

【功能与主治】疏肝理气，宽中，化痰。用于肝胃气滞，胸胁胀痛，脘腹痞满，呕吐噫气，痰多咳嗽。

【用法与用量】3~10g。

【中国药典标准】**枸橼**　本品呈圆形或长圆形片，直径4~10cm，厚0.2~0.5cm。横切片外果皮黄色或黄绿色，边缘呈波状，散有凹入的油点。中果皮厚1~3cm，黄白色，有不规则的网状突起的维管束。瓤囊9~17室。纵切片中心柱较粗壮。质柔韧。气清香，味微甜而苦辛。

香圆　本品呈类球形，半球形或圆片，直径4~7cm。表面黑绿色或黄棕色，密被凹陷的小油点及网状隆起的粗皱纹，顶端有花柱残痕及隆起的环圈，基部有果梗残基。质坚硬。剖面或横切薄片，边缘油点明显。中果皮厚约0.5cm。瓤囊9~11室，棕色或淡红棕色，间或有黄白色种子。气香，味酸而苦。

【饮片主要特征】同枸橼。

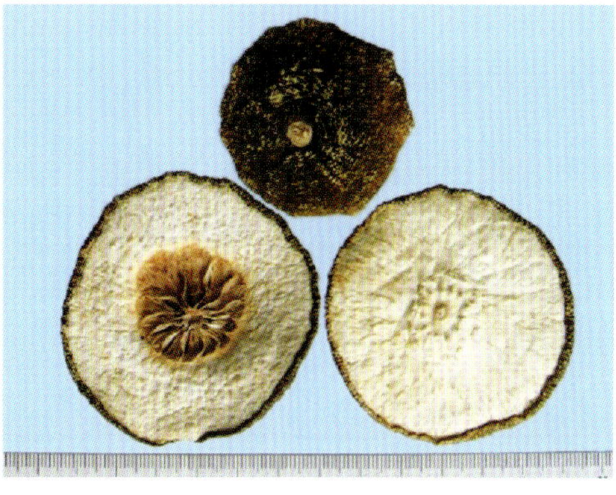

香橼

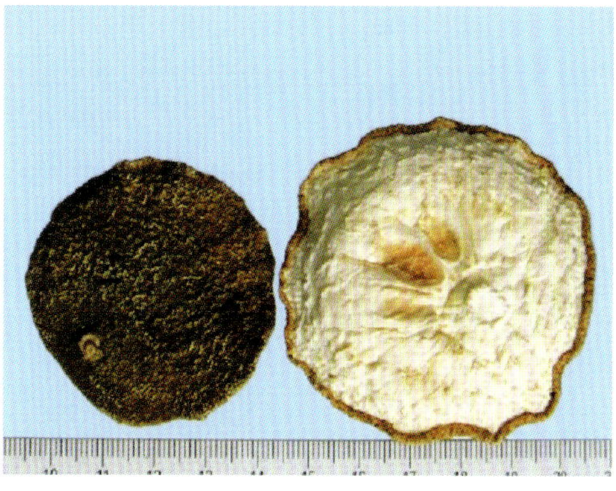

香橼

【老药工经验集锦】

外果皮黄色或黄绿色，中果皮厚1~3cm，黄白色，瓤囊9~17室，边缘呈波状。

【验收警示】

易生虫，应注意。

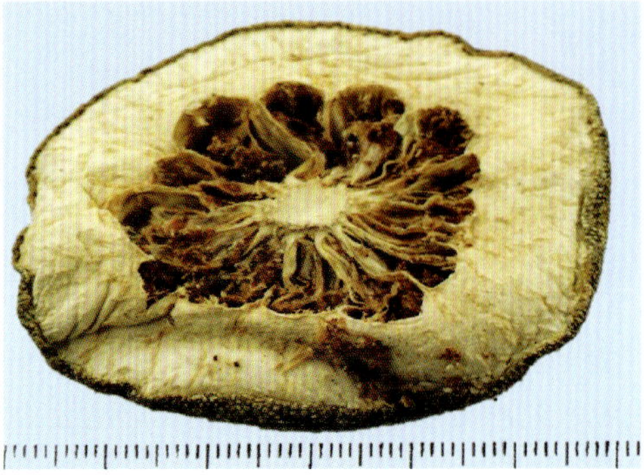

香橼（生虫）

薏苡仁

【来源与采制】本品为禾本科植物薏苡的干燥成熟种仁。秋季果实成熟时采割植株，晒干，打下果实，再晒干，除去外壳、黄褐色种皮和杂质，收集种仁。

【炮制】除去杂质。

【性味与归经】甘、淡，凉。归脾、胃、肺经。

【功能与主治】利水渗湿，健脾止泻，除痹，排脓，解毒散结。用于水肿，脚气，小便不利，脾虚泄泻，湿痹拘挛，肺痈，肠痈，赘疣，癌肿。

【用法与用量】9~30g。

【中国药典标准】本品呈宽卵形或长椭圆形，长4~8mm，宽3~6mm。表面乳白色，光滑，偶有残存的黄褐色种皮。一端钝圆，另端较宽而微凹，有1淡棕色点状种脐。背面圆凸，腹面有1条较宽而深的纵沟。质坚实，断面白色，粉性。气微，味微甜。

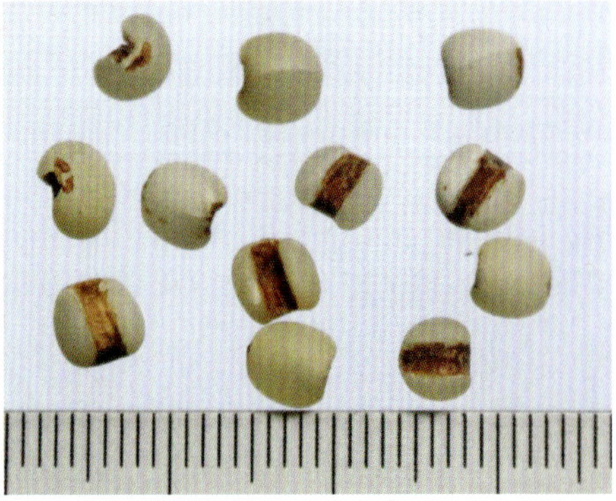

薏苡仁

【饮片主要特征】本品呈宽卵形或

长椭圆形，长4~8mm，宽3~6mm。表面乳白色，光滑，偶有残存的黄褐色种皮。一端钝圆，另端较宽而微凹，有1淡棕色点状种脐。背面圆凸，腹面有1条较宽而深的纵沟。质坚实，断面白色，粉性。气微，味微甜。

【老药工经验集锦】

表面乳白色，半透明，光滑，背面圆凸，腹面有1条较宽而深的纵沟。青色透明的为上品。

【验收警示】

1. 切忌硫黄熏蒸。注意色白，不透明的为硫黄熏过的。硫熏标准：残留物以二氧化硫计，不得超过150ppm。

2. 高小于宽，表面沟宽的为草珠子，不应作为药用。

3. 夏天容易生虫。

4. 外壳、种皮是非药用部位，应去除干净。

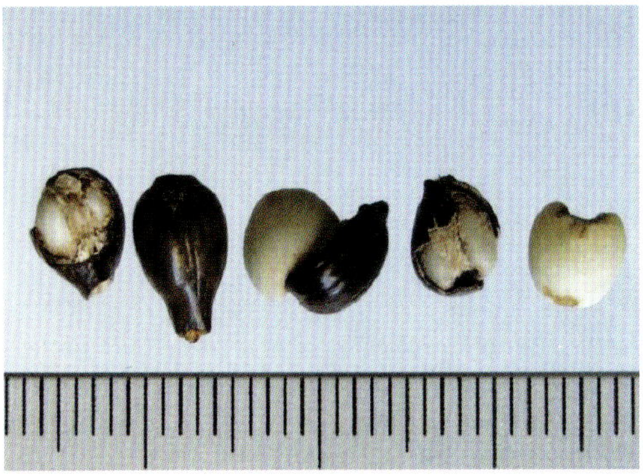

未去净外种皮的薏苡仁

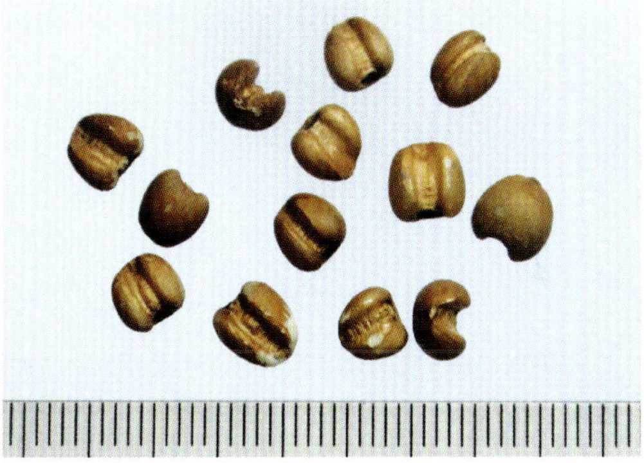

未去伪种皮的薏苡仁

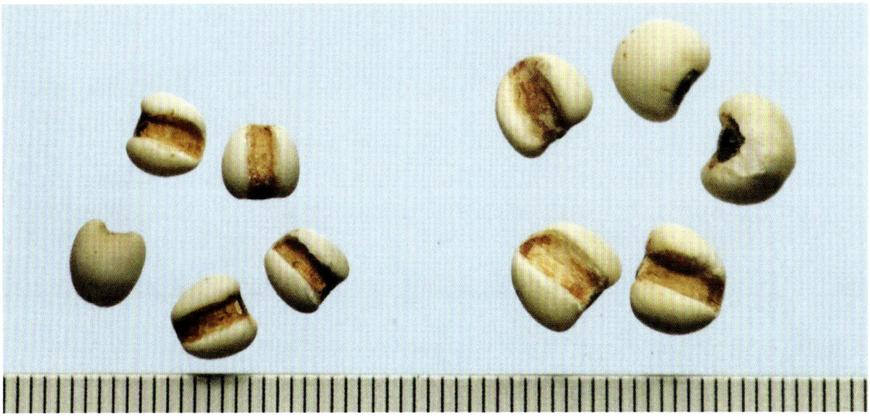

薏苡仁　　草珠子

果实种子类

益智

【来源与采制】本品为姜科植物益智的干燥成熟果实。夏、秋间果实由绿变红时采收，晒干或低温干燥。

【炮制】除去杂质及外壳。用时捣碎。

【性味与归经】辛，温。归脾、肾经。

【功能与主治】暖肾固精缩尿，温脾止泻摄唾。用于肾虚遗尿，小便频数，遗精白浊，脾寒泄泻，腹中冷痛，口多唾涎。

【用法与用量】3~10g。

【中国药典标准】本品呈椭圆形，两端略尖，长1.2~2cm，直径1~1.3cm。表面棕色或灰棕色，有纵向凹凸不平的突起棱线13~20条，顶端有花被残基，基部常残存果梗。果皮薄而稍韧，与种子紧贴，种子集结成团，中有隔膜将种子团分为3瓣，每瓣有种子6~11粒。种子呈不规则的扁圆形，略有钝棱，直径约3mm，表面灰褐色或灰黄色，外被淡棕色膜质的假种皮。质硬，胚乳白色。有特异香气，味辛、微苦。

【饮片主要特征】同上。

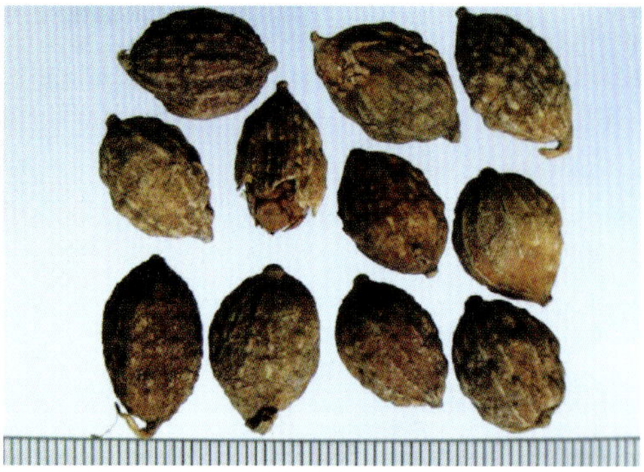

益智

【老药工经验集锦】

果皮薄而稍韧，与种子紧贴。

【验收警示】

注意直径小于1cm的不要入药。

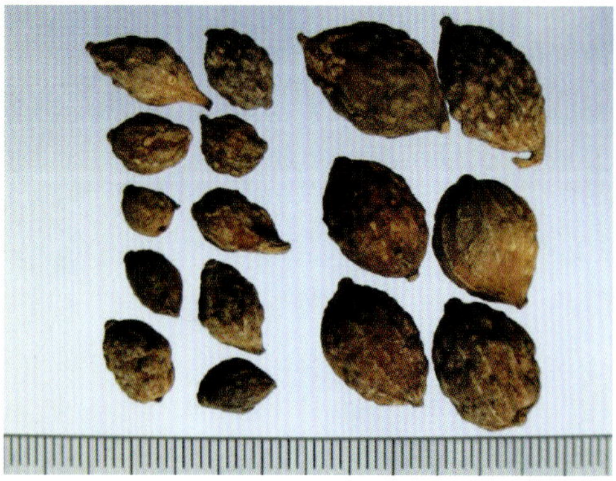

益智（不合格）　益智（合格）

郁李仁

【来源与采制】 本品为蔷薇科植物欧李、郁李或长柄扁桃的干燥成熟种子，前两种习称“小李仁”，后一种习称“大李仁”。夏、秋二季采收成熟果实，除去果肉和核壳，取出种子，干燥。

【炮制】 除去杂质。用时捣碎。

【性味与归经】 辛、苦、甘，平。归脾、大肠、小肠经。

【功能与主治】 润肠通便，下气利水。用于津枯肠燥，食积气滞，腹胀便秘，水肿，脚气，小便不利。

【用法与用量】 6~10g。

【中国药典标准】 **小李仁** 呈卵形，长5~8mm，直径3~5mm。表面黄白色或浅棕色，一端尖，另端钝圆。尖端一侧有线形种脐，圆端中央有深色合点，自合点处向上具多条纵向维管束脉纹。种皮薄，子叶2，乳白色，富油性。气微，味微苦。

大李仁 长6~10 mm，直径5~7mm。表面黄棕色。

【饮片主要特征】 同小李仁。

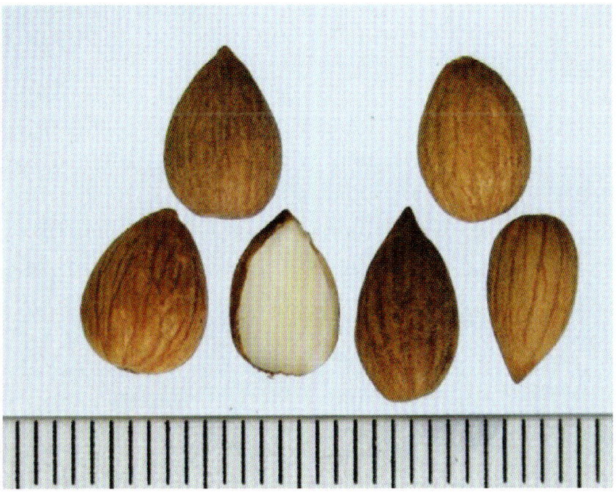

郁李仁

【验收警示】

易生虫，应注意。

预知子

【来源与采制】 本品为木通科植物木通、三叶木通或白木通的干燥近成熟果实。夏、秋二季果实绿黄时采收，晒干，或置沸水中略烫后晒干。

【炮制】 洗净，切片，晒干。

【性味与归经】 苦，寒。归肝、胆、胃、膀胱经。

【功能与主治】 疏肝理气，活血止痛，散结，利尿。用于脘胁胀痛，痛经经闭，痰核痞块，小便不利。

【用法与用量】 3~9g。

【中国药典标准】 本品呈肾形或长椭圆形，稍弯曲，长3~9cm，直径1.5~3.5cm。表面黄棕色或黑褐色，有不规则的深皱纹，顶端钝圆，基部有果梗痕。质硬，破开后，果瓤淡黄色或黄棕色。种子多数，扁长卵形，黄棕色或紫褐色，具光泽，有条状纹理。气微香，味苦。

【饮片主要特征】 本品为类圆形片，不平，直径1.5~3.5cm。表面黄棕色或黑褐色，有不规则的深皱纹。果瓤淡黄色或黄棕色。种子多数，扁长卵形，黄棕色或紫褐色，具光泽，有条状纹理。气微香，味苦。

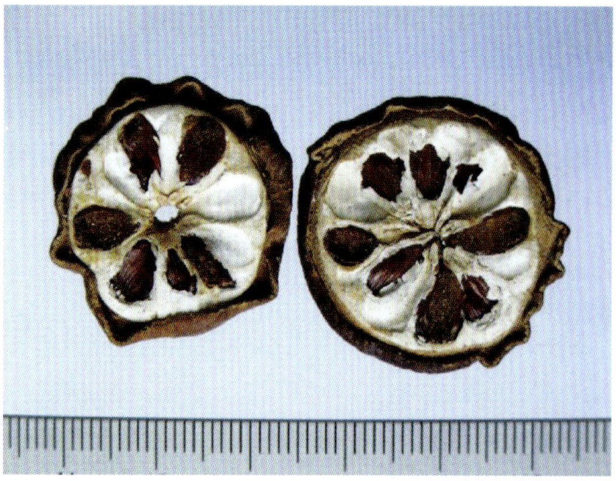

预知子

【老药工经验集锦】

表面黄棕色或黑褐色，果瓤淡黄色或黄棕色。种子多数。

【验收警示】

1. 饮片直径不得小于1.5cm。
2. 观察种子是否有光泽。
3. 容易生虫。果瓤不完整表明已经生虫，应注意。

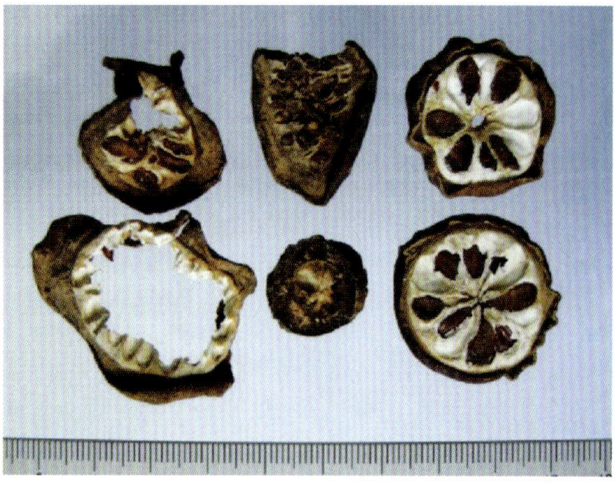

预知子（生虫）　预知子（劣质）

栀　子

【来源与采制】本品为茜草科植物栀子的干燥成熟果实。9~11月果实成熟呈红黄色时采收，除去果梗和杂质，蒸至上气或置沸水中略烫，取出，干燥。

【炮制】除去杂质，碾碎。

【性味与归经】苦，寒。归心、肺、三焦经。

【功能与主治】泻火除烦，清热利湿，凉血解毒；外用消肿止痛。用于热病心烦，湿热黄疸，淋证涩痛，血热吐衄，目赤肿痛，火毒疮疡；外治扭挫伤痛。

【用法与用量】6~10g。外用生品适量，研末调敷。

【中国药典标准】本品呈长卵圆形或椭圆形，长1.5~3.5cm，直径1~1.5cm。表面红黄色或棕红色，具6条翅状纵棱，棱间常有1条明显的纵脉纹，并有分枝。顶端残存萼片，基部稍尖，有残留果梗。果皮薄而脆，略有光泽，内表面色较浅，有光泽，具2~3条隆起的假隔膜。种子多数，扁卵圆形，集结成团，深红色或红黄色，表面密具细小疣状突起。气微，味微酸而苦。

【饮片主要特征】本品呈不规则的碎块。果皮表面红黄色或棕红色，有的可见翅状纵横。种子多数，扁卵圆形，深红色或红黄色。气微，味微酸而苦。

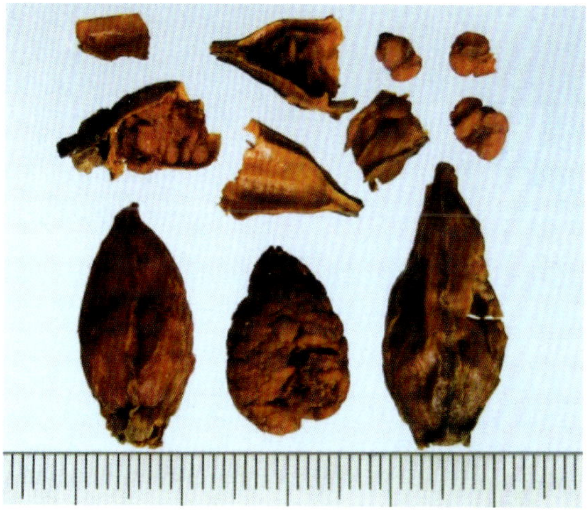

栀子（碎）

【验收警示】

不能带有果梗等杂质。

枳实

【来源与采制】本品为芸香科植物酸橙及其栽培变种或甜橙的干燥幼果。5~6月收集自落的果实，除去杂质，自中部横切为两半，晒干或低温干燥，较小者直接晒干或低温干燥。

【炮制】除去杂质，洗净，润透，切薄片，干燥。

【性味与归经】苦、辛、酸，微寒。归脾、胃经。

【功能与主治】破气消积，化痰散痞。用于积滞内停，痞满胀痛，泻痢后重，大便不通，痰滞气阻，胸痹，结胸，脏器下垂。

【用法与用量】3~10g。

【中国药典标准】本品呈半球形，少数为球形，直径0.5~2.5cm。外果皮黑绿色或暗棕绿色，具颗粒状突起和皱纹，有明显的花柱残迹或果梗痕。切面中果皮略隆起，厚0.3~1.2cm，黄白色或黄褐色，边缘有1~2列油室，瓤囊棕褐色。质坚硬。气清香，味苦、微酸。

【饮片主要特征】本品呈不规则弧状条形或圆形薄片。切面外果皮黑绿色至暗棕绿色，中果皮部分黄白色至黄棕色，近外缘有1~2列点状油室，条片内侧或圆片中央具棕褐色瓤囊。气清香，味苦、微酸。

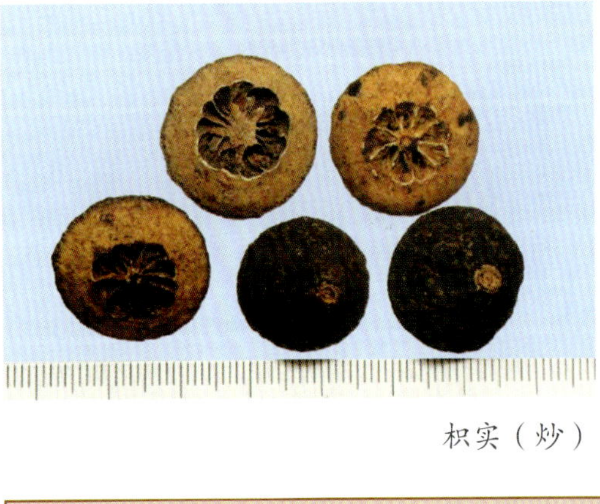

枳实（炒）

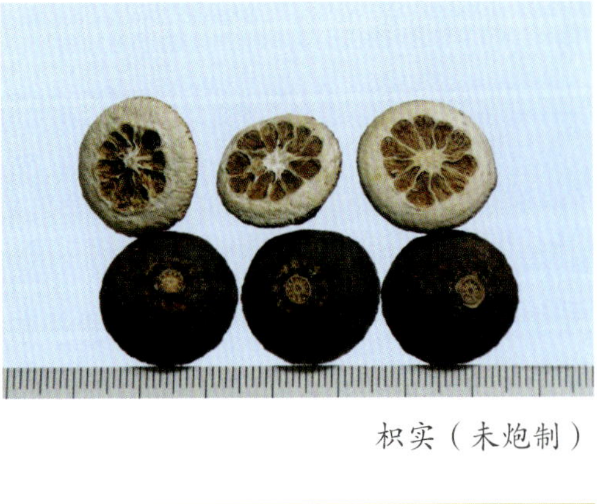

枳实（未炮制）

【老药工经验集锦】

切面中果皮略隆起。圆片中央具棕褐色瓤囊。俗称“鹅眼”枳实。酸橙、甜橙均可。

【验收警示】

1. 注意药用品为5~6月自落的幼果果实。

2. 切面中果皮不隆起的是假药。

3. 不切开的小的幼果容易掺假，注意不能居多数。

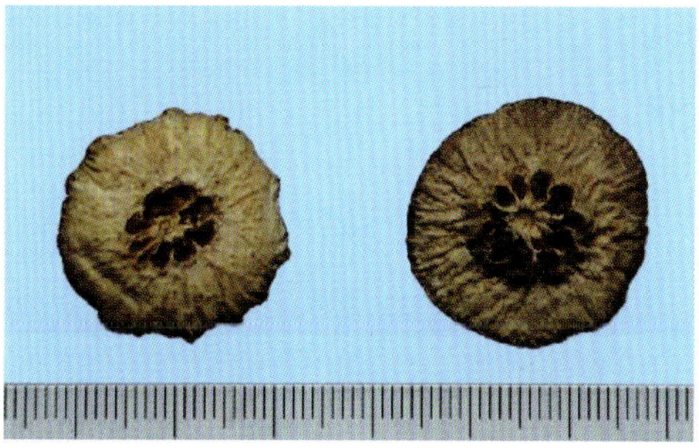

枳实（掺假）

枳壳（炒）

【来源与采制】本品为芸香科植物酸橙及其栽培变种的干燥未成熟果实。7月果皮尚绿时采收，自中部横切为两半，晒干或低温干燥。

【炮制】除去杂质，洗净，润透，切薄片，干燥后筛去碎落的瓤核，按照2015年《中国药典》麸炒法（通则0213）炒至色变深。

【性味与归经】苦、辛、酸，微寒。归脾、胃经。

【功能与主治】理气宽中，行滞消胀。用于胸胁气滞，胀满疼痛，食积不化，痰饮内停，脏器下垂。

【用法与用量】3~10g。

【中国药典标准】本品呈半球形，直径3~5cm。外果皮棕褐色至褐色，有颗粒状突起，突起的顶端有凹点状油室；有明显的花柱残迹或果梗痕。切面中果皮黄白色，光滑而稍隆起，厚0.4~1.3cm，边缘散有1~2列油室，瓤囊7~12瓣，少数至15瓣，汁囊干缩呈棕色至棕褐色，内藏种子。质坚硬，不易折断。气清香，味苦、微酸。

【饮片主要特征】本品形如枳壳片，中果皮色较深，偶有焦斑。近外缘有1~2列点状油室，内侧有的有少量紫褐色瓤囊。

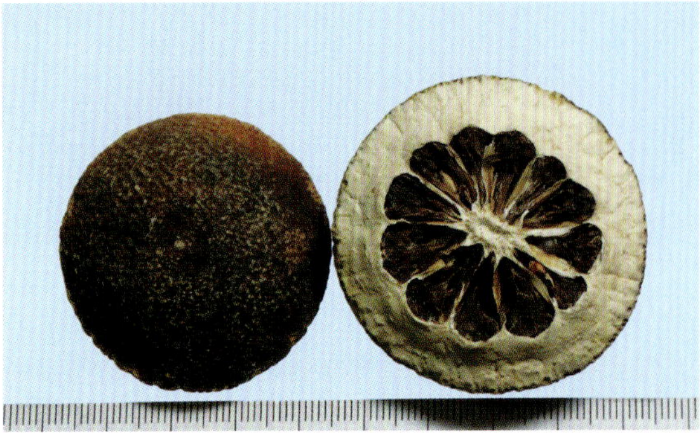

枳壳（生）

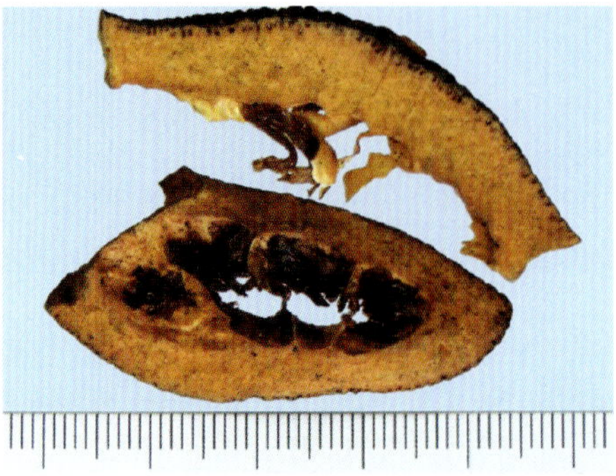

枳壳（炒）

【老药工经验集锦】

中果皮厚0.4~1.3cm，过薄过厚均为伪品。

【验收警示】

1. 注意采收季节：7月果皮尚绿时采收的未成熟酸橙，甜橙不得入药。

2. 要筛去碎落的瓤核。

3. 果皮点状突起上有凹陷的油室。

紫苏子（炒）

【来源与采制】本品为唇形科植物紫苏的干燥成熟果实。秋季果实成熟时采收，除去杂质，晒干。

【炮制】紫苏子除去杂质，洗净，干燥，按照2015版《中国药典》清炒法（通则0213）炒至有爆声。

【性味与归经】辛，温。归肺经。

【功能与主治】降气化痰，止咳平喘，润肠通便。用于痰壅气逆，咳嗽气喘，肠燥便秘。

【用法与用量】3~10g。

【中国药典标准】本品呈卵圆形或类球形，直径约1.5mm。表面灰棕色或灰褐色，有微隆起的暗紫色网纹，基部稍尖，有灰白色点状果梗痕。果皮薄而脆，易压碎。种子黄白色，种皮膜质，子叶2，类白色，有油性。压碎有香气，味微辛。

【饮片主要特征】 炒紫苏子形如紫苏子，表面灰褐色，有细裂口，有焦香气。

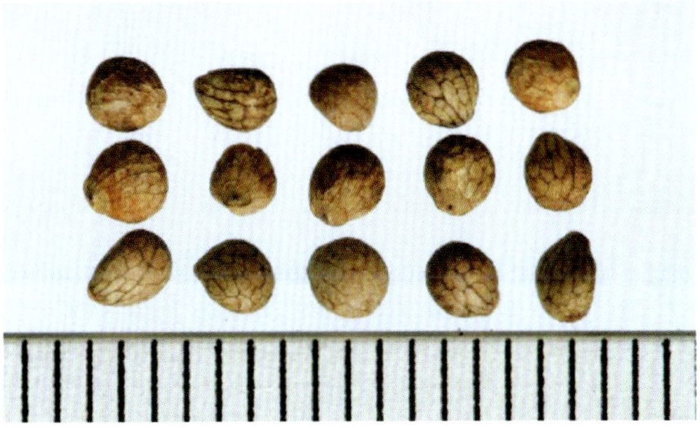

紫苏子

【老药工经验集锦】

直径约1.5mm，表面灰棕色或灰褐色，有微隆起的暗紫色网纹。

【验收警示】

1.1cm可摆6~7粒种子。

2.易生虫。

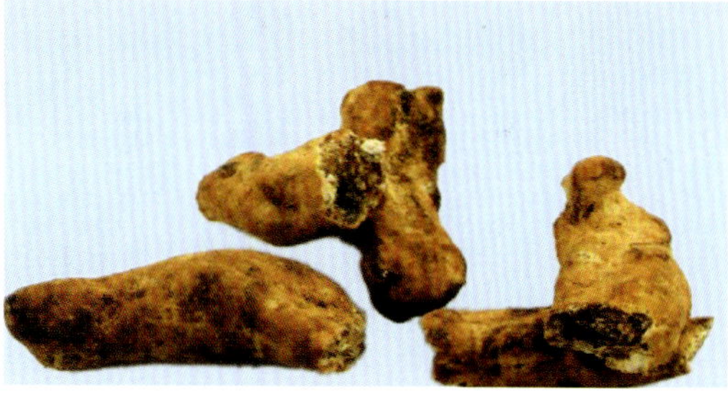
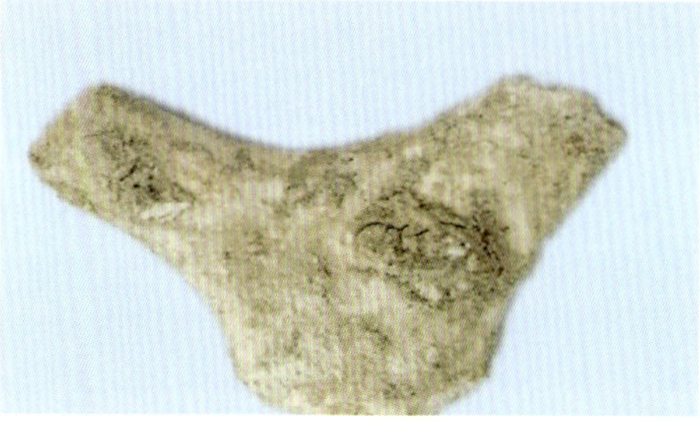
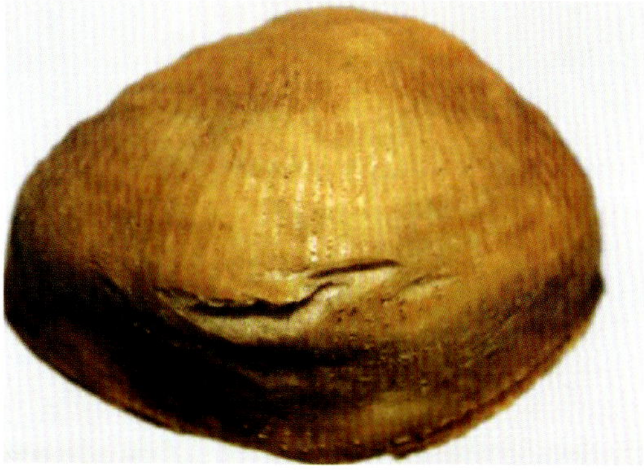
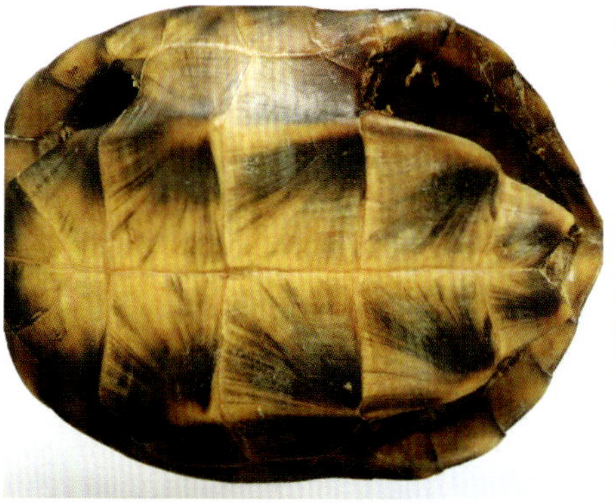
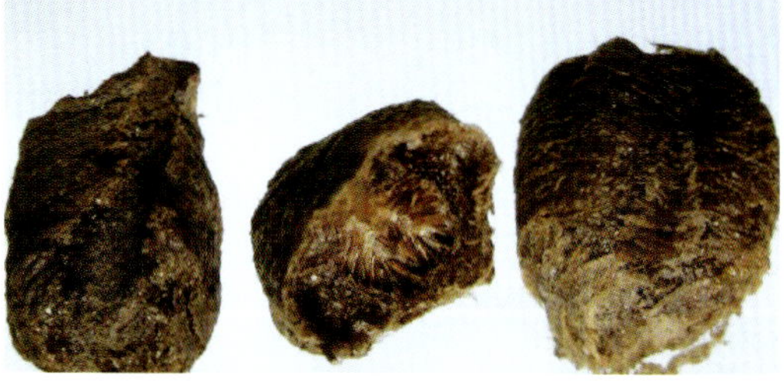
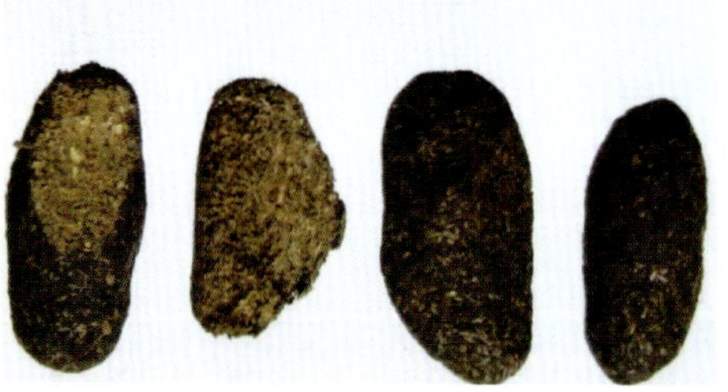
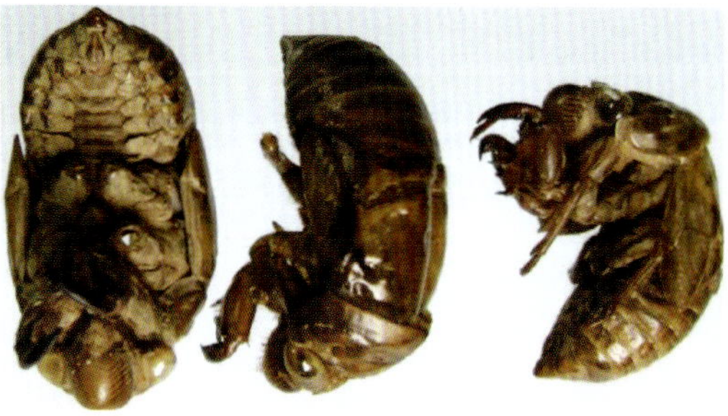
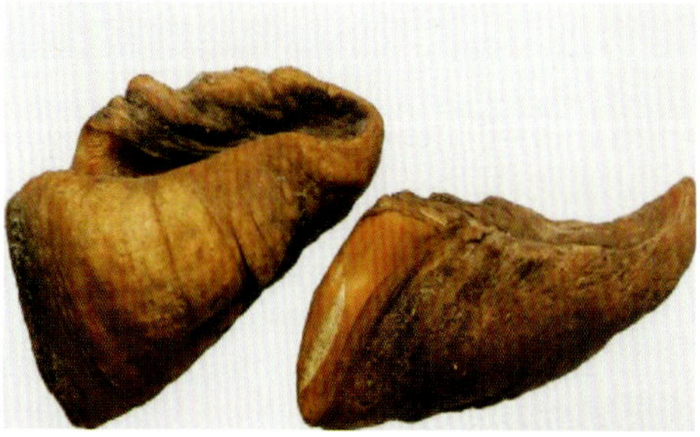

动物类

蝉 蜕

【来源与采制】本品为蝉科昆虫黑蚱的若虫羽化时脱落的皮壳。夏、秋二季收集，除去泥沙，晒干。

【炮制】除去杂质，洗净，晒干。

【性味与归经】甘，寒。归肺、肝经。

【功能与主治】疏散风热，利咽，透疹，明目退翳，解痉。用于风热感冒，咽痛音哑，麻疹不透，风疹瘙痒，目赤翳障，惊风抽搐，破伤风。

【用法与用量】3~6g。

【中国药典标准】本品略呈椭圆形而弯曲，长约3.5cm，宽约2cm。表面黄棕色，半透明，有光泽。头部有丝状触角1对，多已断落，复眼突出。额部先端突出，口吻发达，上唇宽短，下唇伸长成管状。胸部背面呈十字形裂开，裂口向内卷曲，脊背两旁具小翅2对，腹面有足3对，被黄棕色细毛。腹部钝圆，共9节。体轻，中空，易碎。气微，味淡。

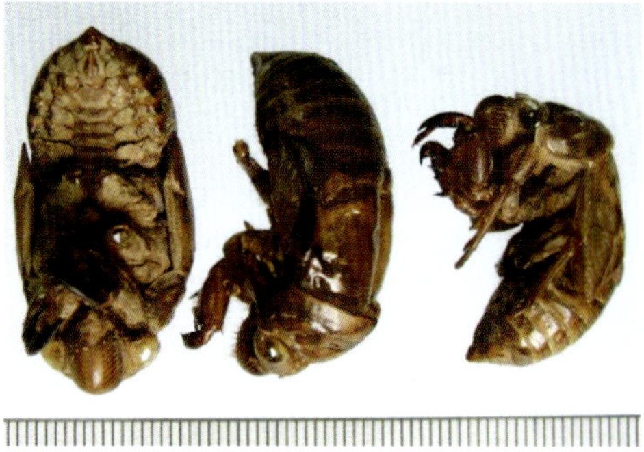

蝉蜕

【饮片主要特征】同上。

【老药工经验集锦】

长约3.5cm，宽约2cm。表面黄棕色，半透明，有光泽。

【验收警示】

1. 伪品蟪蛄：体型较小，长1.5~2cm，宽0.8~1.2cm。

2. 注意检查杂质（泥土）是否超标太多。具体检查办法：验货时，要手提包装袋两侧水平晃动，然后看袋底面泥土多少，多者为劣药。

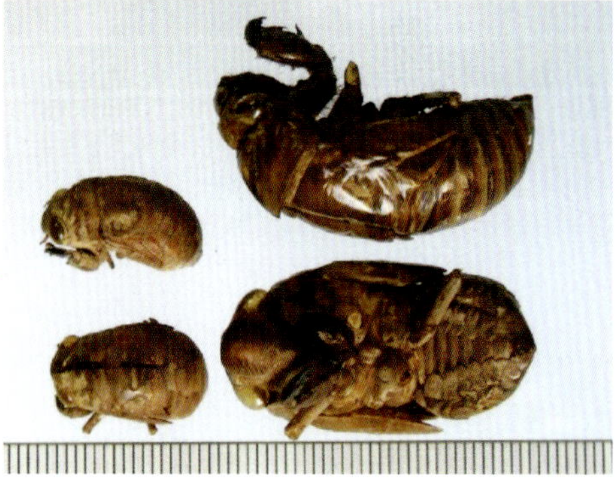

蟪蛄　　蝉蜕

穿山甲（醋）

【来源与采制】本品为鲮鲤科动物穿山甲的鳞甲。收集鳞甲，洗净，晒干。

【炮制】**穿山甲** 除去杂质，洗净，干燥。

炮山甲 取净穿山甲，大小分开，照2015版《中国药典》烫法（通则0213）用砂烫至鼓起，用时捣碎。全体膨胀呈卷曲状，黄色，质酥脆，易碎。

醋山甲 取净穿山甲，大小分开，按上法烫至鼓起，醋淬，取出，干燥。用时捣碎。每100kg穿山甲，用醋30kg。本品形同炮山甲。金黄色。有醋香气。

【性味与归经】咸，微寒。归肝、胃经。

【功能与主治】活血消癥，通经下乳，消肿排脓，搜风通络。用于经闭癥瘕，乳汁不通，痈肿疮毒，风湿痹痛，中风瘫痪，麻木拘挛。

【用法与用量】5~10g。一般炮制后用。

【中国药典标准】本品呈扇面形、三角形、菱形或盾形的扁平片状或半折合状，中间较厚，边缘较薄，大小不一，长宽各为0.7~5cm。外表面黑褐色或黄褐色，有光泽，宽端有数十条排列整齐的纵纹及数条横线纹，窄端光滑。内表面色较浅，中部有一条明显突起的弓形横向棱线，其下方有数条与棱线相平行的细纹。角质，半透明，坚韧而有弹性，不易折断。气微腥，味淡。

【饮片主要特征】全体膨胀呈卷曲状，黄色，质酥脆，易碎，有醋香气。

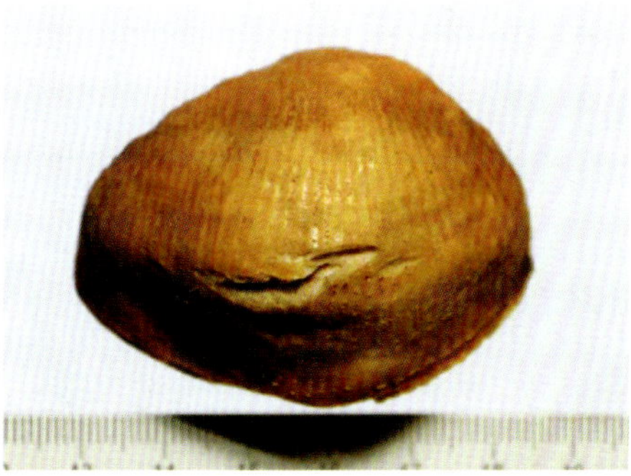

穿山甲（制）

【老药工经验集锦】

边缘较薄，大小不一，不论大小均应为类椭圆形。

【验收警示】

1. 肉要去除干净。

2. 伪品树甲呈长条形，长明显大于宽。

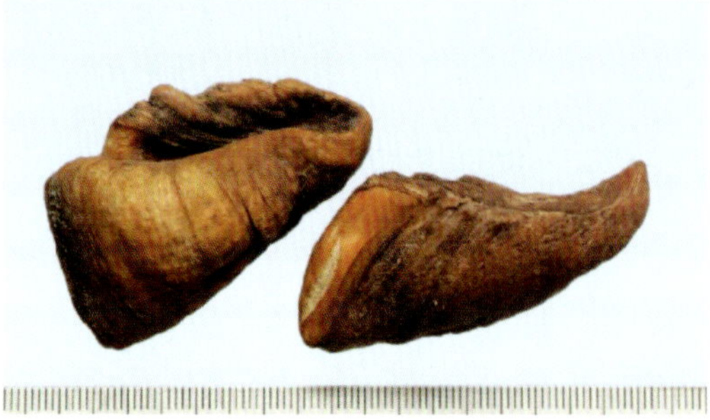

树甲

地 龙

【来源与采制】本品为钜蚓科动物参环毛蚓、通俗环毛蚓、威廉环毛蚓或栉盲环毛蚓的干燥体，前一种习称“广地龙”，后三种习稼“沪地龙”。广地龙春季至秋季捕捉，沪地龙夏季捕捉，及时剖开腹部，除去内脏和泥沙，洗净，晒干或低温干燥。

【炮制】除去杂质，洗净，切段，干燥。

【性味与归经】咸，寒。归肝、脾、膀胱经。

【功能与主治】清热定惊，通络，平喘，利尿。用于高热神昏，惊痫抽搐，关节痹痛，肢体麻木，半身不遂，肺热喘咳，水肿尿少。

【用法与用量】5~10g。

【中国药典标准】广地龙 呈长条状薄片，弯曲，边缘略卷，长15~20cm，宽1~2cm。全体具环节，背部棕褐色至紫灰色，腹部浅黄棕色。第14~16环节为生殖带，习称“白颈”，较光亮。体前端稍尖，尾端钝圆，刚毛圈粗糙而硬，色稍浅。体轻，略呈革质，不易折断。气腥，味微咸。

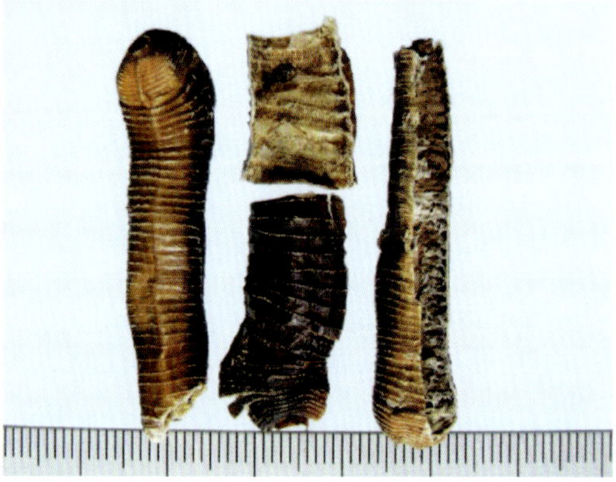

地龙

沪地龙 长8~15cm，宽0.5~1.5cm。全体具环节，背部棕褐色至黄褐色，腹部浅黄棕色。第14~16环节为生殖带，较光亮。第18环节有一对雄生殖孔。通俗环毛蚓的雄交配腔能全部翻出，呈花菜状或阴茎状；威廉环毛蚓的雄交配腔孔呈纵向裂缝状；栉盲环毛蚓的雄生殖孔内侧有1或多个小乳突。受精囊孔3对，在6/7至8/9环节间。

【饮片主要特征】同上。

【老药工经验集锦】

长条状薄片，全体具环节，体轻，略呈革质，不易折断。气腥，味微咸。

【验收警示】

注意内脏和泥沙一定要洗净。

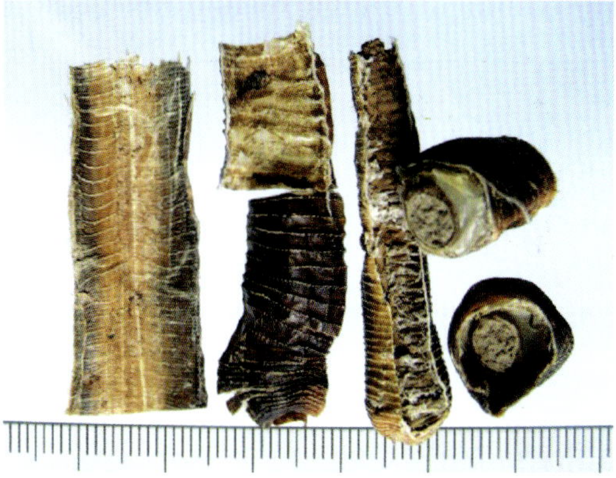

地龙（部分未去净泥沙）

蜂 房

【来源与采制】本品为胡蜂科昆虫果马蜂、日本长脚胡蜂或异腹胡蜂的巢。秋、冬二季采收，晒干，或略蒸，除去死蜂死蛹，晒干。

【炮制】除去杂质，剪块。

【性味与归经】甘，平。归胃经。

【功能与主治】攻毒杀虫，祛风止痛。用于疮疡肿毒，乳痈，瘰疬，皮肤顽癣，鹅掌风，牙痛，风湿痹痛。

【用法与用量】3~5g。外用适量，研末油调敷患处，或煎水漱，或洗患处。

动物类

【中国药典标准】本品呈圆盘状或不规则的扁块状，有的似莲房状，大小不一。表面灰白色或灰褐色。腹面有多数整齐的六角形房孔，孔径3~4mm或6~mm；背面有1个或数个黑色短柄。体轻，质韧，略有弹性。气微，味辛淡。质酥脆或坚硬者不可供药用。

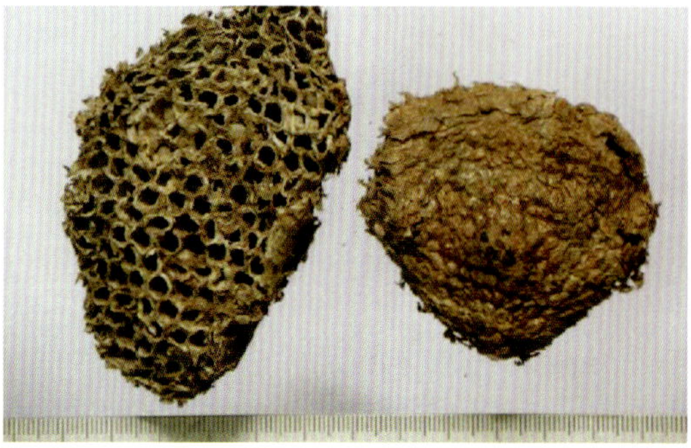

蜂房

【饮片主要特征】同上。

【老药工经验集锦】

体轻，质韧，略有弹性。房孔六角形。

【验收警示】

注意看厚度，应为单层，双层粘在一起有可能掺土等杂质。注意不得有死蜂、死蛹。

龟甲

【来源与采制】本品为龟科动物乌龟的背甲及腹甲。全年均可捕捉，以秋、冬二季为多，捕捉后杀死，或用沸水烫死，剥取背甲和腹甲，除去残肉，晒干。

【炮制】**龟甲** 置蒸锅内，沸水蒸45min，取出，放入热水中，立即用硬刷除净皮肉，洗净，晒干。

醋龟甲 取净龟甲，按照2015版《中国药典》烫法（通则0213）用砂子炒至表面淡黄色，取出，醋淬，干燥。用时捣碎。每100kg龟甲，用醋20kg。

【性味与归经】咸、甘，微寒。归肝、肾、心经。

【功能与主治】滋阴潜阳，益肾强骨，养血补心，固经止崩。用于阴虚潮热，骨蒸盗汗，头晕目眩，虚风内动，筋骨痿软，心虚健忘，崩漏经多。

【用法与用量】 9~24g。先煎。

【中国药典标准】 本品背甲及腹甲由甲桥相连，背甲稍长于腹甲，与腹甲常分离。背甲呈长椭圆形拱状，长7.5~22cm，宽6~18cm；外表面棕褐色或黑褐色，脊棱3条；颈盾1块，前窄后宽；椎盾5块，第1椎盾长大于宽或近相等，第2~4椎盾宽大于长；肋盾两侧对称，各4块；缘盾每侧11块；臀盾2块。腹甲呈板片状，近长方椭圆形，长6.4~21cm，宽5.5~17cm；外表面淡黄棕色至棕黑色，盾片12块，每块常具紫褐色放射状纹理，腹盾、胸盾和股盾中缝均长，喉盾、肛盾次之，肱盾中缝最短；内表面黄白色至灰白色，有的略带血迹或残肉，除净后可见骨板9块，呈锯齿状嵌接；前端钝圆或平截，后端具三角形缺刻，两侧残存呈翼状向斜上方弯曲的甲桥。质坚硬。气微腥，味微咸。

【饮片主要特征】 本品呈不规则的块状。背甲盾片略呈拱状隆起，腹甲盾片呈平板状，大小不一。表面黄色或棕褐色，有的可见深棕褐色斑点，有不规则纹理。内表面棕黄色或棕褐色，边缘有的呈锯齿状。断面不平整，有的有蜂窝状小孔。质松脆。气微腥，味微咸，微有醋香气。

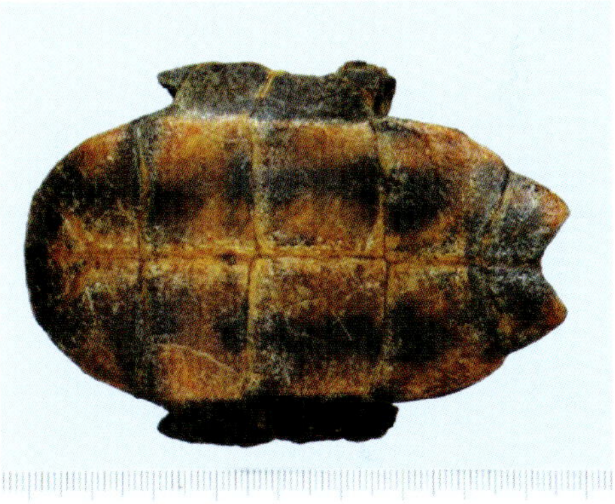

腹甲（制）

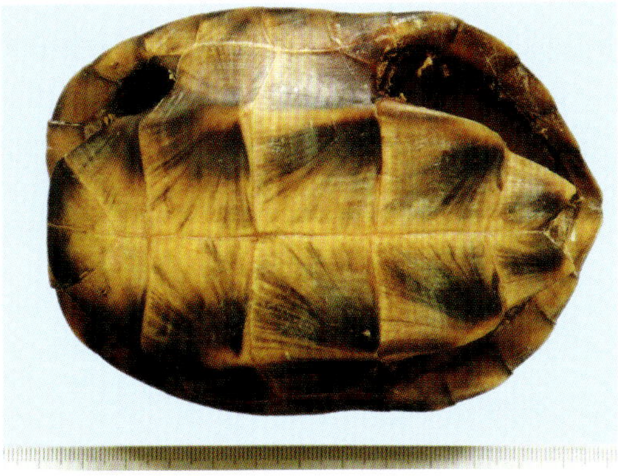

腹甲

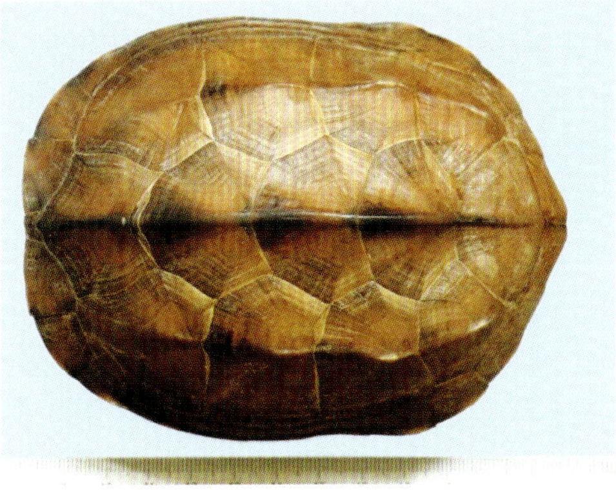

背甲

【老药工经验集锦】

盾片12块，每块常具紫褐色放射状纹理，腹盾、胸盾和股盾中缝均长，喉盾、肛盾次之，肱盾中缝最短。

【验收警示】

腹盾、胸盾和股盾中缝不等长的为伪品。

鸡内金（炒）

【来源与采制】本品为雉科动物家鸡的干燥砂囊内壁。杀鸡后，取出鸡肫，立即剥下内壁，洗净，干燥。

【炮制】取净鸡内金，按照2015版《中国药典》清炒或烫法（通则0213）炒至鼓起。

【性味与归经】甘，平。归脾、胃、小肠、膀胱经。

【功能与主治】健胃消食，涩精止遗，通淋化石。用于食积不消，呕吐泻痢，小儿疳积，遗尿，遗精，石淋涩痛，胆胀胁痛。

【用法与用量】3~10g。

【中国药典标准】本品为不规则卷片，厚约2mm。表面黄色、黄绿色或黄褐色，薄而半透明，具明显的条状皱纹。质脆，易碎，断面角质样，有光泽。气微腥，味微苦。

【饮片主要特征】本品表面暗黄褐色或焦黄色，用放大镜观察，显颗粒状或微细泡状。轻折即断，断面有光泽。

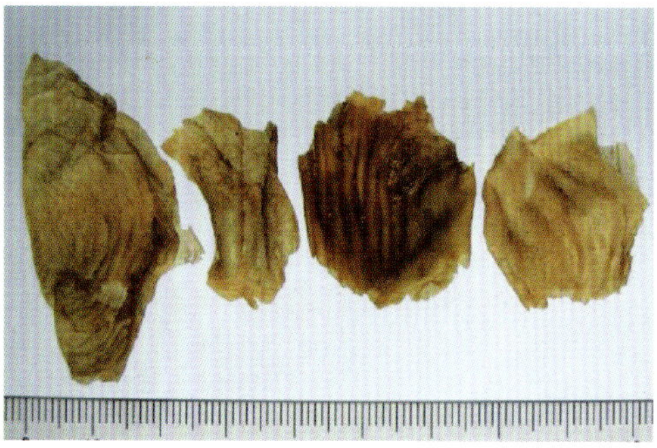

鸡内金（炒）

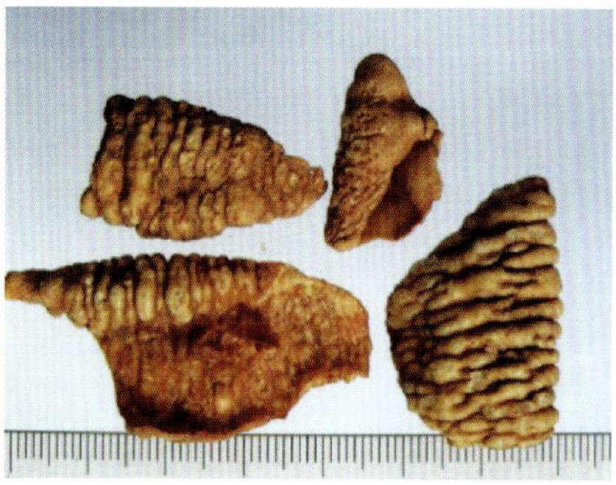

鸡内金（砂烫）

【验收警示】

1. 不能带有砂子等加重物。

2. 注意与鸭内金区别：鸭内金呈蝶形片状，较鸡内金大，且厚，皱纹少，质硬，断面角质。气腥，味微苦。

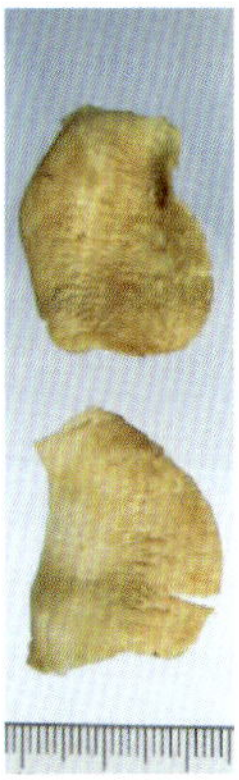

鸭内金

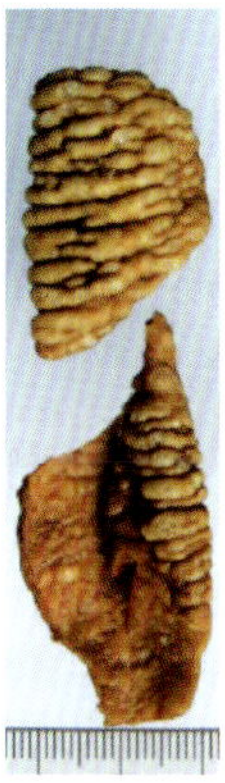

鸡内金（砂烫）

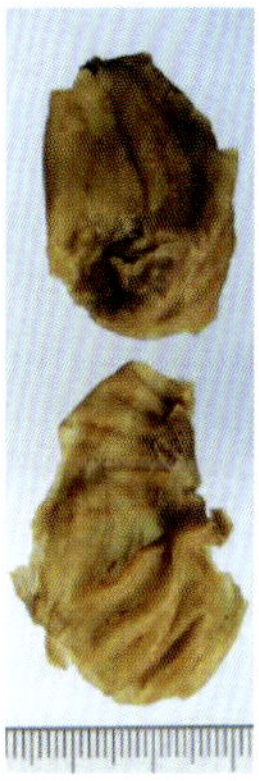

炒鸡内金

僵蚕（麸炒）

【来源与采制】本品为蚕蛾科昆虫家蚕4~5龄的幼虫感染（或人工接种）白僵菌而致死的干燥体。多于春、秋季生产，将感染白僵菌病死的蚕干燥。

【炮制】取净僵蚕，按照2015版《中国药典》麸炒法（通则0213）炒至表面黄色。

【性味与归经】咸、辛，平。归肝、肺、胃经。

【功能与主治】息风止痉，祛风止痛，化痰散结。用于肝风夹痰，惊痫抽搐，小儿急惊，破伤风，中风口喎，风热头痛，目赤咽痛，风疹瘙痒，发颐痄腮。

【用法与用量】5~10g。

【中国药典标准】本品略呈圆柱形，多弯曲皱缩。长2~5cm，直径0.5~0.7cm。表面灰黄色，被有白色粉霜状的气生菌丝和分生孢子。头部较圆，足8对，体节明显，尾

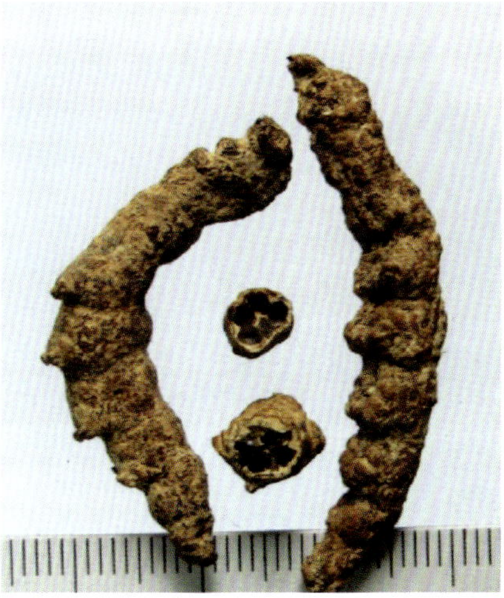

僵蚕（麸炒）

部略呈二分歧状。质硬而脆，易折断，断面平坦，外层白色，中间有亮棕色或亮黑色的丝腺环4个。气微腥，味微咸。

【饮片主要特征】同上。

【老药工经验集锦】

断面平坦，外层白色，中间有亮棕色或亮黑色的丝腺环 4 个。

【验收警示】

1. 死蚕虫（非感染白僵菌而死），不易折断，断面不平坦，且无丝腺环，不能入药。

2. 足不明显的蚕虫，是裹了石灰等辅料的，为了增重。鉴别方法：泡在热水中，水浑浊明显。

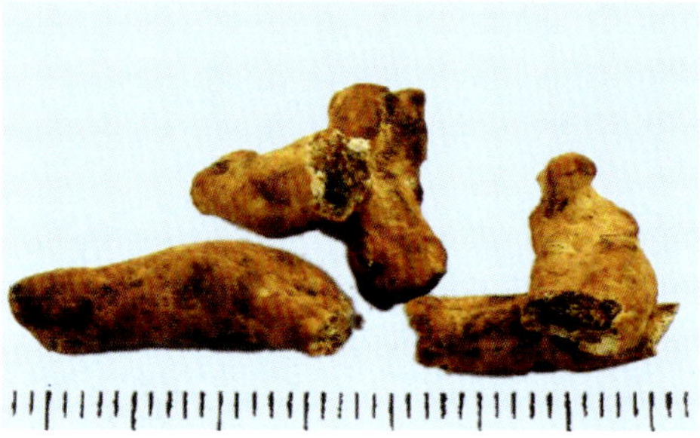

僵蚕（裹辅料）

鹿角霜

【来源与采制】本品为鹿角去胶质的角块。春、秋二季生产，将骨化角熬去胶质，取出角块，干燥。

【炮制】用时捣碎。

【性味与归经】咸、涩，温。归肝、肾经。

【功能与主治】温肾助阳，收敛止血。用于脾肾阳虚，白带过多，遗尿尿频，崩漏下血，疮疡不敛。

【用法与用量】9~15g，先煎。

【中国药典标准】本品呈长圆柱形或不规则的块状，大小不一。表

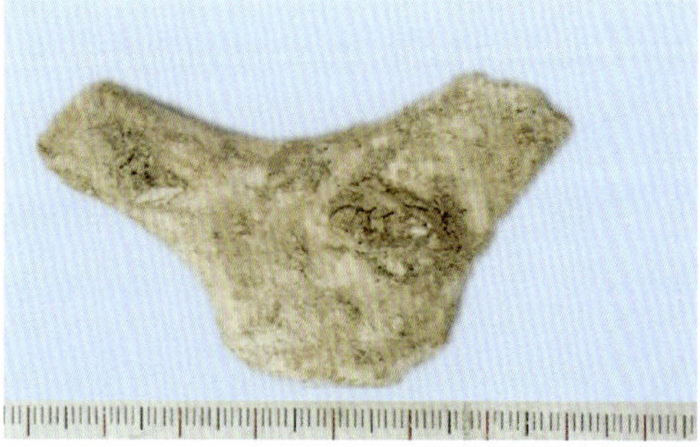

鹿角霜

面灰白色，显粉性，常具纵棱，偶见灰色或灰棕色斑点。体轻，质酥，断面外层较致密，白色或灰白色，内层有蜂窝状小孔，灰褐色或灰黄色。有吸湿性。气微，味淡，嚼之有粘牙感。

【饮片主要特征】同上。

【老药工经验集锦】

应为去过胶质后的角块，质轻。

【验收警示】

注意一般不应带珍珠盘。

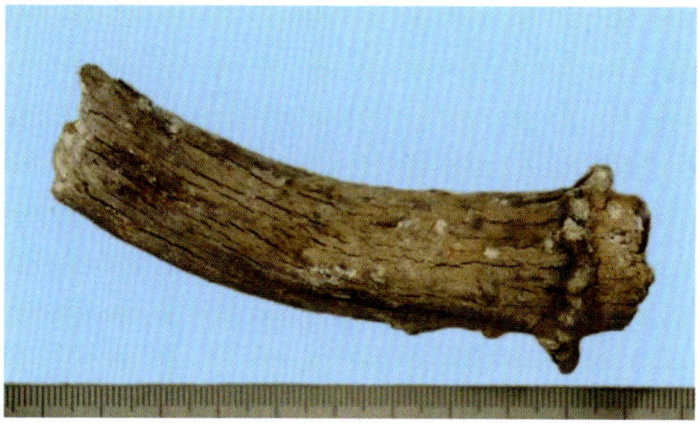

鹿角霜（带珍珠盘）

桑螵蛸

【来源与采制】本品为螳螂科昆虫大刀螂、小刀螂或巨斧螳螂的干燥卵鞘，以上三种分别习称“团螵蛸”“长螵蛸”及“黑螵蛸”。深秋至次春收集，除去杂质，蒸至虫卵死后，干燥。

【炮制】除去杂质，蒸透，干燥。用时剪碎。

【性味与归经】甘、咸，平。归肝、肾经。

【功能与主治】固精缩尿，补肾助阳。用于遗精滑精，遗尿尿频，小便白浊。

【用法与用量】5~10g

【中国药典标准】**团螵蛸** 略呈圆柱形或半圆形，由多层膜状薄片叠成，长2.5~4cm，宽2~3cm。表面浅黄褐色，上面带状隆起不明显，底面平坦或有凹沟。体轻，质松而韧，横断面可见外层为海绵状，内层为许多放射状排列的小室，室内各有一细小椭圆形卵，深棕色，有光泽。气微腥，味淡或微咸。

长螵蛸　略呈长条形，一端较细，长2.5~5cm，宽1~1.5cm。表面灰黄色，上面带状隆起明显，带的两侧各有一条暗棕色浅沟和斜向纹理。质硬而脆。

黑螵蛸　略呈平行四边形，长2~4cm，宽1.5~2cm。表面灰褐色，上面带状隆起明显，两侧有斜向纹理，近尾端微向上翘。质硬而韧。

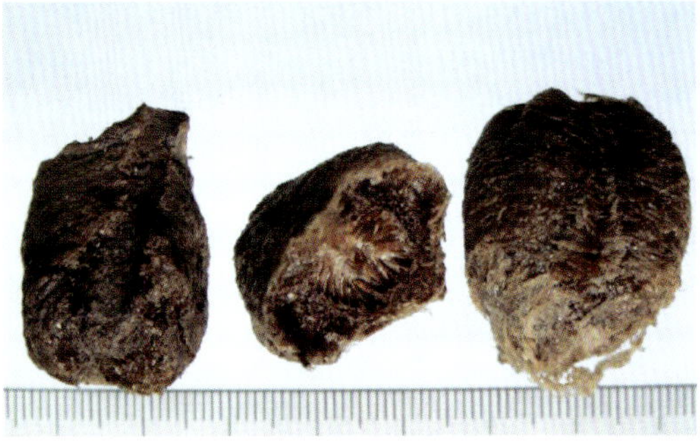
桑螵蛸

【饮片主要特征】同团螵蛸。

【老药工经验集锦】

要掰开看是否蒸透。

【验收警示】

1. 要蒸透，杀死里面的虫卵。

2. 易发霉，应注意。

蛇　蜕

【来源与采制】本品为游蛇科动物黑眉锦蛇、锦蛇或乌梢蛇等蜕下的干燥表皮膜。春末夏初或冬初收集，除去泥沙，干燥。

【炮制】除去杂质，切段。

【性味与归经】咸、甘，平。归肝经。

【功能与主治】祛风，定惊，退翳，解毒。用于小儿惊风，抽搐痉挛，翳障，喉痹，疔肿，皮肤瘙痒。

【用法与用量】2~3g。研末吞服0.3~0.6g。

【中国药典标准】本品呈圆筒形，多压扁而皱缩，完整者形似蛇，长可达1m以上。背部银灰色或淡灰棕色，有光泽，鳞迹菱形或椭圆形，衔接处呈白色，略抽皱或凹下。腹部乳白色或略显黄色，鳞迹长方形，呈覆瓦状排列。体轻，质微韧，手捏有润滑感和弹性，轻轻搓揉，沙沙作响。气微腥，味淡或微咸。

【饮片主要特征】 同上。

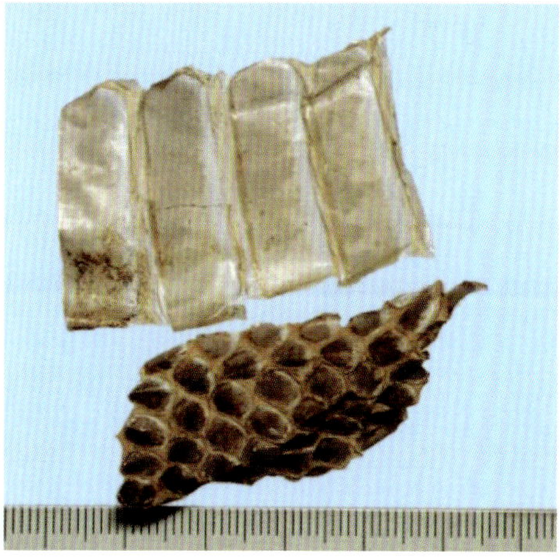

蛇蜕

【老药工经验集锦】

手捏有润滑感和弹性，轻轻搓揉，沙沙作响。

【验收警示】

腹部鳞迹长方形，背部鳞迹菱形或椭圆形。

水蛭（烫）

【来源与采制】 本品为水蛭科动物蚂蟥、水蛭或柳叶蚂蟥的干燥全体。夏、秋二季捕捉，用沸水烫死，晒干或低温干燥。

【炮制】 取净水蛭段，按照2015版《中国药典》砂炒法（通则0213）炒至微鼓起。

【性味与归经】 咸、苦，平；有小毒。归肝经。

【功能与主治】 破血通经，逐瘀消癥。用于血瘀经闭，癥瘕痞块，中风偏瘫，跌扑损伤。

【用法与用量】 1~3g。

【中国药典标准】 **蚂蟥** 呈扁平纺锤形，有多数环节，长4~10cm，宽0.5~2cm。背部黑褐色或黑棕色，稍隆起，用水浸后，可见黑色斑点排成5条纵纹。腹面平坦，棕黄色。两侧棕黄色，前端略尖，后端钝圆，两端各具1吸盘，前吸盘不显著，后吸盘较大。质脆，易折断，断面胶质状。气微腥。

水蛭 扁长圆柱形，体多弯，髓扭转，长2~5cm，宽0.2~0.3cm。

柳叶蚂蟥 狭长而扁，长5~12cm，宽0.1~0.5cm。

【饮片主要特征】本品呈不规则扁块状或扁圆柱形，略鼓起，表面棕黄色至黑褐色。断面松泡，灰白色至焦黄色。气微腥。

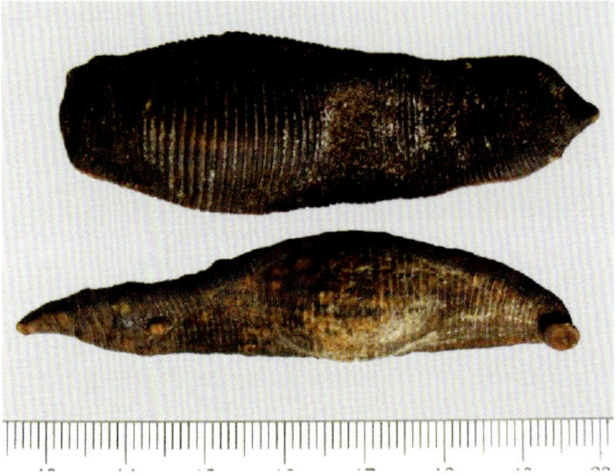

水蛭（烫）

【验收警示】

1. 注意要筛净辅料。
2. 断面松泡。

五灵脂（炒）

【来源与采制】本品为鼯鼠科动物复齿鼯鼠的干燥粪便。根据外形的不同常分为“灵脂块”及“灵脂米”。除去杂质，块状者砸成小块。

【炮制】醋五灵脂 取净五灵脂，炒热，喷醋，再炒干。每100kg五灵脂，用醋10kg。

【性味与归经】苦，温。

【功能与主治】活血，散瘀，止痛。用于胸痛，脘腹疼痛，痛经，闭经，产后血瘀疼痛。跌扑损伤，蛇虫咬伤。

【用法与用量】4.5~9g。

【中国药典标准】（1990版）**灵脂块** 呈不规则的块状，大小不一。表面黑棕色、红棕色或灰棕色，凹凸不平，有油润性光泽。黏附的颗粒呈长椭圆形。表面常裂碎，显纤维性。质硬，断面黄棕色或棕褐色，不平坦，有的可见颗粒间或有黄棕色树脂状物质。气腥臭。

灵脂米 为长椭圆形颗粒，长5~15mm，直径3~6mm。表面黑棕色、红棕色或灰棕色，较平滑或微粗糙，常可见淡黄色的纤维残痕，有的略具光泽。体轻，质松，易折断，断面黄绿色或黄褐色，不平坦，纤维性，气微。

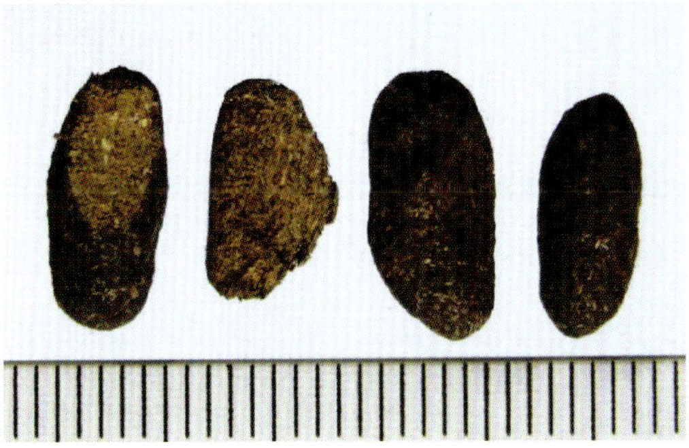

五灵脂（炒）

【饮片主要特征】同上。

【验收警示】

市场上有见用纤维、砂粒加工制成的伪品。表面黑褐色至黑色。断面可见白色砂粒状物。

乌梢蛇

【来源与采制】本品为游蛇科动物乌梢蛇的干燥体。多于夏、秋二季捕捉，剖开腹部或先剥皮留头尾，除去内脏，盘成圆盘状，干燥。

【炮制】去头及鳞片，切寸段。

【性味与归经】甘，平。归肝经。

【功能与主治】祛风，通络，止痉。用于风湿顽痹，麻木拘挛，中风口眼㖞斜，半身不遂，抽搐痉挛，破伤风，麻风，疥癣。

【用法与用量】6~12g。

【中国药典标准】本品呈圆盘状，盘径约16cm。表面黑褐色或绿黑色，密被菱形鳞片。背鳞行数成双，背中央2~4行鳞片强烈起棱，形成两条纵贯全体的黑线。头盘在中间，扁圆形，眼大而下凹陷，有光泽。上唇鳞8枚，第4、5枚入眶，颊鳞1枚，眼前下鳞1枚，较小，眼后鳞2枚。脊部高耸成屋脊状。腹部剖开边缘向内卷曲，脊肌肉厚，黄白色或淡棕色，可见排列整齐的肋骨。尾部渐细而长，尾下鳞双行。剥皮者仅留头尾之皮鳞，中段较光滑。气腥，味淡。

【饮片主要特征】本品表面黑褐色或绿黑色。背鳞行数成双，背中央2~4行鳞片强烈起棱，形成两条纵贯全体的黑线。脊部高耸成屋脊状。腹部边缘向内卷曲，脊肌肉厚，黄白色或淡棕色，可见排列整齐的肋骨。尾部渐细而长，尾下鳞双行。气腥，味淡。

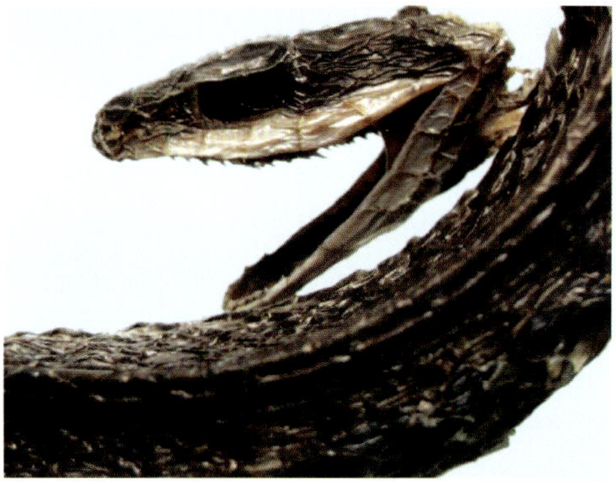

乌梢蛇

【老药工经验集锦】

龙头虎口脊双棱。

【验收警示】

1. 先整蛇验收，盘径不能小于16cm，用时再切寸段。

2. 内脏要去除干净。

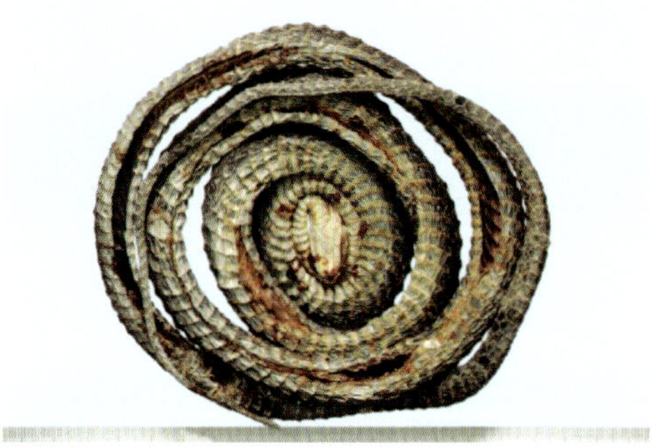

乌梢蛇（未去净内脏）

菌　类

茯苓

【来源与采制】本品为多孔菌科真菌茯苓的干燥菌核。多于7~9月采挖，挖出后除去泥沙，堆置“发汗”后，摊开晾至表面干燥，再“发汗”，反复数次至现皱纹、内部水分大部散失后，阴干，称为“茯苓个”；或将鲜茯苓按不同部位切制，阴干，分别称为“茯苓块”和“茯苓片”。

【炮制】取茯苓个，浸泡，洗净，润后稍蒸，及时削去外皮，切制成块或厚片，晒干。

【性味与归经】甘、淡，平。归心、肺、脾、肾经。

【功能与主治】利水渗湿，健脾，宁心。用于水肿尿少，痰饮眩悸，脾虚食少，便溏泄泻，心神不安，惊悸失眠。

【用法与用量】10~15g。

【中国药典标准】茯苓个　呈类球形、椭圆形、扁圆形或不规则团块，大小不一。外皮薄而粗糙，棕褐色至黑褐色，有明显的皱缩纹理。体重，质坚实，断面颗粒性，有的具裂隙。外层淡棕色，内部白色，少数淡红色，有的中间抱有松根。气微，味淡，嚼之粘牙。

茯苓块　为去皮后切制的茯苓，呈立方块状或方块状厚片，大小不一。白色、淡红色或淡棕色。

茯苓片　为去皮后切制的茯苓，呈不规则厚片，厚薄不一。白色、淡红色或淡棕色。

【饮片主要特征】同茯苓片。

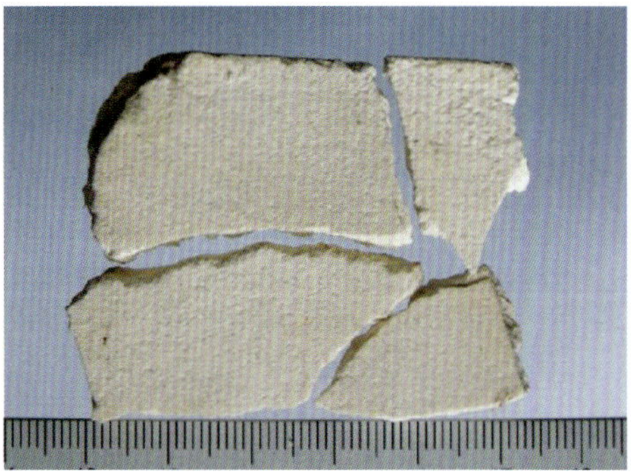

茯苓

【老药工经验集锦】

质坚实，断面颗粒性，白色，味淡，嚼之粘牙。

【验收警示】

1. 大别山产的茯苓放大镜下无菌丝，不能药用。

2. 应去尽外皮。

茯苓皮

【来源与采制】本品为多孔菌科真菌茯苓菌核的干燥外皮。多于7~9月采挖，加工“茯苓片”“茯苓块”时，收集削下的外皮，阴干。

【性味与归经】甘、淡，平。归肺、脾、肾经。

【功能与主治】利水消肿。用于水肿，小便不利。

【用法与用量】15~30g。

【中国药典标准】本品呈长条形或不规则块片，大小不一。外表面棕褐色至黑褐色，有疣状突起。内面淡棕色并常带有白色或淡红色的皮下部分。质较松软，略具弹性。气微、味淡，嚼之粘牙。

【饮片主要特征】同上。

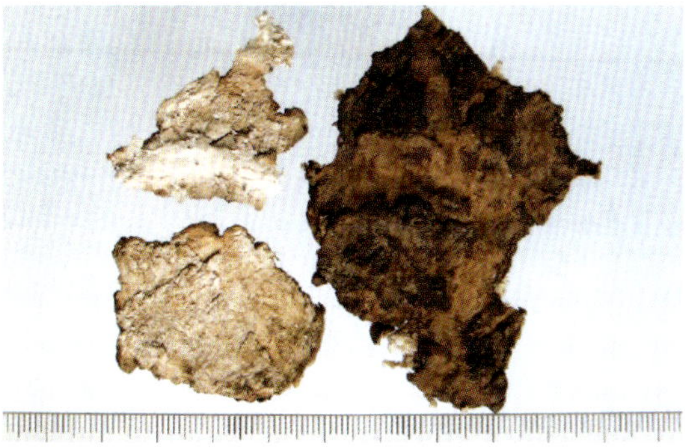

茯苓皮

【老药工经验集锦】

质较松软，略具弹性。

【验收警示】

1. 注意不要发霉。
2. 里面不能带白色部分。

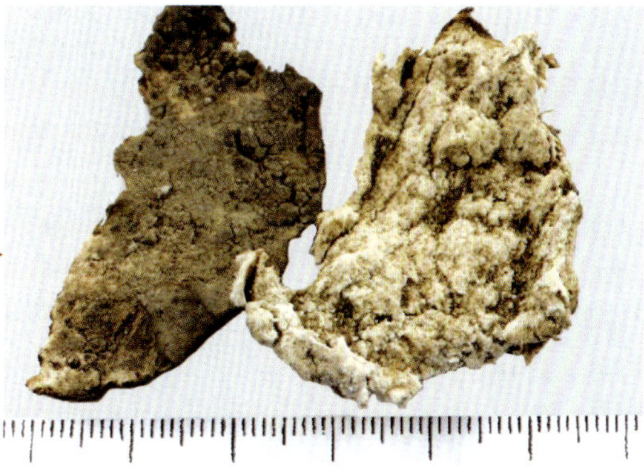

茯苓皮（发霉）

猪苓

【来源与采制】本品为多孔菌科真菌猪苓的干燥菌核。春、秋二季采挖，除去泥沙，干燥。

【炮制】除去杂质，浸泡，洗净，润透，切厚片，干燥。

【性味与归经】甘、淡，平。归肾、膀胱经。

【功能与主治】利水渗湿。用于小便不利，水肿，泄泻，淋浊，带下。

【用法与用量】6~12g。

【中国药典标准】本品呈条形、类圆形或扁块状，有的有分枝，长5~25cm，直径2~6cm。表面黑色、灰黑色或棕黑色，皱缩或有瘤状突起。体轻，质硬。断面类白色或黄白色，略呈颗粒状。气微，味淡。

【饮片主要特征】本品呈类圆形或不规则的厚片。外表皮黑色或棕黑色，皱缩。切面类白色或黄白色，略呈颗粒状。气微，味淡。

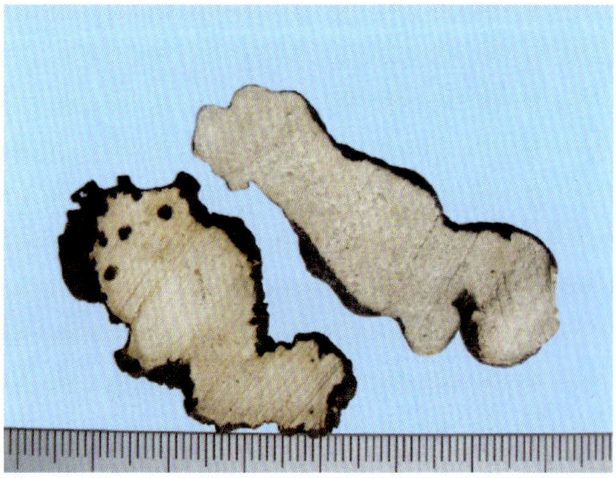

猪苓

【老药工经验集锦】

表面黑色、灰黑色或棕黑色，皱缩或有瘤状突起。断面类白色或黄白色，略呈颗粒状。

【验收警示】

在阳光下看断面，如有亮晶晶的粉末，为掺入加重粉的，不能入药。

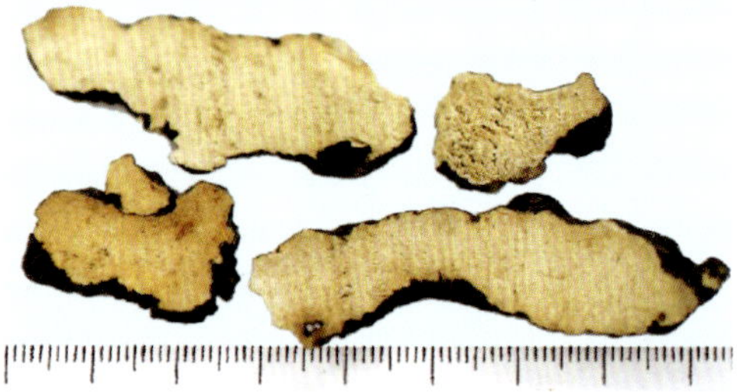

猪苓（掺加重粉）

叶　　类

侧柏叶

【来源与采制】本品为柏科植物侧柏的干燥枝梢和叶。多在夏、秋二季采收，阴干。

【炮制】除去硬梗及杂质。

【性味与归经】苦、涩，寒。归肺、肝、脾经。

【功能与主治】凉血止血，化痰止咳，生发乌发。用于吐血，衄血，咯血，便血，崩漏下血，肺热咳嗽，血热脱发，须发早白。

【用法与用量】6~12g。外用适量。

【中国药典标准】本品多分枝，小枝扁平。叶细小鳞片状，交互对生，贴伏于枝上，深绿色或黄绿色。质脆，易折断。气清香，味苦涩、微辛。

【饮片主要特征】同上。

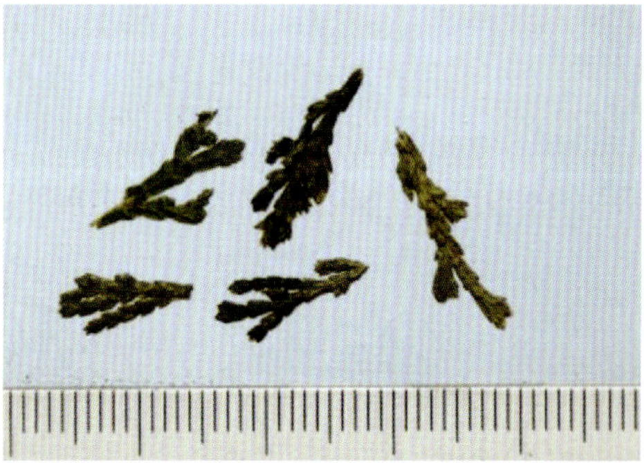

侧柏叶

【老药工经验集锦】

颜色枯黄的为死叶，不宜入药。

【验收警示】

应控制茎所占比例。

大青叶

【来源与采制】本品为十字花科植物菘蓝的干燥叶。夏、秋二季分2~3次采收，除去杂质，晒干。

【炮制】除去杂质，洗净，切碎，干燥。

【性味与归经】苦，寒。归心、胃经。

【功能与主治】清热解毒，凉血消斑。用于温病高热，神昏，发斑发疹，痄腮，喉痹，丹毒，痈肿。

【用法与用量】9~15g。

【中国药典标准】本品多皱缩卷曲，有的破碎。完整叶片展平后呈长椭圆形至长圆状倒披针形，长5~20cm，宽2~6cm。上表面暗灰绿色，有的可见色较深稍突起的小点。先端钝，全缘或微波状，基部狭窄下延至叶柄呈翼状。叶柄长4~10cm，淡棕黄色。质脆。气微，味微酸、苦、涩。

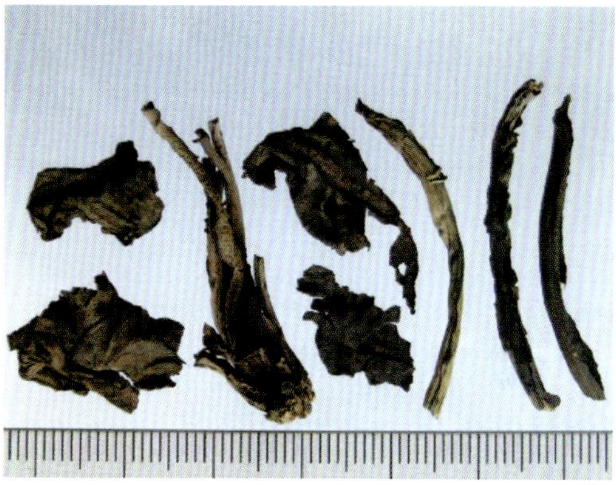
大青叶

【饮片主要特征】本品为不规则的碎段。叶片暗灰绿色，叶上表面有的可见色较深稍突起的小点。叶柄碎片淡棕黄色。质脆。气微，味微酸、苦、涩。

【老药工经验集锦】

上表面暗灰绿色，有的可见色较深稍突起的小点。

【验收警示】

1. 注意干燥防止发霉。

2. 注意不要陈货。

枸骨叶

【来源与采制】本品为冬青科植物枸骨的干燥叶。秋季采收，除去杂质，晒干。

【性味与归经】苦，凉。归肝、肾经。

【功能与主治】清热养阴，益肾，平肝。用于肺痨咯血，骨蒸潮热，头晕目眩。

【用法与用量】 9~15g。

【中国药典标准】 本品呈类长方形或矩网状长方形，偶有长卵网形，长3~8cm，宽1.5~4cm。先端具3枚较大的硬刺齿，顶端1枚常反曲，基部平截或宽楔形，两侧有时各具刺齿1~3枚，边缘稍反卷。长卵圆形叶常无刺齿。上表面黄绿色或绿褐色，有光泽，下表面灰黄色或灰绿色。叶脉羽状，叶柄较短。革质，硬而厚。气微，味微苦。

【饮片主要特征】 同上。

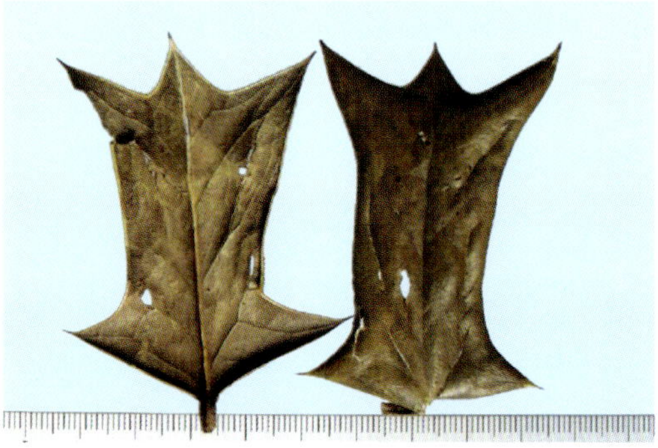

枸骨叶

【老药工经验集锦】

先端具3枚较大的硬刺齿。革质，硬而厚。

【验收警示】

先端只有1枚硬刺齿的是伪品不能入药。

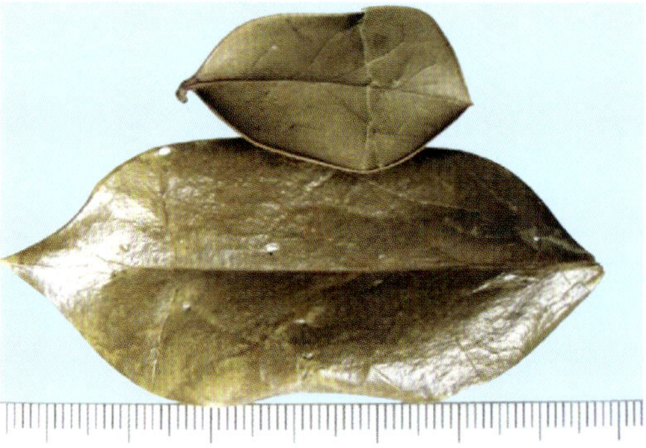

枸骨叶（伪品）

橘　叶

【来源与采制】 本品为芸香科植物橘的干燥叶。早春修枝时采摘，去净枝干，干燥。

【性味与归经】 苦、辛、平。归肝、胃经。

【功能与主治】 疏肝行气，化痰散结。用于乳房结块，胸胁胀痛，疝气。

【用法与用量】 6~15g；鲜品30~60g。外用适量，捣烂敷。

【贵州2003地方标准】本品呈卷筒状或不规则向内卷曲状。完整叶片展平后呈披针形或卵状披针形，长4~8cm，宽2~4cm。顶端渐尖，基部楔形，全缘或具细钝齿。上表面黄绿色，略具光泽。下表面灰黄色，中脉油点。质厚脆，易碎。气香，味苦。

【饮片主要特征】同上。

【老药工经验集锦】

叶表面具点状油室。

【验收警示】

注意不应掺入枝干。

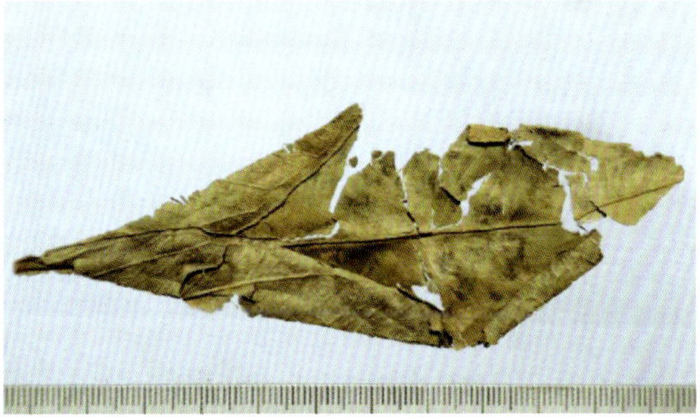

橘叶

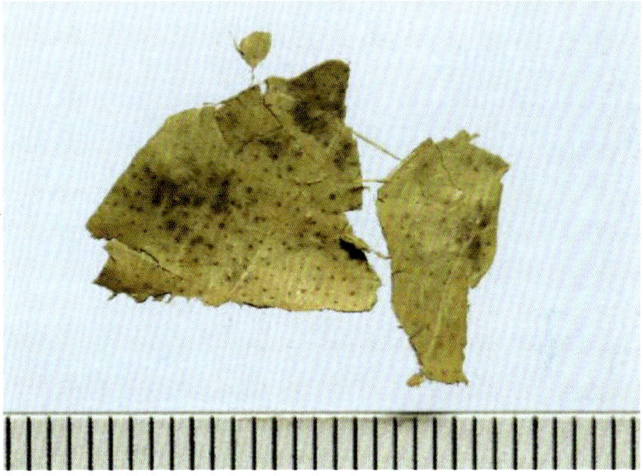

橘叶（油室明显）

木芙蓉叶

【来源与采制】本品为锦葵科植物木芙蓉的干燥叶。夏、秋二季采收，干燥。

【炮制】除去杂质，喷淋清水，稍润，切丝或切碎，干燥；或研粉。

【性味与归经】辛、平。归肺、肝经。

【功能与主治】凉血，解毒，消肿，止痛。治痈疽焮肿，缠身蛇丹，烫伤，目赤肿痛，跌打损伤。

【用法与用量】10~30g。外用适量。

【中国药典标准】本品多卷缩、破碎，全体被毛。完整叶片展平后呈卵圆状心形，直径10~20cm，掌状3~7浅裂，裂片三角形，边缘有钝齿。上表面暗黄绿色。下表面灰绿色，叶脉7~11条，于两面突起。叶柄长5~20cm。气微，味微辛。

【饮片主要特征】同上。

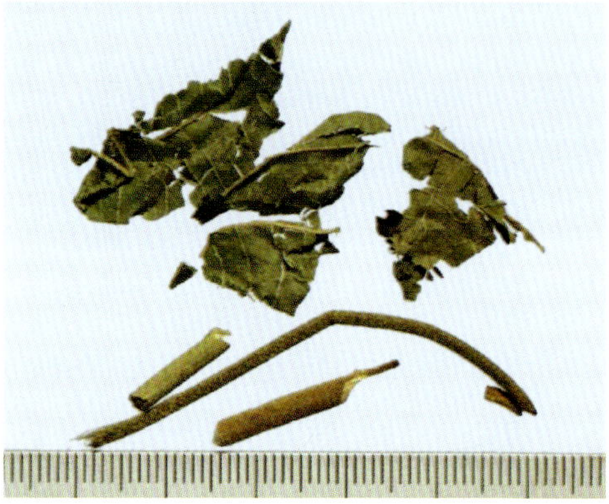
木芙蓉叶

【老药工经验集锦】
多卷缩、破碎，全体被毛。完整叶片展平后呈卵圆状心形。

【验收警示】
药用部位是叶。控制叶柄比例。防止掺入其他部位。

枇杷叶

【来源与采制】本品为蔷薇科植物枇杷的干燥叶。全年均可采收，晒至七八成干时，扎成小把，再晒干。

【炮制】除去绒毛，用水喷润，切丝，干燥。

【性味与归经】苦，微寒。归肺、胃经。

【功能与主治】清肺止咳，降逆止呕。用于肺热咳嗽，气逆喘急，胃热呕逆，烦热口渴。

【用法与用量】6~10g。

【中国药典标准】本品呈长圆形或倒卵形，长12~30cm，宽4~9cm。先端尖，基部楔形，边缘有疏锯齿，近基部全缘。上表面灰绿色、黄棕色或红棕色，较光滑。下表面密被黄色绒毛，主脉于下表面显著突起，侧脉羽状。叶柄极短，被棕黄色绒毛。革质而脆，易折断。气微，味微苦。

【饮片主要特征】本品呈丝条状。表面灰绿色、黄棕色或红棕色，较光滑。下表面可见绒毛，主脉突出。革质而脆。气微，味微苦。

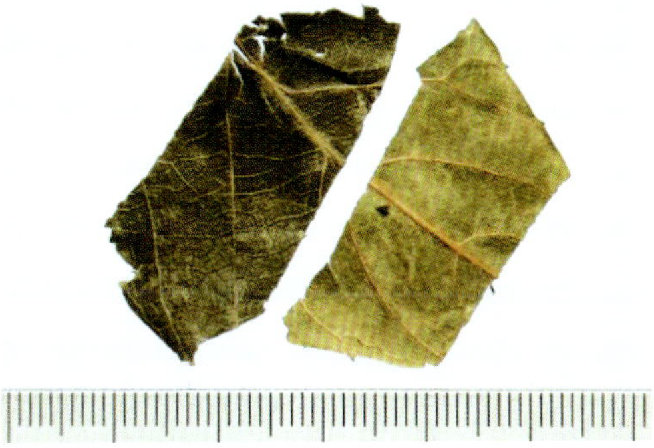

枇杷叶

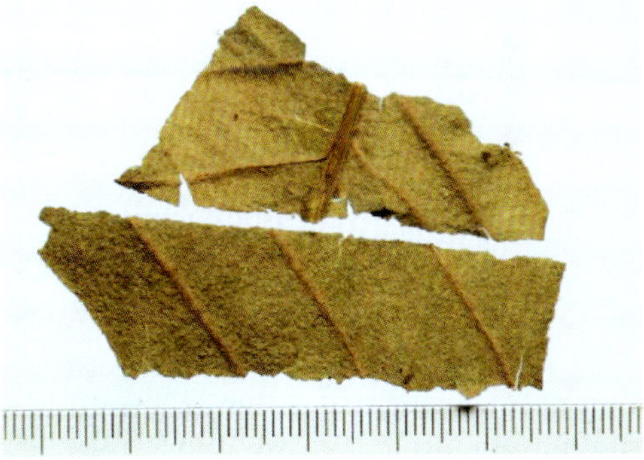

枇杷叶（叶背绒毛未去除）

【验收警示】

叶背绒毛应去除干净。

桑 叶

【来源与采制】本品为桑科植物桑的干燥叶。初霜后采收，除去杂质，晒干。

【炮制】除去杂质，搓碎，去柄，筛去灰屑

【性味与归经】甘、苦，寒。归肺、肝经。

【功能与主治】疏散风热，清肺润燥，清肝明目。用于风热感冒，肺热燥咳，头晕头痛，目赤昏花。

【用法与用量】5~10g。

【中国药典标准】本品多皱缩、破碎。完整者有柄，叶片展平后呈卵形或宽卵形，长8~15cm，宽7~13cm。先端渐尖，基部截形、圆形或心形，边缘有锯齿或钝锯齿，有的不规则分裂。上表面黄绿色或浅黄

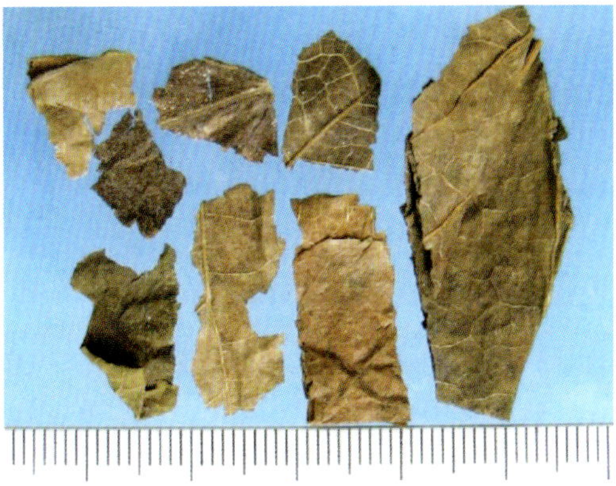

桑叶

棕色，有的有小疣状突起。下表面颜色稍浅，叶脉突出，小脉网状，脉上被疏毛，脉基具簇毛。质脆。气微，味淡、微苦涩。

【饮片主要特征】同上。

【验收警示】

1. 除尽杂质，叶柄。

2. 注意采收季节，颜色绿的为霜降前采收的。

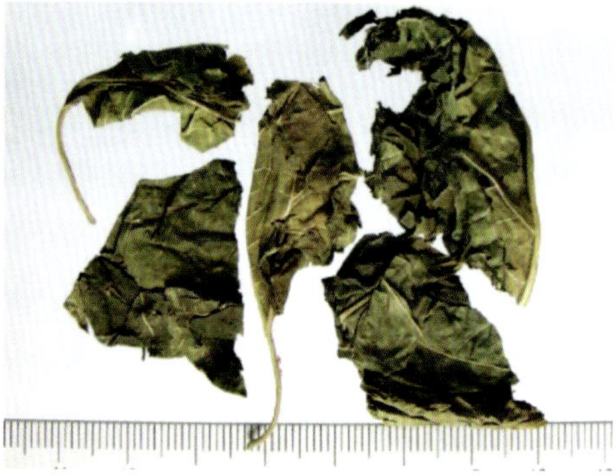

桑叶（霜前采收）

石 韦

【来源与采制】本品为水龙骨科植物庐山石韦、石韦或有柄石韦的干燥叶。全年均可采收，除去根茎和根，晒干或阴干。

【炮制】除去杂质，洗净，切段，干燥，筛去细屑。

【性味与归经】甘、苦，微寒。归肺、膀胱经。

【功能与主治】利尿通淋，清肺止咳，凉血止血。用于热淋，血淋，石淋，小便不通，淋漓涩痛，肺热喘咳，吐血，衄血，尿血，崩漏。

【用法与用量】6~12g。

【中国药典标准】**庐山石韦** 叶片略皱缩，展平后呈披针形，长10~20cm，宽3~5cm。先端渐尖，基部耳状偏斜，全缘，边缘常向内卷。上表面黄绿色或灰绿色，散布有黑色圆形小凹点。下表面密生红棕色星状毛，有的侧脉间布满棕色圆点状的孢子囊群。叶柄具四棱，长10~20cm，直径1.5~3mm，略扭曲，有纵槽。叶片革质。气微，味微涩苦。

石韦 叶片披针形或长圆披针形，长8~12cm，宽1~3cm。基部楔形，对称。孢子囊群在侧脉间，排列紧密而整齐。叶柄长5~10cm，直径约1.5mm。

有柄石韦 叶片多卷曲呈筒状，展平后呈长圆形或卵状长圆形，长3~8cm，宽1~2.5cm。基部楔形，对称。下表面侧脉不明显，布满孢子囊群。叶柄长3~12cm，直径约1mm。

【饮片主要特征】 本品呈丝条状。上表面黄绿色或灰褐色，下表面密生红棕色星状毛。孢子囊群着生侧脉间或下表面布满孢子囊群。叶全缘。叶片革质。气微，味微涩苦。

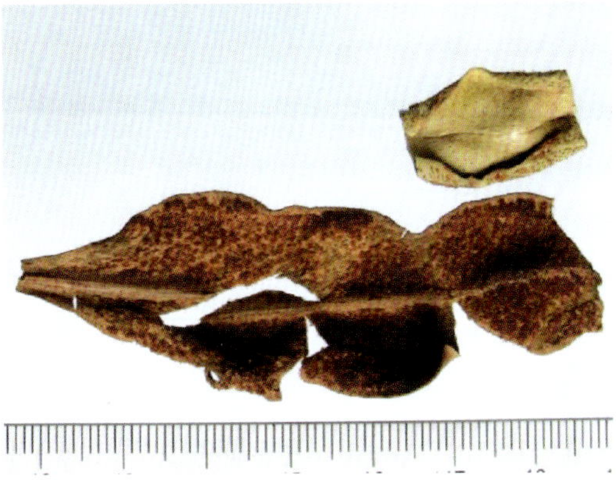

石韦

【老药工经验集锦】

下表面密生红棕色星状毛，有的侧脉间布满棕色圆点状的孢子囊群。

【验收警示】

注意干燥防霉。

紫苏叶

【来源与采制】 本品为唇形科植物紫苏的干燥叶（或带嫩枝）。夏季枝叶茂盛时采收，除去杂质，晒干。

【炮制】 除去杂质，稍浸，润透，切厚片，干燥。

【性味与归经】 辛，温。归肺、脾经。

【功能与主治】 解表散寒，行气和胃。用于风寒感冒，咳嗽呕恶，妊娠呕吐，鱼蟹中毒。

【用法与用量】 5~10g。

【中国药典标准】 本品叶片多皱缩卷曲、碎破，完整者展平后呈卵圆形，长4~11cm，宽2.5~9cm。先端长尖或急尖，基部圆形或宽楔形，边缘具圆锯齿。两面紫色或上表面绿色，下表面紫色，疏生灰白色毛，下表面有多数凹点状的腺鳞。叶柄长2~7cm，紫色或紫绿色。质脆。带嫩枝者，枝的直径2~5mm，紫绿色，断面中部有髓。气清香，味微辛。

【饮片主要特征】 本品呈不规则的段或未切叶。叶多皱缩卷曲、破碎，完整者展平后呈卵圆形，边缘具圆锯齿。两面紫色或上表面绿色，下表面紫色，疏生灰白色毛。叶柄紫色或紫绿色。带嫩枝者，枝的直径2~5mm，紫绿色，切面中部有髓。气清香，味微辛。

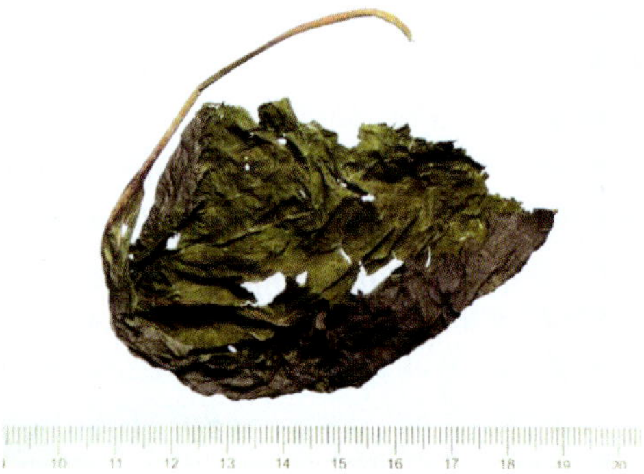

紫苏叶

【老药工经验集锦】

叶子两面紫色或一面紫一面绿。

【验收警示】

注意掺油苏叶，油苏叶两面颜色均为绿色。

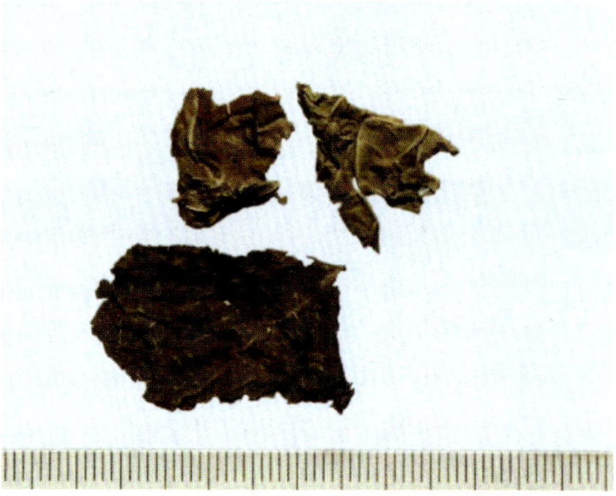

油苏叶

其他类

冰片

【来源与采制】本品为樟脑、松节油等化学原料经化学合成而得的结晶状物。

【性味与归经】辛、苦，微寒。归心、脾、肺经。

【功能与主治】开窍醒神，清热止痛。用于热病神昏、惊厥，中风痰厥，气郁暴厥，中恶昏迷，胸痹心痛，目赤，口疮，咽喉肿痛，耳道流脓。

【用法与用量】0.15~0.3g，入丸散用。外用研粉点敷患处。

【中国药典标准】本品为无色透明或白色半透明的片状松脆结晶。气清香，味辛、凉。具挥发性，点燃发生浓烟，并有带光的火焰。

【饮片主要特征】同上。

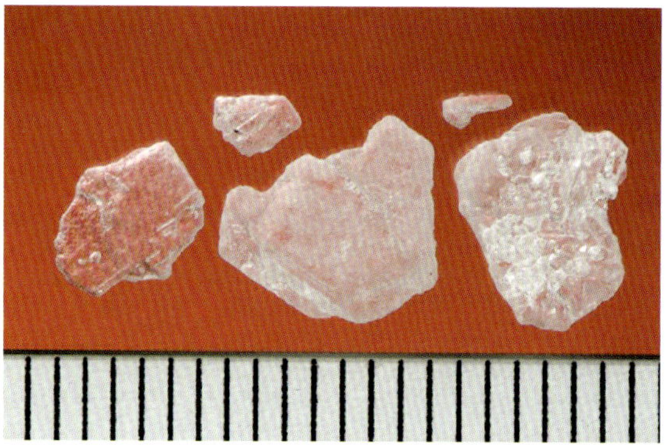

冰片

【验收警示】

注意薄荷脑、樟脑与冰片易混淆，注意鉴别。

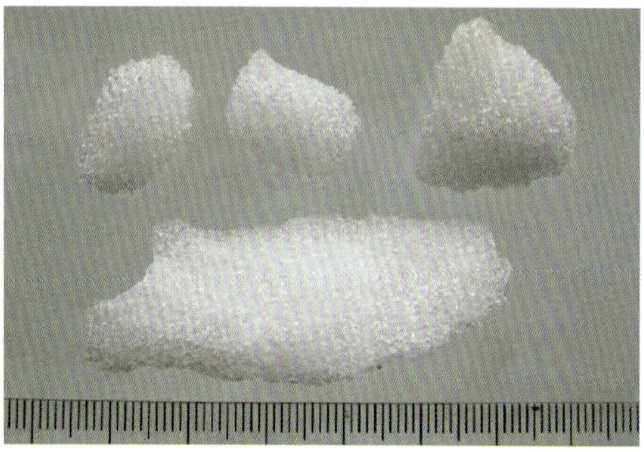

樟脑

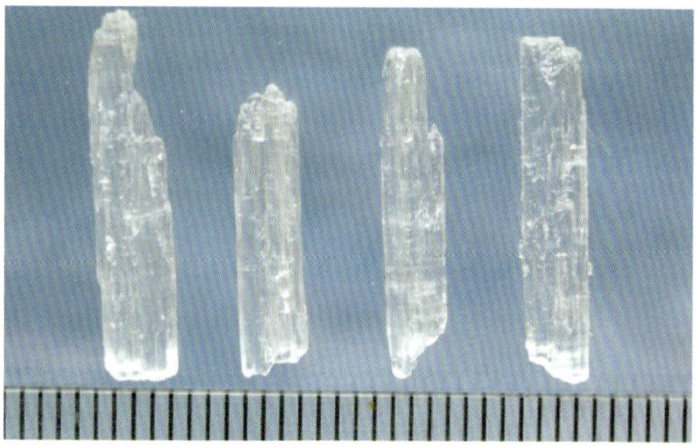

薄荷脑

鬼箭羽

【来源与采制】 为卫矛科植物卫矛的具翅状物的枝条或翅状附属物。全年可采，割取枝条后，除去嫩枝及叶，晒干。

【炮制】 拣去杂质，用水浸透，捞出，切段，晒干。

【性味与归经】 苦、辛，寒。归肝、脾经。

【功能与主治】 破血，通经，杀虫。治经闭，症瘕，产后瘀滞腹痛，虫积腹痛。

【用法与用量】 内服煎汤，4~9g；或浸酒或入丸、散。外用适量，捣敷或煎汤洗；或研末调敷。

【湖南省中药材标准2009版】 干燥枝条呈细长圆柱形，多分枝，长40~50cm，直径0.4~1cm。表面灰绿色，有纵皱纹，四面生有灰褐色片状翅，形似箭羽。枝坚硬而韧，难折断，断面淡黄白色，粗纤维性，翅质轻而脆，易折断，断面较平坦，暗红棕色，细颗粒性。气微，味微苦涩。以枝条均匀、翅状物齐全者为佳。

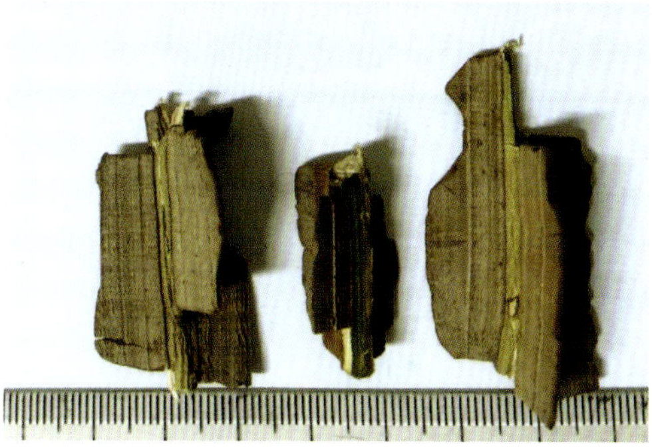

鬼箭羽

【饮片主要特征】 同上。

【老药工经验集锦】

以枝条均匀、翅状物齐全者为佳。

【验收警示】

木心大翅状物小的是质次。

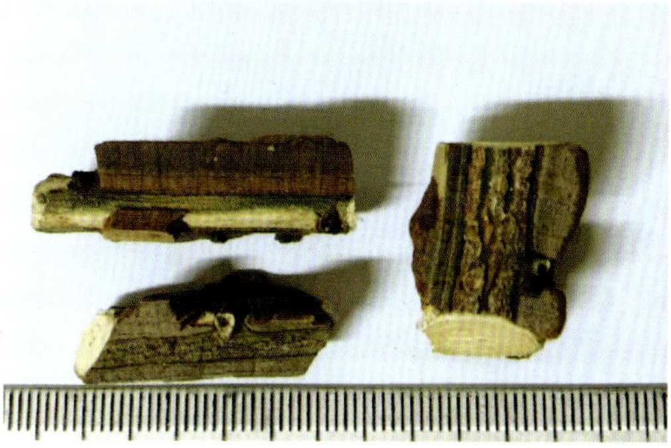

鬼箭羽（劣质）

海　藻

【来源与采制】本品为马尾藻科植物海蒿子或羊栖菜的干燥藻体。前者习称“大叶海藻”，后者习称“小叶海藻”。夏、秋二季采捞，除去杂质，洗净，晒干。

【炮制】除去杂质，洗净，稍晾，切段，干燥。

【性味与归经】苦、咸，寒。归肝、胃、肾经。

【功能与主治】消痰软坚散结，利水消肿。用于瘿瘤，瘰疬，睾丸肿痛，痰饮水肿。

【用法与用量】6~12g。

【中国药典标准】大叶海藻　皱缩卷曲，黑褐色，有的被白霜，长30~60cm。主干呈圆柱状，具圆锥形突起，主枝自主干两侧生出，侧枝自主枝叶腋生出，具短小的刺状突起。初生叶披针形或倒卵形，长5~7cm，宽约1cm，全缘或具粗锯齿。次生叶条形或披针形，叶腋间有着生条状叶的小枝。气囊黑褐色，球形或卵圆形，有的有柄，顶端钝圆，有的具细短尖。质脆，潮润时柔软。水浸后膨胀，肉质，黏滑。气腥，味微咸。

小叶海藻　较小，长15~40cm。分枝互生，无刺状突起。叶条形或细匙形，先端稍膨大，中空。气囊腋生，纺锤形或球形，囊柄较长。质较硬。

【饮片主要特征】同大叶海藻。

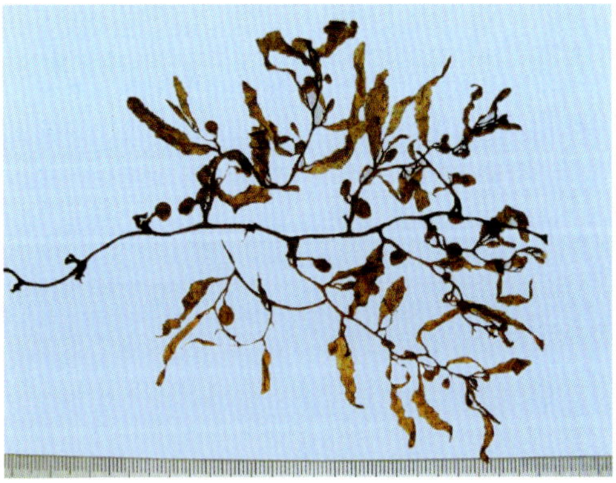

海藻（泡水照）

【验收警示】

注意要除净杂质。

滑石粉

【来源与采制】本品为硅酸盐类矿物滑石族滑石，主含含水硅酸镁。采挖后，除去泥沙和杂石。

【炮制】除去杂石，洗净，砸成碎块，粉碎成细粉，或按照2015版《中国药典》水飞法（通则0213）水飞，晾干。

【性味与归经】甘、淡，寒。归膀胱、肺、胃经。

【功能与主治】利尿通淋，清热解暑；外用祛湿敛疮。用于热淋，石淋，尿热涩痛，暑湿烦渴，湿热水泻；外治湿疹，湿疮，痱子。

【用法与用量】10~20g，包煎。外用适量。

【中国药典标准】本品为白色或类白色、微细、无砂性的粉末，手摸有滑腻感。气微，味淡。

【饮片主要特征】同上。

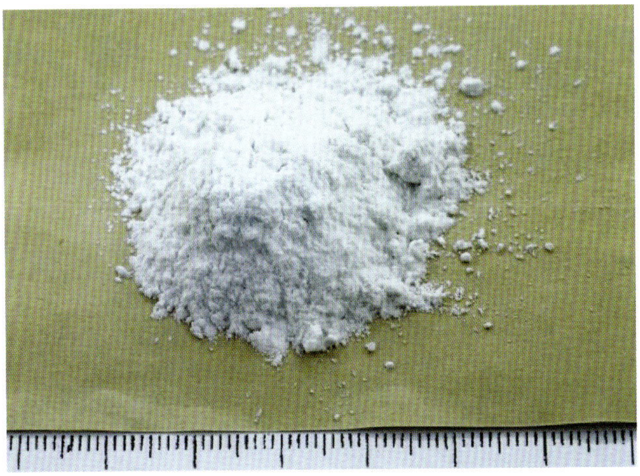

滑石粉

【验收警示】

本品在水、稀盐酸或稀氢氧化钠溶液中均不溶解。

昆 布

【来源与采制】 本品为海带科植物海带或翅藻科植物昆布的干燥叶状体。夏、秋二季采捞，晒干。

【炮制】 除去杂质，漂净，稍晾，切宽丝，晒干。

【性味、归经】 咸，寒。归肝，胃、肾经。

【功能主治】 消痰软坚散结，利水消肿。用于瘿瘤，瘰疬，睾丸肿痛，痰饮水肿。

【用法用量】 6~12g。

【中国药典标准】 **海带** 卷曲折叠成团状，或缠结成把。全体呈黑褐色或绿褐色，表面附有白霜。用水浸软则膨胀成扁平长带状，长50~150cm，宽10~40cm，中部较厚，边缘较薄而呈波状。类革质，残存柄部扁圆柱状。气腥，味咸。

昆布 卷曲皱缩成不规则团状。全体呈黑色，较薄。用水浸软则膨胀呈扁平的叶状，长宽为16~26cm，厚约1.6mm。两侧呈羽状深裂，裂片呈长舌状，边缘有小齿或全缘。质柔滑。

【饮片主要特征】 同昆布。

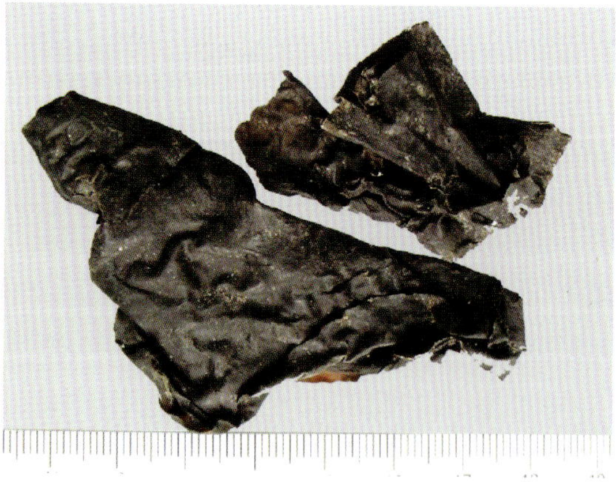

昆布

【验收警示】

注意要除净杂质。如盐、砂子等。

六神曲

【处方】辣蓼500g，青蒿500g，苍耳草500g，赤小豆100g，苦杏仁100g，麦麸5000g，面粉2500g。

【制法】以上7味，苦杏仁、赤小豆粉碎成粗粉，与面粉、麦麸混匀，另取辣蓼、青蒿、苍耳草加水煎煮1小时，滤过，滤液浓缩成清膏，趁热与上述药粉拌匀，保持适当温度和湿度，自然发酵至表面遍生黄白色或灰白色霉衣，取出，粉碎，干燥，即得。

【性味与归经】辛、甘，温。

【功能与主治】健脾和胃，消食调中。用于脾胃虚弱，饮食停滞，胸痞腹胀，呕吐泄泻，小儿食积。

【用法与用量】6~12g。或粉碎后入茶、丸、散等制剂用。

【贵州2003地方标准】本品呈不规则细小块状或粗颗粒状物，表面灰白色至微黄色，粗糙，质脆易碎。具陈腐气，味微苦。

【饮片主要特征】同上。

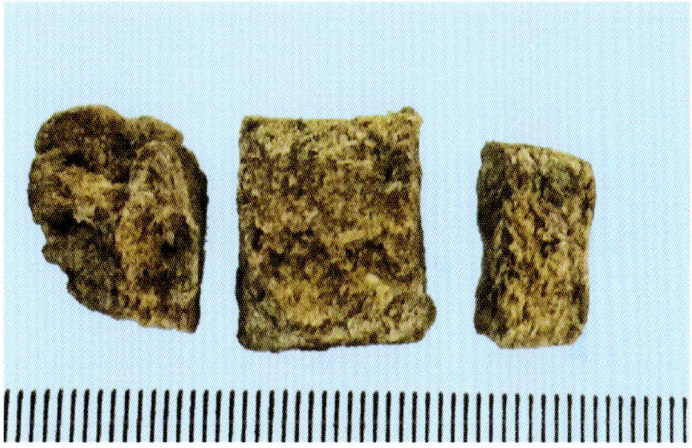

六神曲（炒）

【老药工经验集锦】

有酵母香味。发酵好的中间有孔眼。

【验收警示】

1. 市场上有用麦麸及面粉或锯末加工而制成的伪品，闻之无香气，表面特别粗糙。验收时注意鉴别。

2. 显微镜下应观察到粉碎的杏仁、红豆皮。

其他类

没药（醋）

【来源与采制】本品为橄榄科植物地丁树或哈地丁树的干燥树脂。分为天然没药和胶质没药。

【炮制】**醋没药** 取净没药，按照2015版《中国药典》醋炙法（0213），炒至表面光亮。每100kg没药，用醋5kg。

【性味与归经】辛、苦，平。归心、肝、脾经。

【功能与主治】散瘀定痛，消肿生肌。用于胸痹心痛，胃脘疼痛，痛经经闭，产后瘀阻，癥瘕腹痛，风湿痹痛，跌打损伤，痈肿疮疡。

【用法与用量】3~5g，炮制去油，多入丸散用。

【中国药典标准】**天然没药** 呈不规则颗粒性团块，大小不等，大者直径长达6cm以上。表面黄棕色或红棕色，近半透明部分呈棕黑色，被有黄色粉尘。质坚脆，破碎面不整齐，无光泽。有特异香气，味苦而微辛。

胶质没药 呈不规则块状和颗粒，多黏结成大小不等的团块，大者直径长达6cm以上，表面棕黄色至棕褐色，不透明。质坚实或疏松，有特异香气，味苦而有黏性。

【饮片主要特征】本品呈不规则小块状或类圆形颗粒状。表面棕褐色或黑褐色，有光泽。具特异香气，略有醋香气，味苦而微辛。

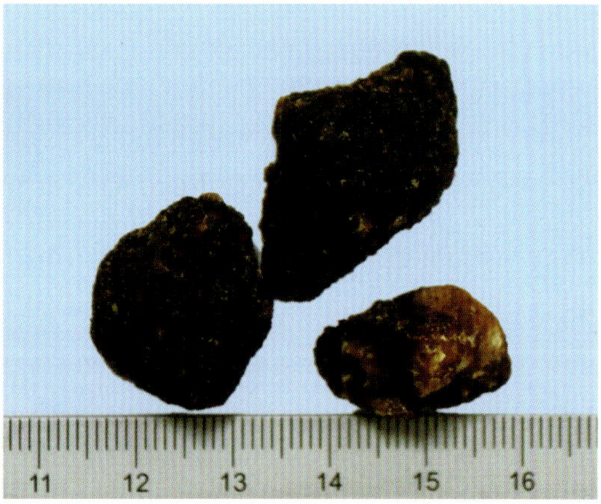

没药（制）

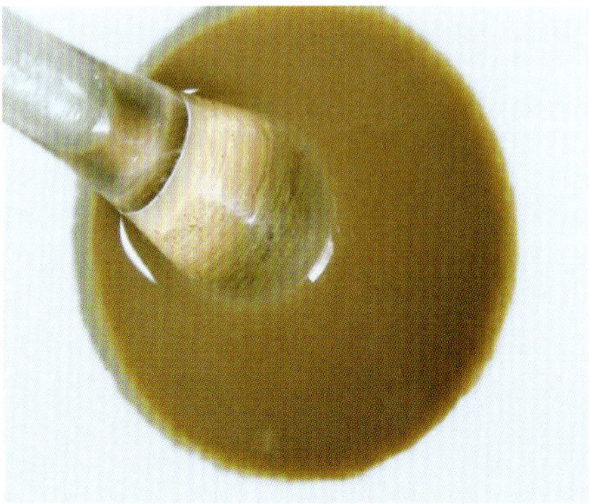

没药（加水研磨）

【老药工经验集锦】

与少量水共研，能形成黄棕色乳状液。

【验收警示】

注意不要带杂质。

常用中药饮片质量鉴定

芒硝

【来源与采制】本品为硫酸盐类矿物芒硝族芒硝，经加工精制而成的结晶体。主含含水硫酸钠（$Na_2SO_4 \cdot 10H_2O$）。

【性味与归经】咸、苦，寒。归胃、大肠经。

【功能与主治】泻下通便，润燥软坚，清火消肿。用于实热积滞，腹满胀痛，大便燥结，肠痈肿痛；外治乳痈，痔疮肿痛。

【用法与用量】6~12g。一般不入煎剂，待汤剂煎得后，溶入汤液中服用。外用适量。

【中国药典标准】本品为棱柱状、长方形或不规则块状及粒状。无色透明或类白色半透明。质脆，易碎，断面呈玻璃样光泽。气微，味咸。

【饮片主要特征】同上。

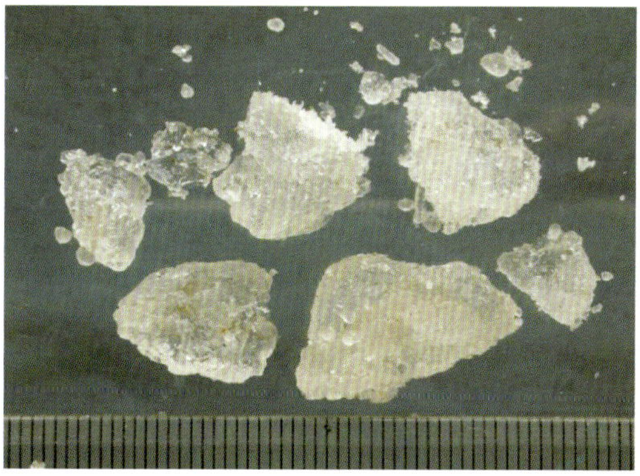

芒硝

【验收警示】

在30℃以下密闭保存，防风化。风化后变成玄明粉主含硫酸钠。

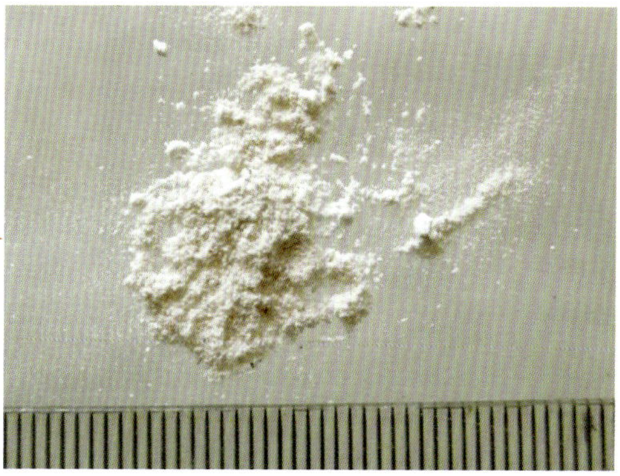

玄明粉

乳香（醋）

【来源与采制】本品为橄榄科植物乳香树及同属植物树皮渗出的树脂。分为索马里乳香和埃塞俄比亚乳香，每种乳香又弁为乳香珠和原乳香。

【炮制】醋乳香　取净乳香，按照2015版《中国药典》醋炙法（通则0213）炒至表面光亮。每100kg乳香，用醋5kg。

【性味与归经】辛、苦，温。归心、肝、脾经。

【功能与主治】活血定痛，消肿生肌。用于胸痹心痛，胃脘疼痛，痛经经闭，产后瘀阻，癥瘕腹痛，风湿痹痛，筋脉拘挛，跌打损伤，痈肿疮疡。

【用法与用量】煎汤或入丸、散，3~5g。外用适量，研末调敷。

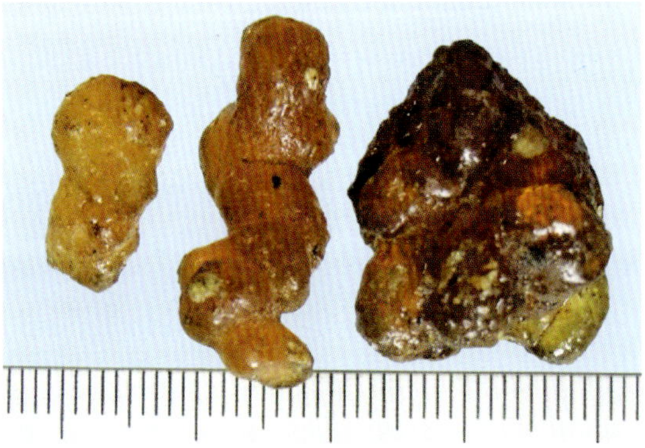
乳香（制）

【中国药典标准】本品呈长卵形滴乳状、类圆形颗粒或粘合成大小不等的不规则块状物。大者长达2cm（乳香珠）或5cm（原乳香）。表面黄白色，半透明，被有黄白色粉末，久存则颜色加深。质脆，遇热软化。破碎面有玻璃样或蜡样光泽。具特异香气，味微苦。

【饮片主要特征】同上。

【老药工经验集锦】

与少量水共研，能形成白色乳状液。

【验收警示】

以淡黄色、无砂石树皮杂质、粉末粘手、气芳香者为佳。

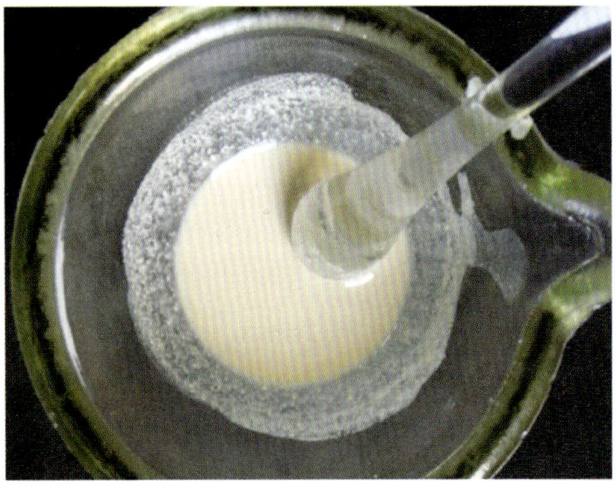
乳香（加水研磨）

石 膏

【来源与采制】 本品为硫酸盐类矿物硬石膏族石膏，主含含水硫酸钙，采挖后，除去杂石及泥沙。

【炮制】 打碎，除去杂石，粉碎成粗粉。

【性味与归经】 甘、辛，大寒。归肺、胃经。

【功能与主治】 清热泻火，除烦止渴。用于外感热病，高热烦渴，肺热喘咳，胃火亢盛，头痛，牙痛。

【用法与用量】 15~60g，先煎。

【中国药典标准】 本品为纤维状的集合体，呈长块状、板块状或不规则块状。白色、灰白色或淡黄色，有的半透明。体重，质软，纵断面具绢丝样光泽。气微，味淡。

【饮片主要特征】 同上。

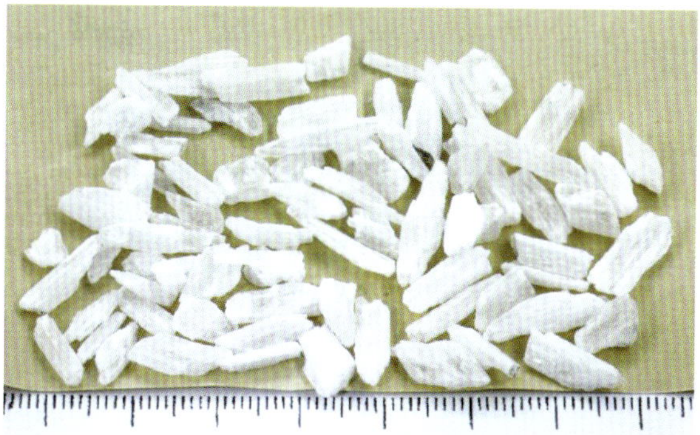

石膏

【验收警示】

体重，质软，纵断面具绢丝样光泽。气微，味淡，是鉴别要点。

中文名称索引

图书在版编目（CIP）数据

常用中药饮片质量鉴定 / 刘霞主编—太原：山西科学技术出版社，2017.2

ISBN 978 – 7 – 5377 – 5430– 9

Ⅰ．①常… Ⅱ．①刘…Ⅲ．①饮片— 中药鉴定学 Ⅳ．① R282.5

中国版本图书馆 CIP 数据核字（2016）第 304102 号

常用中药饮片质量鉴定

出 版 人：赵建伟
主　　编：刘　霞
责任编辑：杨兴华
责任发行：阎文凯
封面设计：杨宇光

出版发行：山西出版传媒集团 · 山西科学技术出版社
地址：太原市建设南路 21 号　邮编：030012
编辑部电话：0351–4922063
发行电话：0351–4922121
经　　销：各地新华书店
印　　刷：山西臣功印刷包装有限公司
网　　址：www.sxkxjscbs.com
微　　信：sxkjcbs

开　　本：787mm × 1092mm　1/16　　印　张：18.75
字　　数：295 千字
版　　次：2017 年 2 月第 1 版　2017 年 2 月太原第 1 次印刷

书　　号：ISBN 978-7-5377-5430-9
定　　价：168.00 元

本社常年法律顾问：王葆柯